노인 간호의 이론과 실제

정 인 숙

창지사

머리말

노인 인구의 급속한 증가로 국가적으로나 사회적으로 대책 마련에 분주합니다. 평균수명의 연장으로 인한 고령 인구의 증가는 만성 질환자의 증가로 이어집니다. 만성 질환을 주로 하는 노인의 건강 문제는 매우 복합적일 뿐 아니라 케어자에 대한 신체적·정신적·사회적 의존도가 높고 다양한 도움을 필요로 합니다. 비록 건강을 위협하는 여러 악조건 하에서도 최대한의 안녕과 안위를 도모하고 발생 가능한 건강 문제를 예측하여 문제의 악화를 예방함으로써 인간다운 삶을 영위하도록 돕는 것은 노인의 삶의 질 향상에 꼭 필요한 일일 것입니다.

최근 핵가족화, 가족제도의 와해 등으로 가정에서 필요한 도움을 받을 수 없는 노인분들이 정말 많은 것이 현실입니다. 다행히 노인 시설이나 노인이 거주하는 가정에서의 노인 건강 문제를 포함한 노인 부양이 더 이상 가족만의 책임은 아니라는 사실에 인식을 같이하여 국가 차원에서 노인 인구를 돌볼 인력들을 양산하는 데 힘을 기울이고 있습니다.

이에 가정과 노인 시설에서 노인 간호기술뿐 아니라 간호의 제반 원리에 대한 이해를 돕고자 작은 교재를 펴냅니다.

이 책은 다음과 같은 내용을 포함합니다.

대상자와 의사소통을 통해 올바른 관계를 맺고 건강 상태를 파악하는 데 필요한 기본 지식, 일반적인 노화 과정에 있는 대상자의 건강 증진, 만성 질환 대상자의 건강 문제 완화, 감염질환 대상자에 대한 올바른 관리로 교차 감염 예방 및 응급상황에 대처하기 등의 내용을 약술했습니다.

의료의 일반적인 내용을 정리하면서 단순한 사실의 전달이 아니라 인체의 구조와 기능에 입각한 원리를 설명하여 이해 및 응용을 할 수 있도록 하여 기본적인 의료 지식을 필요로 하는 학과의 의료 일반이나 가정간호 교재로도 사용될 수 있도록 편집했습니다.

책을 출간할 수 있도록 힘써 주신 창지사 김기섭 사장님과 이상대 부장님께 감사드리며, 좋은 교재를 만들려는 노력에 비해 열매는 부족하기 그지없습니다. 이 책을 사용하시는 모든 분들의 많은 충고를 기다립니다.

2011년 5월 저자

차 례

PART 02 노인 간호의 실제

CHAPTER 01 일상생활에서의 간호 » 53

CHAPTER 02 질병 상황에서의 간호 » 173

CHAPTER 03 보완·대체요법의 적용 » 217

PART 03 응급상황 시의 간호

PART 04 감각·지각의 변화와 치매 대상자의 간호

PART 05 임종 및 호스피스 대상자의 간호

PART 06 케어자 자신의 건강관리

PART 01 노인 간호 개론

Chapter 01

노인과 노화

학·습·목·표

- 노화로 인한 여러 국면의 변화를 말할 수 있다.
- 노인의 성에 대한 긍정적인 면을 서술할 수 있다.
- 노화를 이해하고 노인을 위로하며 배려하는 마음가짐을 가질 수 있다.

노인을 정의할 때 신체적·심리적·사회적 특성을 고려하기도 하지만 일반적으로 연령을 기준으로 하는데, 최근 평균수명 연장에 따라 65세 이상을 노인으로 정의한다. 노화란 성숙한 인간의 제반 기능이 시간이 지남에 따라서 비가역적으로 소진되어 가는 과정으로, 인간의 정상적인 성장과 발달 과정의 한 부분이라고 할 수 있다.

신체 기관과 계통의 구조 및 기능이 시간의 경과에 따라 변화하는 생물학적 노화는 쌓여진 경험에 의한 행동, 인지 및 감각 기능, 자아에 대한 인식 등이 변화하는 심리적 노화, 도덕과 규범, 사회적 지위 및 역할의 변화를 동반하는 사회적 노화를 동반한다. 이러한 노화 과정은 현재 질병이 없고 꼭 질병을 동반하지 않더라도 질병 발생 가능성은 타 연령층에 비해 높다고 볼 수 있다.

본 장에서는 가정이나 시설에서 노인을 효과적으로 케어하기 위해 노인을 이해하는 데 도움이 되는 노인의 신체적·심리적·사회적인 특성에 대해 알아본다.

01 노화

노화란 유기체가 시간의 경과에 따라 변화하는, 자연적이고 필연적이지만 비의도적인 과정이다. 또한 환경과의 상호작용으로 돌이킬 수 없는 퇴행성 변화를 가져오지만, 노화의 속도는 개인에 따라 다르다. 케어자가 다음과 같은 노화의 특성을 이해하고 케어에 임하는 것은 중요하다.

1) 신체·생물학적 변화

① 세포가 위축되거나 사멸되고 세포분열이 정지되어 장기의 크기가 작아지고 기능이 저하된다.

② 피부 세포와 혈관이 얇아져 창백해 보이며 손상 시 치료에 대한 반응이 늦고 복구가 느려져 욕창 발생률이 높아진다.

③ 피부는 겹쳐져 주름지며 체온 조절 능력이 감소하고 외상을 입기 쉽다.

④ 피하지방 및 근육조직이 감소하여 사지가 가늘어진다.

⑤ 멜라닌 색소 생성의 불균형으로 반점이 나타난다.

⑥ 한선 기능의 감퇴는 적정 체온 유지 능력을 방해한다.

⑦ 손·발톱은 무뎌지고 부서지기 쉬우며 딱딱하고 두꺼워진다.

⑧ 모발이 회색으로 변하기 시작하며 탈모 현상이 두드러진다.

⑨ 면역기능의 저하로 감기, 폐렴 등 호흡기 합병증에 잘 이환된다.

⑩ 치아가 마모되고 빠지며 잇몸의 이상으로 치주질환이 발생할 수 있고, 타액분비의 저하와 소화기의 기능 저하는 영양 섭취 능력을 감소시킨다.

⑪ 신경원의 감소, 신경섬유의 퇴화 및 신경전달물질의 감소는 자극에 대

한 반응 속도를 느리게 하고 균형과 조절력을 감소시킨다.

⑫ 폐포 기능 저하, 폐 조직의 탄력성 감소, 흉곽의 경직은 폐활량의 감소를 가져오며 심근의 기능 저하와 함께 심박출량을 감소시킨다.

⑬ 혈관벽의 경화는 혈관 확장을 방해하여 혈압을 올린다.

⑭ 추간 원판이 얇아지고 추골 간격이 좁아짐에 따른 척추간 압박의 증가는 척주 길이를 줄이며 척주의 상체는 굽어진다.

⑮ 골 대사의 변화와 골 밀도의 감소로 발생한 골다공 현상은 쉽게 골절을 일으키고 척주 전만이나 척주 후만의 원인이 된다.

⑯ 관절염이나 골다공증 등 근골격계 질병과 외상은 노인의 활동을 제한한다.

⑰ 근육 긴장도와 근육질량의 감소, 인대와 건, 관절 연골의 섬유화와 석회화는 관절가동범위를 줄여 일상생활에 필요한 움직임을 제한한다.

⑱ 청력과 시력의 저하, 시야의 축소는 외상의 잠재성을 증가시킨다.

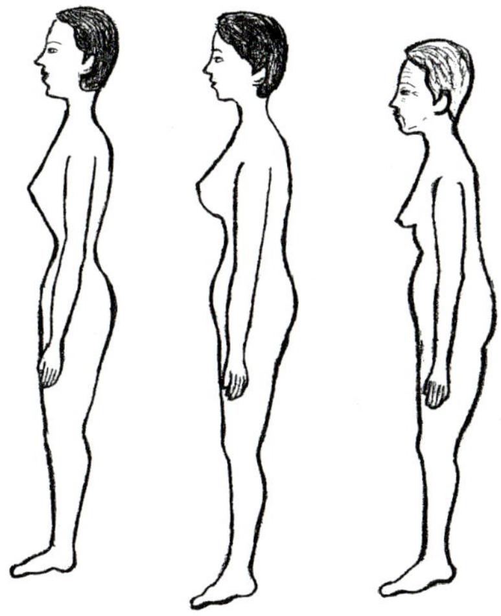

[그림 1-1] 가령에 따른 체형의 변화

2) 정서·심리적 변화

① 감각, 지각의 저하는 받아들여지는 정보 및 상황을 왜곡시킬 수 있다.

② 최근의 것을 쉽게 잊어버리는 기억 장애를 보인다.

③ 자녀의 출가와 배우자의 죽음, 가족 및 친구의 죽음, 생산성이 없는 무용한 존재로 보는 부정적인 사회적 시각 등은 우울과 외로움을 심화시킨다.

④ 외모의 노화를 싫어하고 상대방 노인을 보면 혐오감을 느끼기도 한다.

⑤ 사회 환경의 변화로 인한 새로운 기술과 문화에 적응하지 못하고 기존의 방식을 고집하기도 하며, 내향적이고 수동적이 된다.

⑥ 단지 노인이라는 이유로 정당한 권리를 박탈당하거나 자격 기준에서 제외되는 등의 제약들이 무력감이나 무가치함을 느끼게 한다.

⑦ 일 처리의 효율성과 정확성이 저하되어 쉽게 좌절감을 느낀다.

⑧ 와상 노인의 경우 활동의 부자유로 인해 과도한 의존성, 우울과 불안이 노여움이나 의심으로 발전할 수 있다.

3) 사회·경제적 변화

① 퇴직으로 인해 사회적 역할의 변화와 상실을 경험한다.

② 자력으로 여행하거나 이동할 수 있는 능력이나 기회가 줄어든다.

③ 정치, 경제, 사회, 문화에 대한 최신 정보 파악의 기회가 줄어든다.

④ 사회적 상호작용의 대상 및 기회가 줄어든다.

⑤ 의식주에 영향을 미칠 수 있는 정규 수입원의 감소 및 단절 등 재정 결핍이 있다.

4) 노인의 성

① 노년기에도 성 기능은 지속될 수 있다.

② 노인의 성적 욕구를 무시하거나 욕구 충족의 중요성을 간과하는 사회적 경향이 있다.

③ 노년기 부부 관계의 질은 생활의 적응이나 삶의 만족도에 크게 영향을 미친다.

④ 신체 접촉이 주는 친밀감은 편안함, 행복감을 주고 근심, 분노, 공포 등의 부정적 감정을 제어하게 한다.
⑤ 남자 노인의 경우 정자는 지속적으로 생산되어 90세 노인도 생식이 가능하다.
⑥ 여자 노인의 경우 성 기관의 생리 기능의 저하에도 불구하고 성적 반응을 느끼는 능력은 유지된다.
⑦ 죄책감, 자기 의심, 부적절한 지식, 자신감의 결여 등은 발기부전의 원인이 될 수 있다.
⑧ 난소가 제거되면 자궁의 제거와 관계없이 성 욕구가 감소될 수 있다.
⑨ 과다한 음주나 당뇨병은 성 기능을 감퇴시킨다.

02 노인 간호 과정

노인 대상자의 간호는 노화 과정 중에도 일상생활 활동에서 최대한 독립성을 유지할 수 있도록 하는 것에 목표를 둔다. 간호 과정은 대상자의 건강 문제에 대한 케어 행위를 단계별로 구분해 놓은 것이다. 같은 건강 문제를 가진 대상자라 할지라도 대상자의 심리적·사회적 상태에 따라 가장 적절한 간호가 제공되어야 한다. 따라서 대상자 간호 과정은 대상자 개개인의 변화하는 심신의 건강 상태에 따라 적절히 조정되어야 한다.

1) 관계 형성

대상자 간호에 대한 전문적 지식과 기술을 갖춘 케어자와 건강 문제를 가진 대상자 및 가족 간의 관계를 말한다. 도움을 필요로 하는 대상자와의 올바른 관계는 대상자의 심신 회복에 지대한 영향을 미칠 수 있다. 치료적 관계 형성을 위해 다양한 의사소통 기술을 익힌다(제1부 제3장 노인 간호와 의사소통 참조).

2) 건강 문제 및 욕구의 파악

대상자의 건강 상태를 확인하기 위해 필요한 자료를 수집하고 정리하며 기록하는 과정이다. 대상자 본인이나 가족과의 면담이나 관찰, 의료기관의 병력지 사본 등을 통해 과거력과 현재 문제를 파악하되, 향후 표출될 수 있는 잠재적 문제도 기록한다.

3) 간호 계획 설정

파악된 문제를 단기 문제와 장기 문제로 나누어 각각에 대한 시한을 정하고 문제 해결 방법을 구체적으로 선택하는 것이다. 구체적 방법이란 각각의 문제 해결을 위해 누가, 언제, 어떻게, 어떤 간호를 할 것인가를 말한다. 가정이나 시설에서 케어자가 해결할 수 없는 문제는 실행 가능성이 있는 전문가에게 의뢰하여 간호를 받도록 계획한다.

4) 간호의 시행

설정된 계획대로 원하는 결과에 이르기 위해 간호 행위를 적용하는 것이다. 케어자는 자신이 할 수 있는 독자적인 중재의 시행뿐 아니라 타 전문직에게 의뢰해야 할 내용을 점검할 책임이 있다. 대상자의 건강 문제에 대해 누가, 언제, 어떤 케어를 어떻게 할 것인지를 점검하여 시행하며, 대상자 문제 해결에 차질이 없도록 하고, 모든 과정 및 결과를 기록한다.

5) 간호 계획 성취 평가

케어자의 책임하에 간호 계획이 잘 시행되고 목표에 도달하였는지를 체크하는 것이다. 시행 전후 대상자의 반응에 대한 기록을 참고하여 단기 계획과 장기 계획의 시한대로 정확히 평가한다.

6) 추후 간호 과정 설정

간호 시행을 통해 해결된 문제와 재발 가능성이 있는 문제, 미해결 문제, 간호 과정 중 새로 파생된 문제로 구분하여 재평가하여 간호 과정을 다시 시작함으로써 대상자 건강 문제에 대한 간호의 지속성을 유지한다.

Chapter 02

노인의 활력 징후

학·습·목·표

- 활력 징후의 정상 범주와 변화의 의미를 설명할 수 있다.
- 활력 징후에 영향 미치는 요인들을 열거할 수 있다.
- 활력 징후를 정확하게 측정할 수 있다.

활력 징후에는 체온, 맥박, 호흡 및 혈압이 포함되며, 신체의 전반적인 기능을 관찰하기 위해 측정한다. 정확하고 신중한 활력 징후 측정과 기록은 대상자의 건강 상태 사정에 중요한 자료가 된다.

01 체온

체온이란 생체에 의해 유지되는 열 정도로, 인체가 신진대사 활동을 할 때 발생하는 열의 생산과 상실의 차이를 말한다. 체온은 시상하부의 체온조절중추에 의해 조절되는데, 열 생산 요소로는 신진대사, 운동, 떨림, 흥분, 고온 환경, 갑상선의 기능 항진 및 감염 등이 있고 열 생산을 저하시키는 요소로는 기아, 활동 저하, 수면, 체온조절중추의 억압 등이 있다.

1) 체온에 영향을 미치는 요인

인간은 외부 온도에 크게 관계없이 심부 온도를 36.5~37.2℃ 정도로 유지할 수 있는 항온동물이지만 다음의 요인들에 의해 영향을 받을 수 있다.

(1) 나이

인간은 출생 시 체온 조절 기전이 성숙지 못하여 안정된 체온을 유지하기 어려우나 사춘기 이후에는 안정되어 외부 환경에 크게 영향을 받지 않고 정상 체온을 유지할 수 있다. 정상 체온 범위가 연령이 증가함에 따라 서서히 감소하다가 다시 노인이 되면 부적절한 식이, 피하조직의 감소, 신체 활동량의 감소, 혈관 운동 조절 기능이 약화되고 체온 조절 기전이 약화되어 저체온의 위험성이 증가된다.

(2) 일중 변동

하루 중 체온의 변동은 습도와도 관계가 있으나 보통 새벽 4시에 가장 낮고, 오후 4~6시에 가장 높으며, 하루 중 체온의 격차는 약 1℃ 정도이다.

(3) 운동

운동은 혈중 카테콜아민 농도를 높이고 골격근 대사에 의한 열 생산을 증가시켜, 안정 상태에 비해 열 생산이 증가되어 체온을 올린다.

(4) 호르몬

에피네프린의 분비, 갑상선 호르몬의 과잉 분비는 세포의 대사율을 증가시키며 이는 체온 증가의 요인이 된다.

(5) 스트레스

스트레스는 카테콜아민 생산을 증가시켜 대사율을 높임으로써 체온을 올린다.

(6) 환경

인간은 항온동물이므로 일상 환경이 심부 체온에 영향을 주지는 않지만 66℃ 이상으로 심하게 덥거나 13℃ 이하로 기온이 떨어지면 체온의 변화가 올 수 있다.

2) 체온계의 종류

(1) 수은 체온계

구강 및 액와 체온 측정용 체온계와 직장 체온 측정용의 모양이 다르다. 측정 전에 알코올 스펀지로 닦은 후 엄지와 검지로 체온계를 잡고 수은을 털어 35℃ 이하로 떨어뜨린 후 사용한다.

(2) 고막 체온계

고막 체온계는 최근에 개발되어 값이 비싸지만 체온 측정이 편리하고 30초 정도의 짧은 시간에 측정할 수 있다.

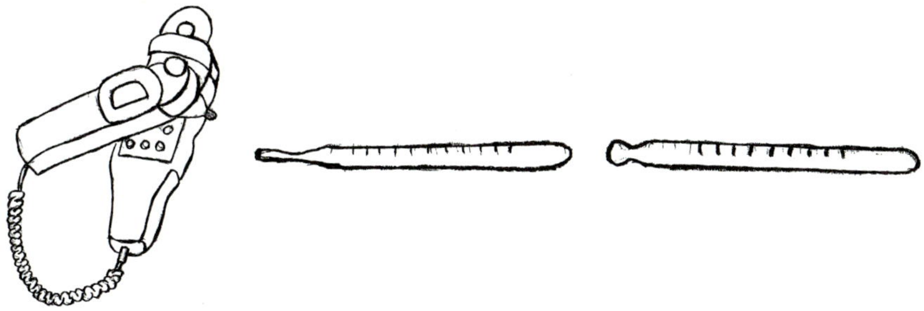

〈고막 체온계〉 〈구강(액와) 체온계〉 〈항문(직장) 체온계〉

[그림 1-2] 체온계의 종류

3) 측정 부위에 따른 체온 및 측정 방법

체온 측정의 가장 일반적인 부위는 구강, 액와, 직장 및 고막이다.

(1) 구강 체온

가장 편리하고 편안한 방법이나, 유리 체온계를 깨물면 파손될 수 있으므로 혼돈이나 안면 마비, 경련이 있는 대상자들에게는 사용할 수 없다. 또한 구강 내 급성 감염이 있는 경우, 뜨겁거나 찬 음식을 먹은 후 또는 흡연 후 30분 이내에는 정확한 체온 측정을 기대하기 어렵다.

측정은 체온계의 수은이 있는 쪽 끝 부분을 혀 밑의 혈관 분포가 많은 곳에 삽입한 후 입을 다물어 공기가 들어가지 않도록 한다. 정확한 측정을 위해 소요되는 시간은 3~4분 정도로 측정 후에는 체온계를 눈높이로 들고 수은선이 확실히 보일 때까지 체온계를 천천히 돌려 숫자를 확인한 후 체온계를 닦아서 보관한다.

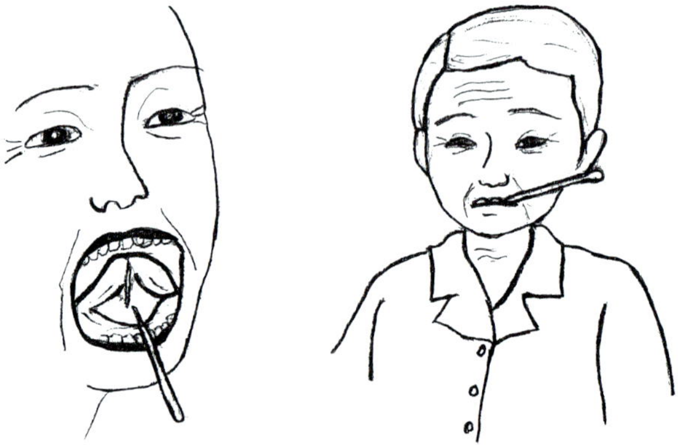

[그림 1-3] 구강 체온의 측정

(2) 직장 체온

허약하거나 의식이 명료하지 않은 대상자의 경우는 직장 체온계를 항문으로 2.5~3cm 정도 삽입하여 체온을 측정할 수 있다.

직장 수술을 받았거나 항문 질환이 있는 경우 또는 변비나 설사가 있는 경우는 직장 근육이 과도히 자극된 상태일 수 있으므로 정확한 체온 측정을 기대하기 어렵다. 또 심근경색증 환자의 경우는 직장 체온계의 삽입으로 미주신경을 자극할 수 있고, 이것이 심근 손상의 원인이 될 수 있으므로 금하는 것이 안전하다.

대상자들에게 불편하고 불쾌감을 주기도 하지만 비교적 정확한 체온 측정법으로, 직장 체온은 구강 체온보다 0.5℃ 정도 높으므로 직장으로 측정한 체온의 경우는 기록 시에 직장 체온임을 표시하여 체온 사정에 참고하도록 한다.

측정 전에 자극을 줄이기 위해 체온계 끝에 글리세린을 바른다. 대상자를 옆으로 눕게 하고 위의 다리를 약간 구부리게 한 후 체온계를 항문으로 2.5~3cm 정도 천천히 삽입한다. 삽입 후 3분 정도 지나면 체온계를 빼서 휴지로 닦은 후 읽고 기록한다.

(3) 액와 체온

체내에 삽입하지 않으므로 간편하고 안전하나, 정확한 측정을 위해서 체온계를 10분 정도 액와에 두어야 하는 불편함이 있다. 만일 액와에 상처 같은 비정상적인 소견이 있다면 정확한 체온 측정이 불가능하므로 다른 부위에서 측정한다.

체온계를 겨드랑이 중심 부위에 넣고 팔을 몸체에 붙여 체온계가 떨어지지 않도록 한다. 특히 너무 쇠약한 노인의 경우 체온계가 빠지지 않도록 관찰한다. 10분 후 체온계를 꺼내 숫자를 읽고 기록한다.

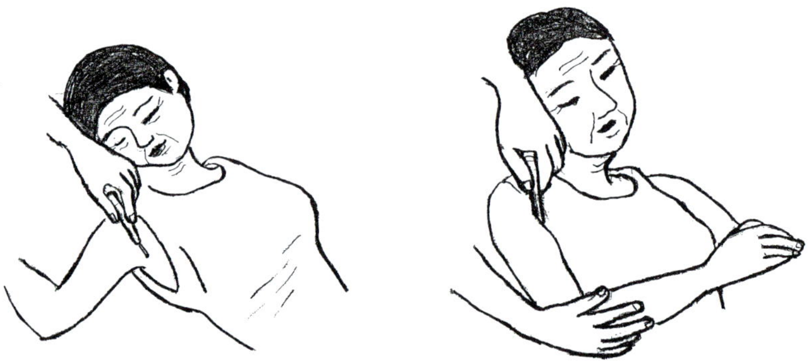

[그림 1-4] 액와 체온의 측정

⑷ 고막 체온

고막 및 이도는 체온조절중추가 있는 시상하부와 동일한 동맥으로부터 혈액 공급을 받고 있어 심부 체온을 거의 정확히 나타내므로 구강 체온보다 0.5℃ 정도 높게 측정된다.

측정 시에는 귀 구멍을 충분히 막을 정도로 탐침을 귀에 삽입한다. 손으로 버튼을 누른 후 삐삐 소리가 들리면 탐침을 꺼내 숫자를 읽고 다시 버튼을 눌러 꺼둔다.

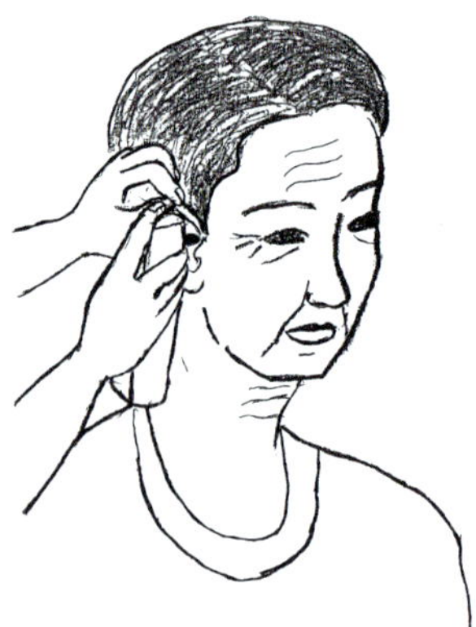

[그림 1-5] 고막 체온의 측정

02 맥박

맥박이란 좌심실이 수축되면서 혈액이 동맥으로 보내질 때 생기는 혈액의 파동으로 동맥벽이 팽창되어 촉진되는 것을 말한다. 정상 성인의 경우 휴식 상태에서 분당 60~100회 정도의 맥박수를 보인다.

1) 맥박에 영향을 미치는 요인

(1) 나이

연령에 따라 일정치 않으나 일반적으로 노인은 변화가 없거나 다소 느려지거나 경우에 따라 빠르고 약해진다.

1 운동

일반적으로 활동에 따라 맥박수는 증가하나, 꾸준하고 계속적인 운동은 휴식 시의 맥박수를 낮추기도 한다.

2 체온

체온이 오르면 말초혈관이 이완되어 혈압이 낮아지므로 혈압을 원상태로 회복시키기 위해서 심박동을 증가시켜 맥박수는 증가된다.

3 스트레스

스트레스로 인한 교감신경의 자극은 심박동을 강하게 빠르게 한다.

2) 맥박 측정 부위 및 측정 방법

요골맥박은 쉽게 촉지되므로 가장 많이 측정하고, 상완동맥의 맥박은 주로 혈압 측정시에 사용하며, 과도하게 비만한 경우, 심장 질환자의 경우 맥박결손을 체크하기 위해 청진기로 쇄골 중앙선과 5째 늑골 간의 교차 부위에서 심첨박동을 동시에 측정하기도 한다.

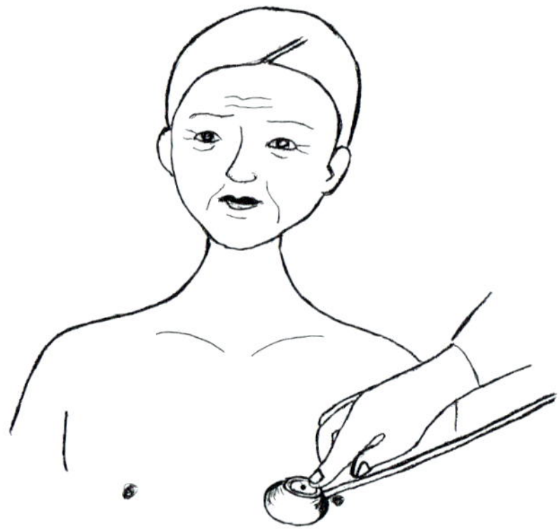

[그림 1-6] 심첨 박동 측정

맥박 측정 전에 초침이 있는 시계를 준비한다. 요골맥박 측정의 경우 대상자는 편안히 눕거나 앉은 자세에서 팔을 편안하게 한다. 대상자의 엄지손가락 안쪽 손목 부위의 요골동맥을 검지와 중지 및 무명지를 나란히 하여 살짝 누른다. 박동이 확인되면 1분간의 맥박수를 측정한다. 대상자의 상태에 따라 30초간의 맥박을 측정하여 2배수를 기록한다. 일반적으로 맥박수는 심박동수를 나타내며, 1분에 60회 이하일 경우를 서맥이라 하고 100회 이상일 때를 빈맥이라고 한다.

3) 맥박의 사정

맥박을 사정할 때는 맥박수, 리듬, 크기, 동맥벽의 탄력성을 모두 사정한다.

(1) 맥박수

분당 맥박수를 산정하여 너무 빠르거나 느리지 않는지 검사한다.

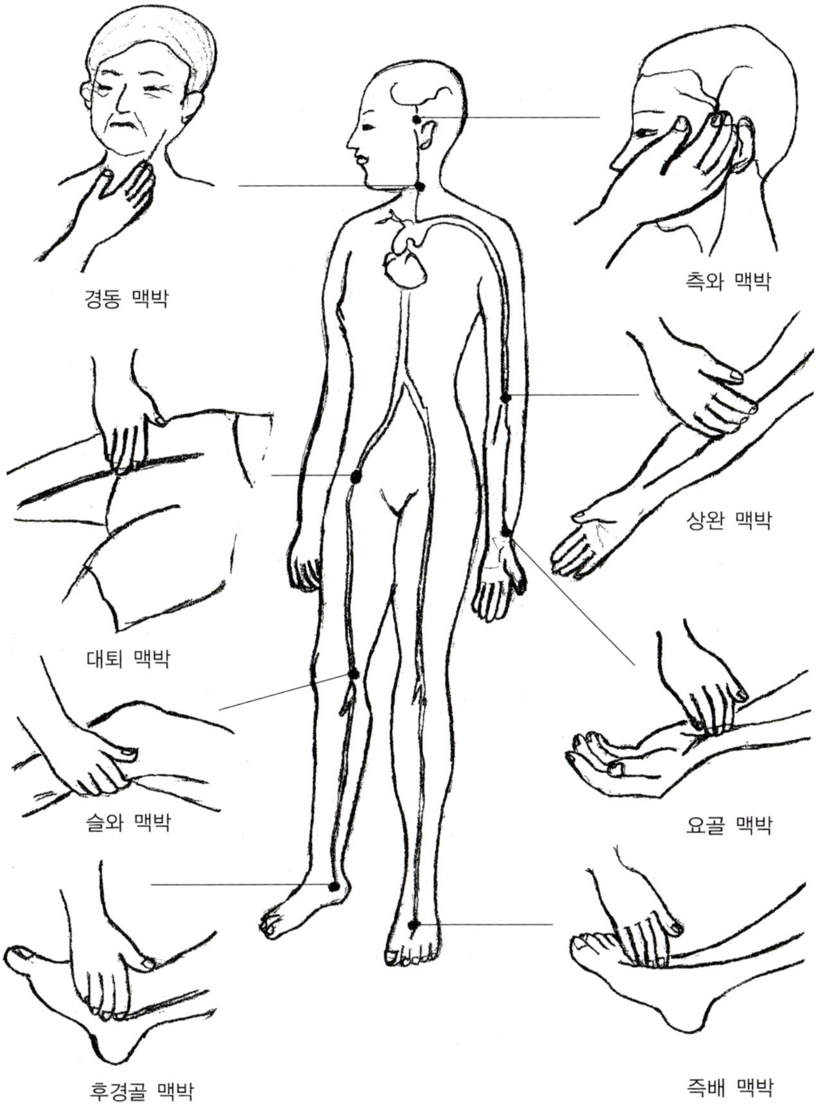

[그림 1-7] 맥박 측정 부위

(2) 박동의 형태

매 박동 사이의 간격이 일정한지 체크하고 부정맥이 의심되면 심첨박동을 측정하여 확인한다. 이상 증상이 발견되면 심전도를 체크할 수 있도록 한다.

(3) 박동의 강도(진폭)

맥박의 강도는 매 박동 시마다 같아야 한다. 정상 맥박은 적당한 압력으로 누를 때 느낄 수 있고 센 압력으로 사라질 수 있으나, 약한 맥박은 보통의 손가락 압력으로도 사라진다.

(4) 맥박 결손

정상인의 경우 심첨박동수와 요골맥박수는 같으나 간혹 심첨박동수가 더 많은 경우에 두 사람이 동시에 심첨박동과 요골맥박수를 측정해서 차이를 체크한다. 이런 경우는 심장의 박출력이 말초 부위에 느껴지기까지 맥파가 너무 약할 경우나 혈관 질환으로 인한 증상일 수 있으므로 추후 관리가 필요하다.

03 호흡

인체와 대기 사이의 가스 교환을 말하며, 호기와 흡기를 포함하고, 흉식호흡과 복식호흡이 있다.

1) 호흡 조절의 기전

폐에는 근육이 없기 때문에 스스로의 힘으로 움직일 수는 없으나 탄력섬유가 풍부하므로 폐 주변의 흉곽이 확장되면 폐는 수동적으로 확장되고, 주변의 흉곽이 수축하면 폐 용량도 따라서 감소된다.

흡기 동안에 횡격막은 수축되고 늑골은 위와 바깥쪽으로 움직여 흉강을 넓혀 폐를 확장시키고, 호기 동안에는 횡격막이 이완되어 늑골은 아래와 안쪽으로 움직여 흉강은 좁아지고 폐도 수축하게 된다.

따라서 흡식은 흉곽이 확장되면서 폐포 내압이 대기압보다 낮아지면 공기가 폐 조직 내로 들어와 일어나는 현상이고, 반대로 호식은 흉곽의 크기가 좁아지면서 폐 내의 압력이 증가하여 폐포 내의 공기가 밖으로 빠져나가는 현상이다.

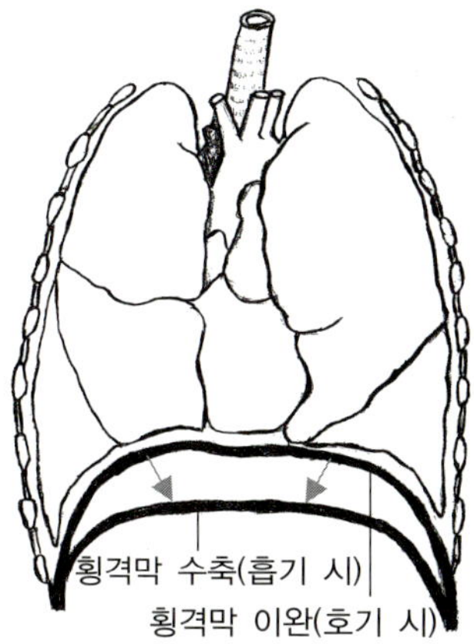

[그림 1-8] 흡기와 호기 시의 횡격막

2) 호흡 측정 방법

대상자의 가슴 부분의 오르내림을 1회 호흡으로 계산하되 대상자에게 호흡을 측정한다고 알리는 경우 대상자가 긴장하여 호흡이 오히려 불규칙해질 수 있으므로 맥박 측정 후 연결하여 호흡수를 측정하도록 한다. 호흡수가 너무 빠르거나 불규칙한 경우 청진기를 흉부에 대고 측정할 수도 있다.

3) 호흡의 사정

대상자가 정신적·육체적으로 충분히 이완되었을 때 측정된 호흡수가 가장 정확하며, 정신적 불안이나 신체의 움직임 등은 호흡수와 깊이 및 리듬에 영향을 미칠 수 있다.

(1) 호흡수

정상 성인의 호흡수는 분당 12~20회 정도이고 노인의 경우 15~20회 정도이며, 이를 기준으로 빠른 호흡, 느린 호흡으로 구분한다. 호흡이 정지해서 전혀 없을 때를 무호흡이라고 한다.

(2) 호흡의 깊이

성인은 정상적인 1회의 호흡으로 약 500mL의 공기를 들이쉬고 내쉬는데 이를 1회 호흡량이라고 한다. 폐 내 공기량 감소는 얕은 호흡을 하게 하고, 폐 내 공기량 증가는 깊거나 긴 호흡으로 이어질 수 있는데 때로는 불안과 관련이 있다.

또한 진정제나 수면제의 장기 복용은 시상하부의 호흡중추에 영향을 미쳐 호흡수와 깊이가 감소될 수 있다.

(3) 호흡 리듬

흡기와 호기의 규칙성을 말하며, 정상 호흡의 경우 규칙적이어야 하는데, 불규칙한 호흡 리듬의 예로 무호흡과 과호흡이 반복되는 임종 호흡이 있다.

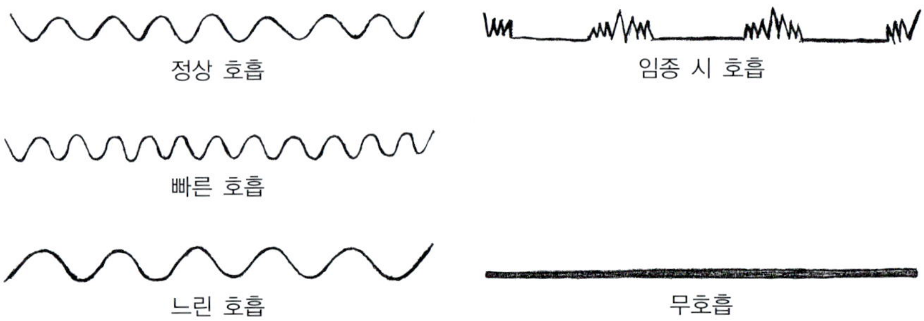

[그림 1-9] 호흡의 유형

(4) 기타 호흡의 특성

일반적으로 여자는 흉식호흡을, 남자는 복식호흡을 한다. 호흡을 하는 데 있어서 힘을 들이지는 않으나 경우에 따라 의식적인 노력을 기울여야 호흡이 가능한 경우도 있다. 정상적인 경우는 호흡음을 의식할 수 없지만 상기도의 부분적인 폐쇄나 호흡기 내의 분비물은 잡음이 들리게 한다. 또한 호흡 시의 냄새, 흡기 시 좌우 흉곽이 동일하게 팽창하는지, 늑골의 기형 등을 관찰한다.

04 혈압

심실이 수축함으로써 대동맥으로 박출된 혈액의 일부가 즉시 동맥을 통하여 말초로 흘러가고 나머지는 일시적으로 대동맥에 머무르게 된다. 이때 대동맥은 그 자체의 용적보다 많은 혈액을 수용함으로 동맥 혈관 내에 압력이 생기는데 이를 동맥압, 즉 혈압이라고 한다.

수축기 압력은 심실의 수축으로 생긴 혈액의 압력이고 혈액 파동의 가장 높은 압력이다. 이완기 압력은 심실이 이완할 때 동맥벽에 부딪히는 가장 낮은 압력이고 수축기압과 이완기압의 차이를 맥압이라고 한다. 건강한 성인의 평균 혈압은 120/80mmHg 이다.

1) 혈압에 영향을 미치는 요인

(1) 연령

나이가 들어감에 따라 동맥벽이 굳어져 혈액의 압력에 대한 유연성이 감소되고, 동맥의 근육 조직이 섬유 조직으로 대치되어 탄력성이 감소되므로 혈압이 오르게 된다.

(2) 운동

육체적 운동은 심박출량을 증가시켜 혈압을 올린다.

(3) 스트레스

스트레스는 교감신경계를 자극하게 되고 이는 동맥 수축력을 증가시켜 혈압을 올린다.

(4) 혈액량

수혈이나 정맥 수액 주입으로 혈장량이 증가되면 혈압은 상승하고, 출혈이나 심한 탈수는 혈압을 하강시킨다.

(5) 혈액의 점도

혈액의 점도가 높을 때 혈액 내의 분자들 사이의 마찰이 증가되므로 혈압은 상승된다.

2) 혈압계의 종류

전자 혈압계는 기계에 따라 사용 방법에 약간 차이가 있으므로 사용설명서를 잘 읽은 후 측정하도록 한다. 청진기를 사용하지 않고 쉽게 혈압을 측정할 수 있고, 반복 측정이 필요할 때 효과적이다.

다이얼에 눈금을 나타내는 바늘이 있는 아네로이드 혈압계와, 수은이 들어 있는 눈금이 새겨진 실린더 모양의 수은 혈압계가 있다.

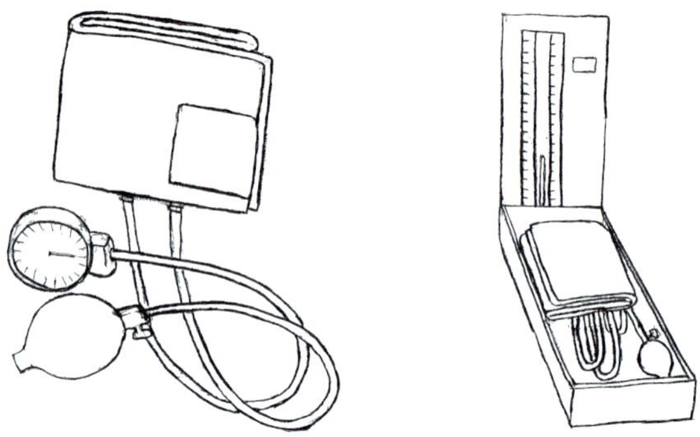

〈아네로이드 혈압계〉 〈수은 혈압계〉

[그림 1-10] 아네로이드 혈압계와 수은 혈압계

3) 혈압 측정 방법

활동이나 스트레스는 혈압에 영향을 미치므로 안정되고 이완된 상태에서 혈압을 측정하도록 한다.

① 대상자를 편안한 자세로 앉거나 눕도록 한다.
② 손바닥이 위로 향하도록 한 상태에서 팔을 반듯하게 펴되 심장 높이에

있게 한다.

③ 대상자의 옷소매를 팔꿈치 위까지 올린 후 혈압계 커프를 상완에 두른다.

④ 팔과 같은 높이에 혈압계를 두고 상완맥박을 촉지한다.

⑤ 청진기를 귀에 꽂고 청진기의 원판 부분을 대상자의 상완맥박 촉지 부분 위에 대고 가볍게 누른다.

⑥ 공기 주입구의 나사를 돌려 잠근 다음 바람을 집어넣어 커프를 부풀린다.

⑦ 혈압계에 맥박이 잘 잡히지 않는 수치보다 20~30 정도 더 공기를 주입한 다음 공기 주입구의 나사를 풀어 공기가 커프에서 조금씩 빠져나오게 조절해 둔다.

⑧ 청진기로 심장 박동이 맨 처음 들리는 지점의 수치가 수축기압이다.

⑨ 계속 조금씩 공기가 빠지면서 심장 박동 소리가 아주 작아져서 거의 들리지 않는 순간의 수치가 이완기압이다.

⑩ 혈압 측정이 끝나면 커프의 바람을 빼고 팔에서 벗겨 두고 수축기압과 이완기압 및 기록한 날짜와 시간을 기록한다.

4) 이상 혈압

(1) 고혈압

성인의 경우 수축기압이 140mmHg 이상, 이완기압이 90mmHg 이상일 때를 고혈압이라고 한다. 동맥벽이 두꺼워짐으로써 동맥벽의 내강이 좁아져서 발생하며, 혈관 수축 물질인 니코틴이나 비만, 다량의 알코올 섭취 및 혈중 콜레스테롤의 증가 등이 원인이 될 수 있다. 그 외에 심한 스트레스 및 신장 질환에 의해서도 이차적으로 발생할 수 있으며 원인을 제거하는 방향으로 케어하되 생활습관의 변화가 최우선 되어야 할 것이다.

(2) 저혈압

저혈압은 정상 혈압의 평균치보다 낮아서 수축기압이 지속적으로 80~100 mmHg 정도로 낮은 경우를 말하며, 서 있을 때 혈압이 아주 낮아지는 경우를 직립성 저혈압이라고 한다. 특별한 질환이 없는 경우는 시간이 지남에 따라 정상화될 수도 있다. 피로를 피하고 밤에 충분한 휴식을 취하게 함이 중요하다. 종종 고혈압을 조절하기 위해 처방된 약을 먹고 저혈압이 되는 수가 있다.

5) 혈압의 사정

대상자 건강 관련 진단이 혈압을 기초로 내려지므로 정확한 측정은 중요하다.

- 처음 측정하는 경우는 양쪽 팔의 혈압을 각각 잰다.
- 혈압기 공기주머니의 커프가 너무 넓을 때나 좁을 때 측정 혈압치가 달라질 수 있으므로 알맞은 크기(커프의 폭이 팔 둘레의 40% 정도)의 것을 사용한다.
- 너무 빠르게 반복 측정할 때에는 수축기압은 높고 이완기압은 낮게 측정될 수 있다.
- 혈압 측정 시 심장 위치보다 팔이 높을 때에는 측정치가 낮을 수 있다.
- 양팔의 혈압 차이가 15mmHg 이상일 경우는 동맥 질환을 의심할 수 있으므로 추후 검사를 필요로 한다.
- 특별한 변동 요인 없이 평소보다 20mmHg 이상 차이가 나면 다시 측정해 본다.
- 혈압은 정상적으로 체위에 따라 변할 수 있으나 20mmHg 이상 낮아지면 직립성 저혈압으로 볼 수 있으며, 저혈량증, 약물 작용, 장기간의 침상 안정 등이 원인일 수 있다.

Chapter 03

노인 간호와 의사소통

학·습·목·표

- 언어적·비언어적 의사소통의 방법을 이해하고 적용할 수 있다.
- 효과적인 의사소통을 통해 대상자의 욕구를 찾아낼 수 있다.
- 감각 및 지각 장애로 인한 의사소통 장애 대상자를 효과적으로 도울 수 있는 방법을 열거할 수 있다.

노인 대상자는 노화로 인해 대부분 신체적·심리적으로 위축되어 있는데, 케어자는 특히 감각 및 지각의 결핍을 경험하는 노인의 입장을 잘 고려할 필요가 있다. 노인의 수준에 맞는 언어를 사용하며, 제공할 중재에 대해 노인이 이해할 수 있게 설명함이 필요하다.

01 대상자에 대한 기본적인 자세

대상자가 비록 노화 과정에 있는 쇠약한 노인일지라도 욕구와 의지가 있고 불편을 느낄 수 있으며 사고할 수 있는 인간임을 기억하고 노인의 입장에서 도우려는 마음가짐이 필요하다. 효과적인 케어의 기본인 노인과의 신뢰 관계를 구축하기 위해 다음과 같은 점에 유의하며 노인을 배려하는 마음으로 대할 필요가 있다.

- 인간에 대한 이해가 기본이 되어야 한다.
- 어떤 중재를 하든지 서두르지 말고 먼저 자세하게 설명하여 노인의 동의를 얻은 후에 시행하여 불필요한 긴장, 불안을 느끼지 않도록 한다.
- 대화 시에는 주변의 소음을 최소화하고 분명한 발음으로 천천히 하여 말뜻을 충분히 이해할 수 있도록 한다.
- 노인과의 대화 내용 중에 노인의 사생활이나 숨기고 싶은 내용에 대해서는 절대적으로 비밀을 보장한다.
- 늘 대화하는 분위기를 조성하여 필요시 도움을 청할 수 있도록 한다.
- 일상생활 속에서의 의식 상태, 표정이나 언어, 동작 등을 관찰한다.
- 노인의 정서 및 정신적 상태를 잘 살펴 고독함을 느끼지 않도록 한다.
- 주변 환경의 청결 및 정리 정돈하는 일 중 노인이 스스로 할 수 없는 부분은 언제든지 도울 수 있음을 알려 안심시킨다.
- 노화 과정 중에서도 최대한으로 자립성을 유지하고 보호할 뿐 아니라 인간다운 생활을 영위할 수 있도록 돕고자 하는 마음자세로 임한다.

02 대상자/가족과의 의사소통

케어자와 대상자 및 가족 간의 관계에서 케어자는 도움을 주는 입장이고 다른 한편은 도움을 받는 입장이므로 의사소통이 돕는 관계로 이어지도록 하기 위해서는 대상자나 그들의 가족을 있는 그대로 받아들이고 이해하는 것이 중요하다. 따라서 그들의 문제를 있는 그대로 표현할 수 있도록 배려하는 것이 케어자의 역할이라고 할 수 있다.

1) 의사소통의 방법

(1) 언어적 의사소통

언어적 의사소통에서 사용되는 언어는 개인의 교육 수준이나 나이, 사회적 배경에 따라 다르다. 효과적인 의사소통을 위해 케어자가 고려해야 할 사항을 살펴본다.

① 간결성

이해하기 쉬운 언어를 간결하고 쉽게 사용한다. 대화할 때나 글을 쓸 때는 짧고 간결한 문장을 사용하고 불필요한 부분을 생략한다.

② 명확성

케어자는 말을 천천히 명확히 한다. 주위가 시끄러울 때는 잡음을 제거하고 전달할 내용을 반복하는 것이 필요하다.

③ 시의 적절함

전하려는 내용이 간결하고 명확하더라도 의미를 확실하게 하기 위해서는 전달받기 적절한 때에 필요한 내용을 전달해야 한다.

④ 신뢰성

효과적인 의사소통의 가장 중요한 요소로서 케어자가 신뢰받을 수 있는 말과 행동을 할 때 대상자와의 올바른 관계가 형성된다.

⑤ 감정의 확인

케어자가 대상자의 말을 듣고 있는 경우 대상자의 말이 끝났을 때 "그랬었군요." "그것이 걱정이 되겠네요." 등의 짧지만 공감을 나타내는 말을 함으로써 대상자의 말을 진지하고 바르게 듣고 있음을 느끼게 할 수 있다. 이렇게 함으로써 대상자에게는 안정감을, 케어자에게는 대상자로부터의 신뢰심을 얻을 수 있다.

(2) 비언어적 의사소통

비언어적 의사소통은 말을 하지 않더라도 표정, 외모, 제스처 등의 원시적인 방법으로 표현되는 신체 언어라고 할 수 있다. 언어적 의사소통이 무엇을 얘기하는가에 관한 내용이라면 비언어적 의사소통은 어떻게 얘기하느냐에 대한 것으로, 상대방을 주의하여 봄으로써 정확하게 더 잘 이해할 수 있다.

1 시선

대화 중에 적절하게 시선을 맞추는 것은 상대방에 대한 존중이며 대화를 계속하려는 의지의 표출이라고 볼 수 있다. 대화 중에는 대상자와 같은 눈높이를 취하되 때로 대상자의 얼굴을 정면으로 계속 직시할 때 대상자가 긴장할 수도 있으므로, 경우에 따라 케어자는 약간 옆으로 앉아서 시선을 자신의 앞과 대상자의 중간 정도에 두고 대화한다.

2 표정

케어자는 대상자의 표정을 잘 관찰하여 상황을 재빨리 파악할 뿐만 아니라 대화 도중 상황이나 분위기에 맞게 긴장을 풀고 적절히 미소지음으로써 대상자의 마음을 열 수도 있다.

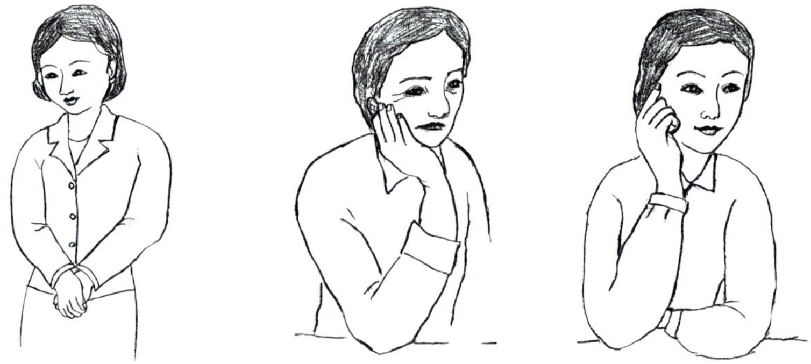

〈관심을 나타내는 자세〉 〈지루함을 보이는 자세〉 〈안정된 자세〉

[그림 1-11] 대화 시의 표정과 자세

(3) 자세

케어자가 의자에서 몸을 흔들거나 팔짱을 끼는 행동은 대상자와의 정서적 거리를 만들어 내는 원인이 될 수 있으므로 상체를 대상자를 향해 약간 기울인 자세를 취하는 것이 좋다.

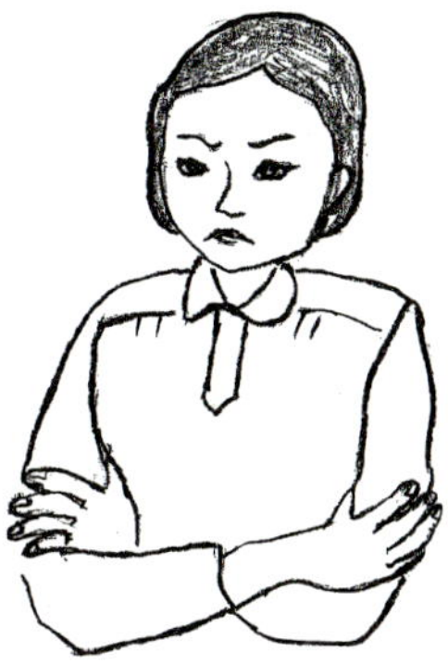

〈결연함을 보이는 태도〉

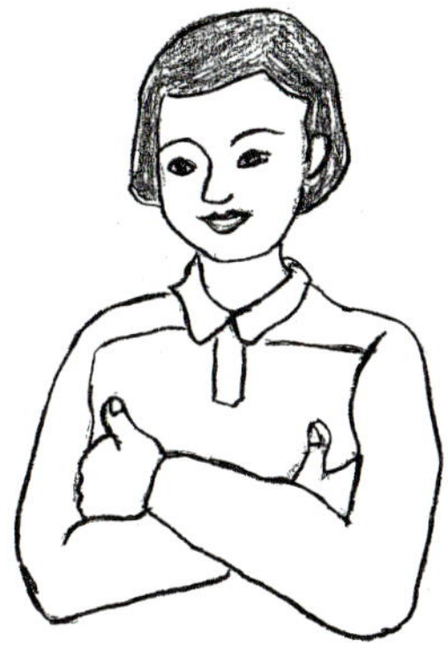

〈우월함을 나타내는 태도〉

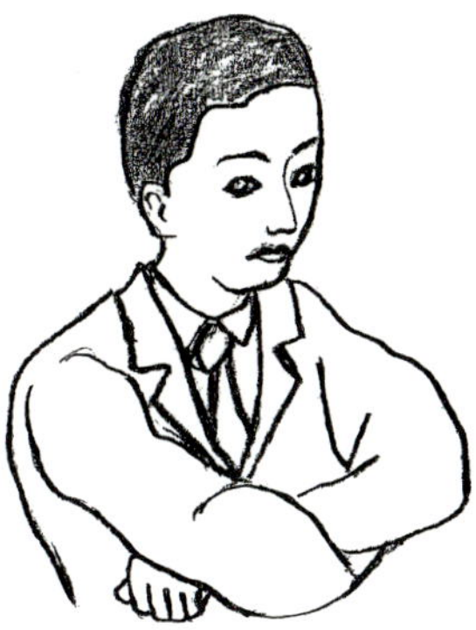

〈적대감을 나타내는 태도〉

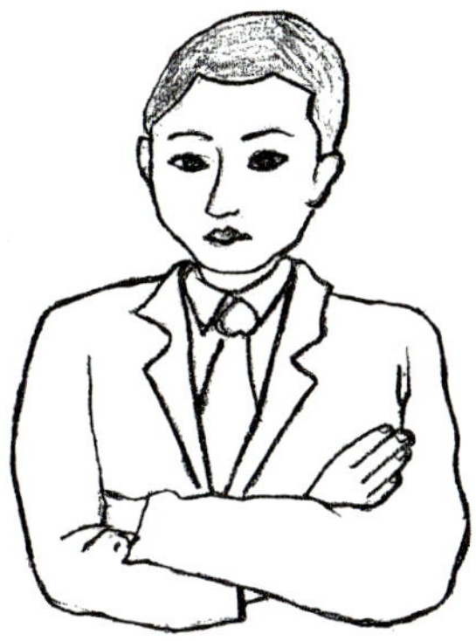

〈상대방과 거리감을 나타내는 태도〉

[그림 1-12] 대화 시 다양한 태도

(4) 손짓

뇌졸중으로 인한 실어증이 있는 대상자나 구음 장애 대상자들같이 언어적 의사소통이 어려운 경우 손을 사용한 의사 전달은 아주 중요하며 손동작 하나하나는 감정을 표시한다.

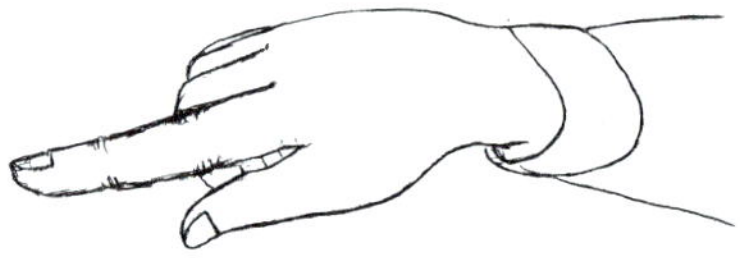

[그림 1-13] 공격적인 손의 모양

(5) 접촉

예의를 갖춘 접촉으로 전달되는 의미는 정신적인 친밀감과 안정감이며 대상자의 부정적인 생각이나 태도를 긍정적인 것으로 전환시킬 수 있는 계기가 될 수도 있다.

(6) 침묵

침묵은 상황에 따라 근심이나 적의, 완고함 또는 아주 친밀함의 뜻을 내포하고 있으며 때로 서로간에 불편함과 어색함을 자아내기도 하지만 대화자들 사이에 존재하는 정서적 갈등이나 흥분의 감정을 누그러뜨리기도 하여 분위기를 전환시키기도 한다.

02 대상자 의사소통 능력의 평가

① 비언어적 의사소통을 방해하는 시각 장애가 있지는 않은지
② 말할 능력이 없거나 말하기를 거부하는지
③ 표현을 위한 적당한 단어를 구사할 수 있는지
④ 사고의 비약이 있지는 않은지
⑤ 발음이 분명하지 않거나 말을 더듬지는 않는지
⑥ 대상자가 일상적으로 사용하는 어휘에 변화가 있는지
⑦ 의사소통 시 사용하는 상징이나 제스처
⑧ 의사소통 시 적의 또는 공격성을 표시하거나, 과묵하거나 수다스럽지 않은지

03 의사소통 장애 대상자의 간호

노화나 질병으로 청각이나 시각 기능이 저하되어 의사소통에 장애 시 어떤 부분에 장애가 있는지 잘 관찰하고 필요에 따라 전문의나 언어치료사에게 의뢰하여 회복 가능한 경우는 장애 요인을 제거하도록 해 준다.

1) 구음 장애

발성기관의 기능 장애, 즉 혀나 입술, 구개나 후두, 성대 등의 근육과 신경에 운동 조절 장애가 있는 경우로, 언어의 뜻을 이해하는 경우와 그렇지 못한 경우가 있다.

- 케어자는 대상자의 입 모양을 관찰하며 자세히 듣도록 한다.
- 대상자에게 말할 때는 천천히 큰 소리로 입 모양을 분명히 해서 이해를 돕는다.
- 간단한 화음 노래를 하도록 하되 강한 억양과 강한 리듬을 사용하는 음악언어 중재를 사용할 수 있다.
- 대뇌의 언어중추에 이상이 없는 경우가 대부분이므로 대상자가 적극적으로 대처해 나가도록 격려한다.
- 언어치료사나 물리치료사에 의한 재활이 필요하다.

2) 실어증

말의 의미는 이해하나 소리 내어 표현할 수 없는 운동성 실어증과 발음은 가능하나 말의 의미를 이해하지 못하는 감각성 실어증이 있다.

- 대상자에게 폐쇄성 질문을 사용하여 "예" "아니오"의 간단한 대답을 유도하든지, 고개를 끄덕이는 등의 행동으로 답하게 함으로써 대상자의 좌절

과 상실감을 최소화한다.

- 이해를 돕기 위해 그림카드나 문자판을 이용하여 의사소통을 유도한다.
- 이해력이 상실된 대상자의 경우는 짧고 분명하며, 천천히 알아들을 수 있는 문장을 사용한다.
- 의사소통이 어느 정도 되었을 때는 대상자의 노력에 칭찬하고 격려하여 자신감과 성취감을 갖도록 한다.
- 대상자가 비록 말을 이해하기 힘들고 말로 표현하는 데 장애가 있다고 하더라도 대상자의 지력이 저하된 것으로 간주하고 대할 경우 예기치 않은 문제가 발생할 수 있다.
- 언어치료사에 의한 전문적인 재활을 시도함과 동시에 비언어적 의사소통 방법을 사용해서 적절한 도움을 주도록 한다.

3) 실서증

뇌 손상으로 문장을 쓰는 데 어려움이 있는 경우의 상실과 장애를 말한다. 때로는 손으로 쓰는 능력, 시각적 공간 특성, 적절한 단어 선택의 장애를 경험한다.

- 도움을 청할 수 있는 호출기를 준비한다.
- 대상자의 옆에 간단한 표현을 할 수 있는 필기도구를 준비한다.
- 손상으로 인한 구음 장애 및 실어증과 동반된 실서증을 가진 대상자의 경우는 갑자기 제한된 의사소통으로 심한 좌절을 극복할 수 있도록 강한 정서적 지지를 한다.
- 케어자는 인내심을 가지고 대상자의 표현을 감지하고 돕는다.

4) 시력 저하 및 시각 장애

다양한 방법으로 시력 저하 및 시각 장애가 있는 사람들을 도와서 그들의 생활 범위와 대인 관계의 폭을 넓히며, 시각 외에 다른 감각을 동원해서 의사소통을 할 수 있도록 한다.

- 실내가 너무 어두워서 시력 저하를 악화시키지 않는지 점검한다.
- 대화를 시작할 때는 대상자의 이름을 부르고 자기소개를 한 후 정면을 향해 천천히 명확하게 말한다.
- 필요한 물건을 항상 일정한 장소에 두어 대상자가 쉽게 찾을 수 있도록 한다.
- 매 활동이나 작업 시 미리 상황을 설명하여 당황하거나 소외감을 느끼지 않도록 한다.
- 필요시 돋보기나 시각 장애인용 점자를 활용할 수 있도록 한다.

5) 청력 장애

노인이 대화 중 엉뚱한 대답을 하거나 필요 이상의 큰 음성으로 말을 할 때 청력 장애가 있는지 확인할 필요가 있다.

- 대상자가 케어자의 얼굴과 입술을 볼 수 있을 정도의 가까운 거리에서 정면으로 대하여 말한다.
- 때로 오래 묵은 귀지가 난청의 원인일 수도 있으므로 가끔 체크하여 제거한다.
- 비언어적 의사소통의 수단을 충분히 활용한다.
- 문자나 그림을 보여주면서 설명하면 적은 단어로도 이해를 도울 수 있다.
- 노화에 의한 난청인 경우는 고음을 감지하기 어려우므로 저음의 또렷한 어조로 말한다.
- 보청기를 사용하는 대상자의 경우 사용법을 정확히 교육한다.

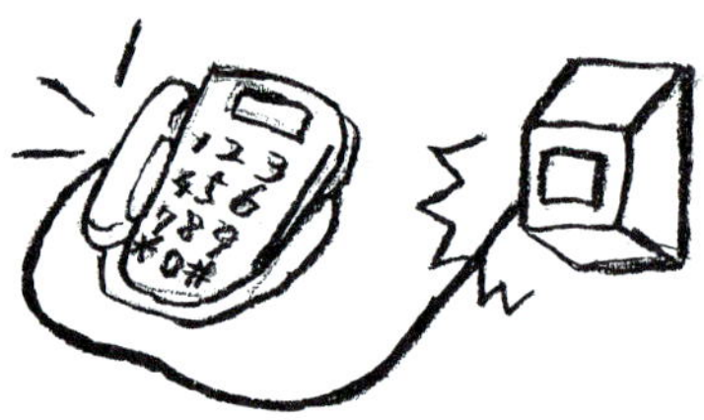

〈벨소리와 동시에 불이 들어오는 전화기〉

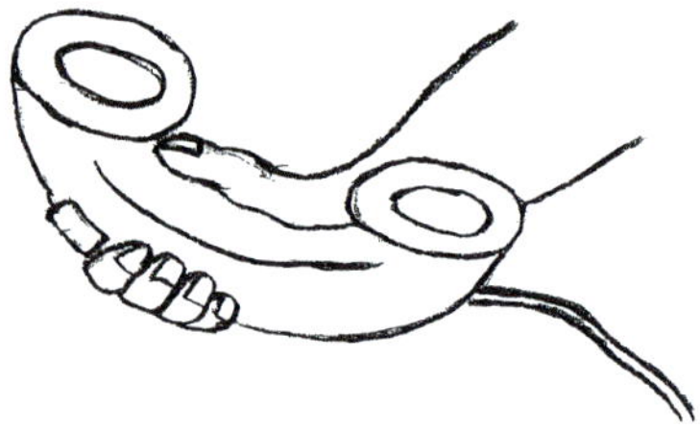

〈음량을 확대할 수 있는 실버폰〉

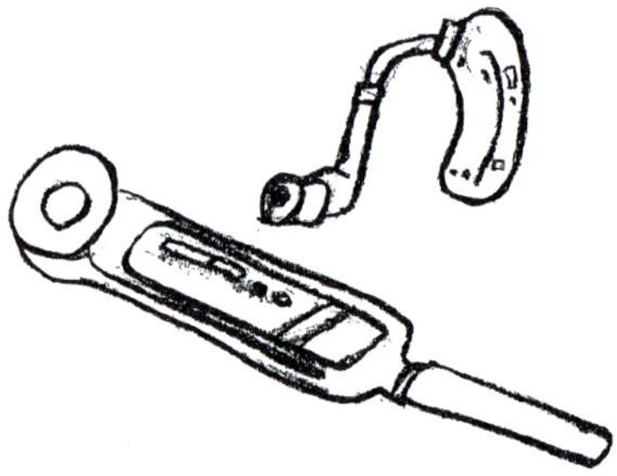

〈보청기〉

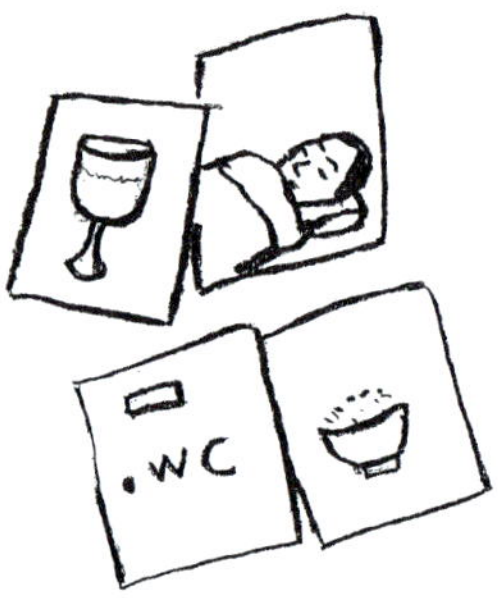

〈그림카드〉

[그림 1-14] 의사소통을 돕는 도구들

Chapter 04

노인 간호 기록

학·습·목·표

- 간호 기록의 목적 및 중요성을 이해한다.
- 대상자의 상황을 정확하고 간결하게 기록할 수 있다.
- 근무 교대 보고 및 타 직종 간의 보고를 실제로 수행할 수 있다.

01 기록

대상자에 대한 기록 양식은 시설 및 기관에 따라 다르지만 보통 입원 시 대상자의 건강 상태에 대한 전반적인 사정과 간호 내용이 기록되어야 한다.

이러한 기록은 퇴원 시까지 계속되며, 간호 행위의 타당성과 간호 수행 결과를 입증하는 정확하고 완전한 내용을 포함해야 한다.

1) 간호 기록의 목적

① 의료 요원 간에 대상자에 대한 정보를 효과적으로 공유하는 의사소통의 수단이 되며 간호의 질과 계속성을 유지하는 기초가 된다.

② 대상자에 대한 간호 기록은 제공된 간호의 내용을 평가하는 도구로서 이용될 수 있으며 케어자 자신의 행위를 되돌아볼 수 있는 도구가 될 수 있다.
③ 간호 기록은 또한 대상자의 간호 계획을 세우고 적절한 퇴원 및 교육을 위한 지침서로 사용될 수 있다.
④ 상태가 비슷한 여러 대상자들의 기록은 연구를 위한 중요한 자료가 되며, 연속적으로 발생 가능한 대상자들의 문제점을 해결하는 데 중요한 지침이 될 수 있다.
⑤ 대상자의 간호 기록은 효과적인 간호 계획을 세울 수 있는 지침을 제공한다.
⑥ 대상자에 대한 간호기록은 법적 자료로서 제시될 수 있다.

2) 간호 기록의 분류

(1) 입원 기록

대상자의 인적 사항, 즉 이름, 성별, 주민등록번호, 결혼상태, 현주소, 긴급 연락처, 가족 상황, 입원 시 활동 수준, 일상생활습관, 과거 병력, 알레르기의 유무, 유전적·가족적 질환의 유무, 현재 복용 중인 개인적 약품(한약이나 건강 보조제 포함) 등을 기록한다.

(2) 문제 목록지

케어자의 도움 없이는 해결되지 않는 주관적·객관적 문제들을 대화와 관찰을 통해 확인한 후 기록하되, 문제 목록에는 신체적·정신적·경제적·사회적 및 종교적 제반 문제들이 포함될 수 있다. 이 문제 목록의 내용은 비록 같은 부류의 신체적 문제를 가진 대상자라 할지라도 대상자의 느낌과 호소에 따라 서로 다를 수 있다.

(3) 간호 계획지

문제 목록에서 밝혀진 문제들을 주관적·객관적 문제 및 단기·장기적 문제로 분류·사정하고 각 문제 해결을 위해 간호수행 목표를 설정한다.

간호 계획지는 간호 수행 및 그 결과에 따라 평가되어야 하며, 평가 내용으로부터 대상자의 상태가 호전 혹은 악화되었는지 판단하여 간호 계획을 수정·삭제하며 새로운 문제 발생 시에는 간호 계획을 추가할 수 있다.

(4) 간호 기록

간호 기록은 대상자의 사정, 주 호소 문제, 간호 수행 및 효과 평가(대상자의 반응)에 대한 기록이며, 다음 내용을 포함한다.

- 대상자가 호소하는 주관적 문제
- 대상자의 피부색 및 건강 상태, 기동 가능성의 범위, 통증의 유무 및 부위, 배뇨 및 배변 상태 및 의식수준의 평가
- 케어자가 개별적으로 제공하는 피부 간호나 식이 유형, 보행 보조행위 등의 기록
- 케어자의 개별적인 수행에 대한 대상자의 반응 및 효과 기록
- 대상자에 대한 건강 교육 내용
- 여러 의료요원에 의해 수행된 치료적 수행 및 각종 검사
- 다학제 간 팀요원에게 의뢰하여 특별히 수행된 내용의 개요

(5) 일상적인 기록

활력징후 측정이 필요한 대상자의 경우 일정 시간 간격으로 기록하되 서술식 기록보다는 그래프식 기록을 함으로써 변화 상태를 한눈에 볼 수 있게 한다. 섭취량, 배설량의 경우는 침상에 일일기록지를 부착하여 매번 정확히 기록하되 섭취와 배설의 경로를 정확히 표시하도록 하고 매 근무 교대시마다 합산하여 기록한다. 밤 근무자는 24시간의 섭취량과 배설량을 계산하고 특이사항 발견 시 정확히 기록하고 보고하도록 한다.

(6) 퇴원 기록

퇴원하여 타 기관이나 가정으로 이송 시 대상자의 일반적인 건강 상태의

기록으로서 식이, 활동 범위 및 활동 제한, 수면습관, 의식수준, 치료기구의 부착 유무, 치료 상태, 자가 간호 능력, 투약 상태 등을 기록한 후 사본을 보냄으로써 대상자 간호의 지속성을 유지한다. 대상자 상태에 관한 모든 기록은 법적 자료가 되므로 퇴원 후에도 보관한다.

3) 기록 시 유의 사항

① 간호 기록은 시간의 흐름에 따라 수행의 순서대로 기록한다.

② 기록 내용은 정확한 사실의 기록이어야 하므로 있는 그대로의 사실과 자신의 판단을 구별하여 기록한다.

③ 정확한 철자나 맞춤법을 사용하며, 만일 기록 중 착오가 생겼을 경우에는 지우거나 덧칠을 하지 말고 틀린 부분에 밑줄을 긋고 붉은 색 펜으로 '기록상 실수'라고 쓴 후에 케어자의 서명을 한다.

④ 대상자의 증상에 변화나 예기치 못했던 증상이 나타날 때는 기록한다.

⑤ 모든 간호 기록은 완벽하면서도 간결해야 의사소통 시 시간을 절약할 수 있다.

⑥ 대상자가 비밀로 하고자 하는 개인적인 사생활에 대한 상담 내용은 그 내용이 직접적으로 건강 문제와 관련이 없는 한 기록하지 않는다.

⑦ 모든 기록에는 정확한 시간(오전, 오후 포함)을 기입한다.

⑧ 기록한 모든 문서에는 기록자의 서명이 정확히 기입되어야 한다.

02 보고

대상자의 상태나 수행에 대한 구체적이고 간결한 내용의 보고로 의료요원 간 정보를 전달하기 위한 목적으로 행해진다.

근무 교대 시 대상자의 상태에 대해 간결·명료하게 인계할 수 있으며, 필요에 따라 대상자를 실제로 대면하여 확인하면서 지속되어야 할 간호수행 지침에 대한 제안을 추가함으로써 효과적인 간호를 도모한다.

- 대상자의 이름, 방 번호, 침상 번호를 확인하며 보고한다.
- 새로 입원한 대상자의 주 호소, 간호 문제 등의 주요 사항을 중심으로 보고한다.
- 대상자의 상태에 대한 내용은 사실을 정확하고 간단·명료하게 보고한다.
- 대상자의 상태가 급변할 경우 당황하지 말고 인수자에게 차분히 보고하여 다른 노인들에게 영향을 미치지 않도록 한다.
- 특별한 처치나 시술 및 이에 대한 대상자의 반응 또는 여러 관련 부서에 의뢰할 사항 등을 정확히 보고한다.
- 특별한 변화가 없는 일상적인 상태는 보고 내용에 포함시키지 않는다.
- 필요시에는 메모를 하면서 보고를 받도록 한다.

PART 02 노인 간호의 실제

Chapter 01

일상생활에서의 간호

학·습·목·표

- 대상자가 거주하는 환경 내에서 안전을 위협하는 요인을 점검하고 대책을 마련할 수 있다.
- 대상자의 일상생활에서 개인위생, 영양, 배설 상태를 사정하고 간호를 제공할 수 있다.
- 대상자의 적절한 운동과 활동, 수면과 휴식으로 건강 증진을 도모할 수 있다.
- 노인 대상자가 흔히 사용하는 약물에 대해 알고 약물 관련 사고를 예방할 수 있다.

01 생활환경과 안전

케어자는 대상자의 안위를 도모하며 일상생활의 독립성을 유지할 수 있도록 위생 상태와 제반 환경을 관리·조정할 필요가 있다.

1) 온도 및 습도

거실의 온도는 보통 20~22℃, 침실의 온도는 18℃ 정도가 적당하나 계절이나 대상자의 요구에 맞게 실내 온도를 조절하는 것이 좋다. 노인 및 질병이 있는 대상자의 경우는 건강한 성인보다 조금 더 높은 온도가 적당하나, 감각이 둔한 노인이나 장애인들은 땀을 흘리지 않을 정도로 실내온도를 조절하여 불필요하게 에너지가 소모되지 않도록 한다.

습도는 일반적으로 30~60%가 적당하나 기온의 상승에 따라 습도도 증가하는데, 기온이 높고 습도가 올라가면 불쾌감을 느끼며 습도가 낮으면 피부로부터 습기 증발이 빨라져 오한을 느낄 수 있다.

난방기구는 안전한 기구를 선택하여 사용하고 화상 예방에 유의하며, 건조한 날씨일 경우에는 화재에 특별히 유의한다. 젖은 수건이나 가습기를 사용하고, 기관지 계통의 질환이 있는 대상자를 위해서는 50~60% 정도로 습도를 유지하는 것이 바람직하다.

2) 조명

조명은 어둡거나 눈이 부시지 않고 심한 그림자가 나타나지 않으며, 대상자의 눈에 피로감을 주지 않고 사물을 선명하게 볼 수 있도록 한다. 노인의 경우 노화로 인해 나타나는 시력 저하와 명암에 대한 적응력 감소 등의 기능 저하를 고려하여 부분조명과 전체조명을 적절히 잘 사용할 수 있도록 한다. 특히 노인은 야뇨 횟수가 증가하는 경향이 있으므로 야간 사고를 막기 위해 계단, 화장실, 복도 등의 장소에 야간조명을 설치하는 것이 안전하다.

침실에도 수면에 지장이 없을 정도의 조명을 적용하되 대상자가 어느 쪽으로 누워도 눈에 직접 불빛이 비치지 않고 침실 바닥이 잘 보이도록 하고 대상자가 쉽게 켜고 끌 수 있는 위치에 스위치를 설치하도록 한다.

3) 채광 및 환기

적당한 햇빛이 들어오게 조절하되 직접 대상자의 눈이나 얼굴에 직사되지 않도록 하고, 필요하면 커튼이나 블라인드 등으로 적절히 차단한다.

또한 창문이나 환기구를 통해서 체내에서 발생하여 누적될 수 있는 이산화탄소나 구취, 체취, 땀 및 각종 음식물로 인한 냄새에 의해 오염된 공기를 자주 교환하도록 한다. 환기 시에는 찬 공기가 직접 대상자에게 닿지 않도록 스크린을 이용하거나 간접 환기를 시키도록 한다.

4) 청결

침실, 거실 및 시설 내의 모든 공간 및 장비와 기구를 청결하게 관리·유지하고, 쓰레기와 오물, 배설물은 신속히 치우고, 변기나 곡반 등을 사용하는 경우는 깨끗이 씻어 말린다.

5) 사생활의 보호

대상자의 개인적인 프라이버시를 지켜 주며, 특별한 처치나 신체의 부분을 노출시켜야 할 필요가 있을 때는 커튼이나 스크린을 사용하여 심리적 불안을 조장하지 않도록 한다.

6) 소음 방지

건강하지 못한 대상자들은 크고 시끄러운 소리에 예민하여 쉽게 흥분될 수 있으며 피로와 감정적 문제의 원인이 되기도 한다. 특히 방문객과 직원들의 이야기 소리와 각종 기구의 사용은 갖가지 소음의 원인이 될 수 있다. 케어자는 대상자들의 휴식을 방해하지 않도록 조용한 환경 조성에 힘쓴다.

7) 침실 및 침구

침실은 대상자들이 하루 중 대부분의 시간을 보내는 장소로 케어의 기본이 되는 장소이다. 가정의 경우 노인의 침실은 주방이나 화장실과 가까운 곳으로 가족의 소리를 들을 수 있는 곳에 위치하도록 하여 심리적 안정감을 느끼도록 한다.

침상 옆에는 늘 필요한 소지품을 비치하여 취침 중에도 무의식적으로 손을 뻗어서 잡을 수 있도록 하며, 잠에서 깨었을 때 순간적으로 자신이 있는 곳을 잊을지라도 곧 지남력을 회복할 수 있도록 한다.

침대를 사용하는 경우는 앉거나 일어나는 데 있어 안전해야 하고, 침대에 걸터앉는 경우 양쪽 발이 방바닥에 완전히 닿도록 하는 정도의 높이가 좋다. 침대의 높이가 너무 높은 경우 바닥에 발 받침대를 놓아 두어 발이 바닥에서 뜨지 않도록 한다.

매트리스나 요의 경우 너무 부드러워 몸이 푹 들어가는 것은 움직임을 어렵게 하므로 피한다. 장시간 누워 있어야 하는 대상자의 경우는 욕창 방지용 특수 매트리스를 사용하도록 한다.

침대를 사용하지 않고 이불과 요를 사용하는 경우 보온성이 높은 것을 사용하며, 침구를 자주 일광 소독하며 먼지를 털어내도록 한다. 베개는 머리와 등이 평행이 되도록 조금 낮은 듯한 것이 좋으며 길이는 어깨 넓이보다 20cm 정도 더 긴 것이 좋다.

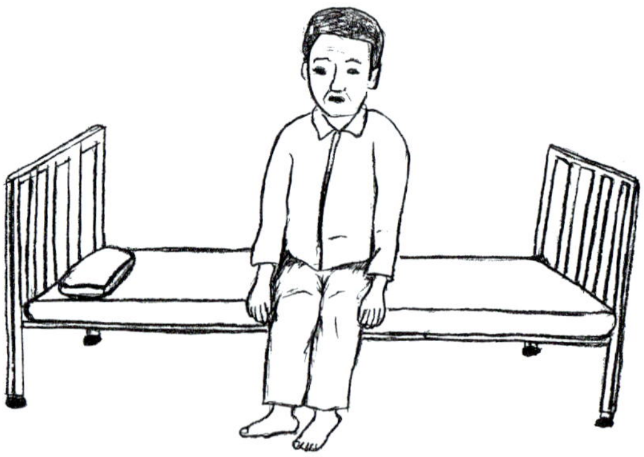

〈발바닥이 바닥에 넉넉히 닿아 편안함을 느낌〉

[그림 2-1] 침대의 높이

8) 호출기

침상이나 화장실에 설치하여 응급 시 또는 도움을 필요로 할 때에 케어자에게 도움을 청하도록 하되 호출기 작동 방법을 미리 교육한다.

9) 침상 난간

침상 난간은 대상자의 낙상을 예방하고, 침대 위에서 자세를 변경할 때 지지해 주며, 때로는 대상자가 스스로 일어날 때 잡을 수 있도록 설치되어 있다. 만일 대상자가 침상 난간을 스스로 사용할 수 있는 경우는 어떻게 사용하는지 시범을 보여줄 필요가 있다.

의식이 완전치 않은 대상자를 돌보는 케어자는 침상 난간이 확실히 올려지지 않은 상태로 대상자 곁을 떠나서는 안 된다.

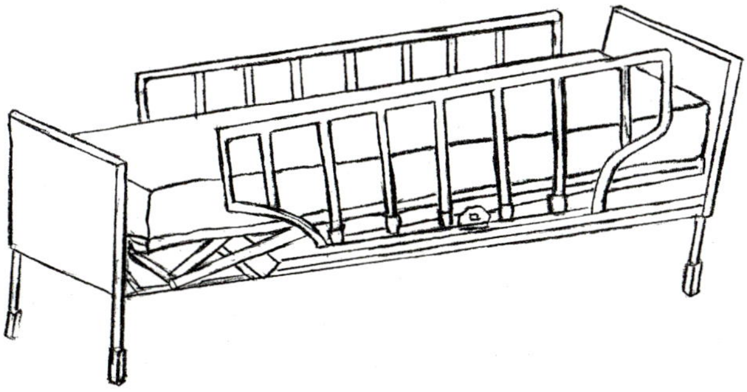

[그림 2-2] 침상 난간

10) 발 지지대

같은 자세로 장기간 누워 있어야 하는 부동환자의 발의 각도를 정상적으로 유지하며, 첨족(또는 수족, foot drop)을 예방하기 위해 발 지지대를 사용한다.

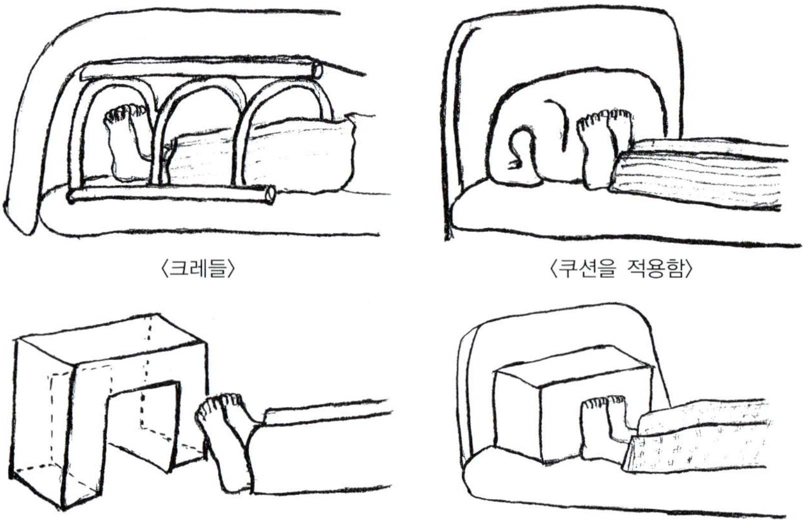

〈크레들〉 〈쿠션을 적용함〉

〈구멍이 뚫린 상자〉 〈상자를 받침〉

[그림 2-3] 첨족 예방을 위한 방안

11) 억제대

낙상의 위험이나 자해의 위험이 있는 대상자에게 부득이한 경우에만 의사의 처방에 따라 적용하되 의사소통이 가능한 경우 대상자에게 안정될 때까지만 보호 목적으로 적용한다는 것을 알려야 하며 다음 사항에 주의한다.

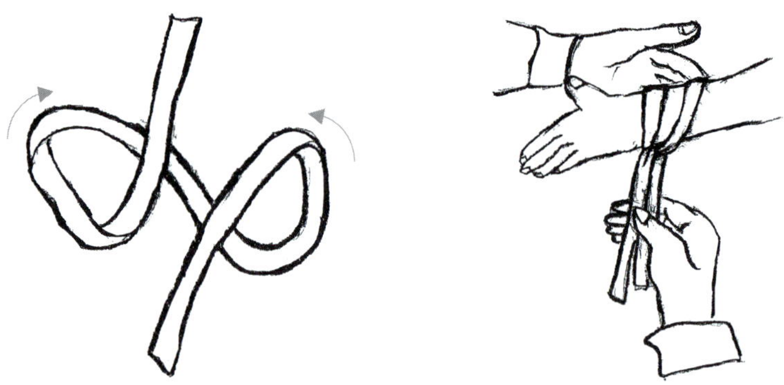

〈억제대 묶는 방법〉 〈손목 억제대〉

[그림 2-4] 억제대의 적용

- 대상자의 움직임을 가능한 한 최소한으로 제한한다.
- 안전한 유형의 억제대를 사용한다.
- 대상자의 건강 상태에 방해가 되지 않도록 적용한다.
- 억제대가 더러워졌을 때는 자주 갈아 준다.
- 예민한 피부나 뼈 돌출 부위는 패드를 댄 후 억제대를 적용하여 찰과상을 방지한다.
- 억제대를 적용하고 있는 동안 대상자의 감각이나 피부 상태를 관찰하여 순환계 및 신경계의 이상이 발생하지 않도록 한다.
- 정서적으로 불안하고 신체 움직임이 많은 대상자의 경우 억제대 적용 후에라도 잘 관찰하여 외상을 입지 않도록 한다.
- 적용한 억제대 끈은 침상 난간에 고정시키지 말고 침대 본체에 고정시켜 침대 밖으로의 낙상을 예방한다.
- 적용한 억제대의 종류, 적용 시간 및 대상자의 반응을 정확하게 기록한다.

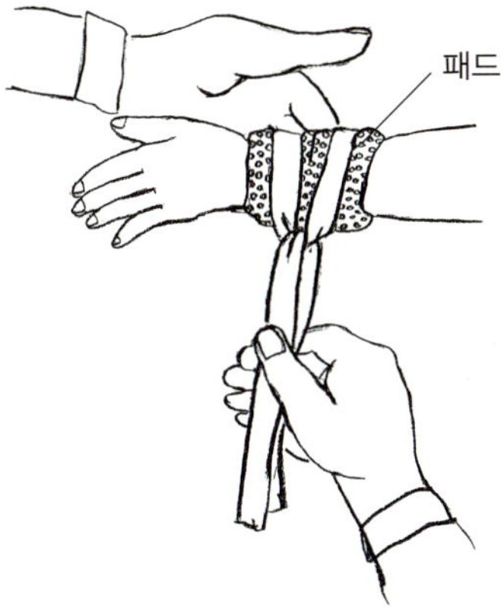

[그림 2-5] 뼈 돌출 부위에 패드를 댄 후 적용한 억제대

12) 안전사고 예방

(1) 낙상

노인들의 사고는 감각의 장애로 위험한 환경을 인식하지 못하거나 신속히

대처하지 못함으로 발생한다. 굽은 허리로 인한 불안정한 자세, 하지의 허약감, 발과 발목의 위치감각 감소, 청력 및 시력의 저하, 불완전한 의사소통 등은 모두 낙상의 위험 요인이 되므로 다음 사항에 주의한다.

- 침상 난간을 올려 주고 필요시 호출기를 자유롭게 사용할 수 있도록 손이 닿는 곳에 놓아 두며 사용법을 미리 알려 준다.
- 침상 옆에 테이블을 붙여 두어 물건을 집기 위해 손을 뻗을 때 균형을 잃지 않도록 한다.
- 화장실이나 욕실 바닥은 물기를 없애서 미끄러지지 않도록 한다.
- 실내화는 굽이 낮고 미끄러지지 않는 창으로 된 것을 사용하되 가급적 슬리퍼 형태는 피한다.
- 복도, 계단, 바닥 등은 미끄럽지 않은 재료를 사용하고 걸을 때는 난간을 설치하여 잡고 다니도록 하며 조명등을 설치한다.
- 거실이나 복도의 카펫이나 깔개는 걸리거나 밀려서 넘어지는 요인이 될 수 있으므로 제거하고 장식용 화분도 장애물이 될 수 있으므로 위치를 고려한다.
- 화장실 출입구에는 계단을 없애 걸려 넘어지지 않도록 하고 출입문을 미닫이로 하여 휠체어 사용자라도 쉽게 여닫을 수 있게 한다.
- 계단의 가장자리는 미끄럽지 않게 얇은 고무천을 대거나, 계단의 처음과 끝은 밝은 색으로 칠해서 쉽게 구분할 수 있도록 한다.
- 샤워나 목욕 시에는 욕조 바닥에 매트를 깔아 미끄럽지 않도록 한다.
- 안전하게 욕조를 출입할 수 있도록 욕조 위에는 목욕 보드를 깔아놓는다.
- 진정제나 수면제 등의 약물을 복용하는 대상자들은 정신적 불안정으로 인한 낙상을 하지 않도록 수시로 관찰한다.
- 정신적 혼돈이 있거나 반의식·무의식 환자들은 처방에 따라 억제대를 적용한다.
- 침대에서 대상자를 운반차로 옮길 때 반대쪽 침상 난간을 올린 상태로 하

며, 침대 및 운반차의 바퀴를 고정시킨다.

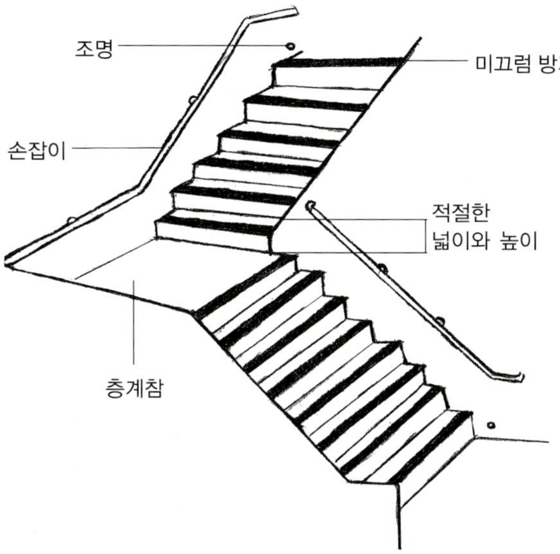

[그림 2-6] 계단의 안전한 오르내림을 위한 고안

(2) 독극물 혹은 약물 중독

전신 대사 기능이 감퇴되어 약물의 독작용이 발생할 수 있으므로, 처방된 약 외에 개인적으로 복용하는 약물이 있는지 점검한다.

만일 자살 목적으로 독물을 마신 경우는 신속히 보고하고, 열려 있는 독물의 용기나 마신 독물의 양 등을 점검·확보해 둔다. 그 외에 세제나 소독 약품, 표백제의 관리를 철저히 하며, 음료수병이나 우유병, 식품용기에 독성 물질을 담아 두지 않도록 한다.

(3) 화재

시설 내 화재의 원인은 대부분 전기기구의 부주의한 사용이나 담배에 의한 것이며, 노인들이 신속히 대피하기 어려우므로 화재는 치명적이다. 화재 시 케어자는 대상자를 보호하고 화재를 빨리 진압하도록 한다.

- 응급 서비스를 받을 수 있도록 신속히 연락한다.
- 비상구의 위치를 확인해 두고 확실하게 표시해 둔다.
- 소화기의 위치, 사용 방법, 대피 과정 및 방법을 알아 둔다.
- 복도에 불필요한 기구나 도구들을 비치해 놓지 않는다.
- 화재 발생 시에는 먼저 화재경보기를 작동시켜 화재를 알린다.
- 전기차단기를 내리며 사용 중인 전기기구를 끈다.
- 작은 화재 시에는 소화기를 사용하여 진압한다.
- 대상자의 코와 입에 젖은 헝겊을 대도록 하여 연기흡입으로 인한 질식을 막는다.
- 화재 발생 시에는 승강기를 이용하지 말고 계단을 이용하도록 교육한다. 필요하면 비상구를 사용한다.
- 휠체어나 들것으로 이동해야 하는 대상자를 위한 공간을 마련한다.

(4) 화상

난방기, 증기, 전기화학물질에 신체의 일부가 닿아서 발생하며, 마비나 무의식 대상자의 경우는 전기담요나 더운 물주머니에 의해서도 발생할 수 있다. 화상은 1도에서 3도까지로 분류하나 사고 직후에 2도나 3도의 경우 구분하기 어려우며 깊이가 깊고 범위가 넓을수록 위험하다. 체표면적의 20~30% 이상 화상을 입을 경우 중증으로 분류된다(화상의 정도 및 범위는 제3부 제2장, 각종 응급상황의 사정 및 처치 참조).

02 개인위생

대상자의 상태와 요구에 맞는 개별적인 개인위생관리를 적절한 시기에 제공하되 대상자의 잔존 능력을 잘 활용하도록 격려함으로써 독립성을 유지할 수 있도록 한다.

1) 세발

(1) 세발 전에 다음 사항을 사정한다.

① 모발이 탄력성이 있고 고르게 분포되어 있는지

② 모발의 색깔(흰 머리), 염색 여부, 건조하고 거칠지는 않은지

③ 모발 관찰과 함께 비듬, 두피의 백선이나 머릿니 등의 유무 관찰

④ 두피의 소양감이나 모발 관리 습관 및 항암제 등 모발에의 영향 요인

⑤ 스스로 샴푸할 수 있는지

(2) 세발 시 주의점

- 가급적 낮 동안의 따뜻한 시간에 하되 실온을 22~24℃로 유지하여 한기가 들지 않도록 한다.
- 배설을 끝내고 정신적으로도 안정된 상태에서 행한다.
- 건강 상태가 중한 대상자의 경우 샴푸는 침상 세발일지라도 신체 상태가 양호할 때 시행한다.
- 샴푸 중에는 대상자가 편안한 자세를 유지할 수 있도록 배려한다.
- 침대를 사용하는 노인의 경우 몸의 위치를 비스듬하게 한 후 머리를 침대 가장자리에 오도록 한다. 이불을 사용하는 노인의 경우는 어깨 부분을 괴어 높여 주고 베개를 뺀 후 머리에서 어깨까지 비닐을 깔거나 세발대를 적용한다.
- 침상 세발 시 눈에 작은 타월을 덮어 비눗물로 인한 눈의 자극을 막는다.
- 샴푸 전에는 두피 마사지와 빗질을 하여 혈액 순환을 자극하고 불순물이 쉽게 떨어지도록 한다.
- 더운물에 머리를 적시며 물의 온도가 적당한지 대상자에게 확인한다.
- 샴푸를 사용할 때 타월로 거품을 닦아가면서 씻어 내면 시간을 절약하여 대상자의 과도한 피로를 예방할 수 있다.

- 샴푸나 린스의 잔여물은 두피의 모공을 막아 손상의 원인이 되므로 충분히 헹구어 준다.
- 젖은 머리를 건조시킬 때는 타월로 머리카락을 비비지 말고 큰 타월로 머리 전체를 감싸 가볍게 두드리도록 한다.
- 외이도를 면봉으로 잘 닦아낸다.
- 머리카락은 열에 의해 쉽게 변화되기 쉬우므로 헤어드라이어를 장시간 사용하지 않는 것이 좋다.
- 세발이 전혀 불가능한 대상자의 경우는 50% 정도로 희석된 알코올을 묻힌 천으로 닦아낸 후 더운 물수건으로 닦아 줄 수도 있다.
- 침상 세발을 적용할 때는 가급적 빠른 시간 내에 끝내고 휴식을 취하도록 한다.
- 대상자에게 머릿니가 있는 경우는 격리 후 관리한다.
- 항암제 투여로 인한 탈모의 경우는 일정 기간 후 다시 회복됨을 알리고 안심시킨다.

(3) 세발 패드의 적용

침상 세발의 경우 상품화된 세발 패드를 사용하여 침상과 옷이 젖지 않도록 한다. 세발 패드가 없을 경우는 목욕 타월을 말아서 한쪽이 막힌 마름모꼴의 비닐에 넣고 양끝을 빨래집게나 고무밴드로 고정한 후 양동이에 연결하여 사용한다.

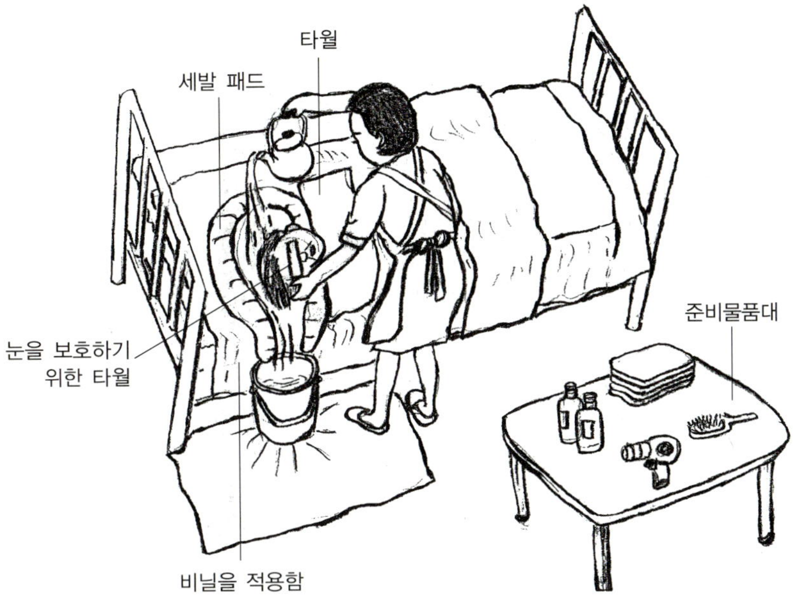

[그림 2-7] 침대에서의 세발

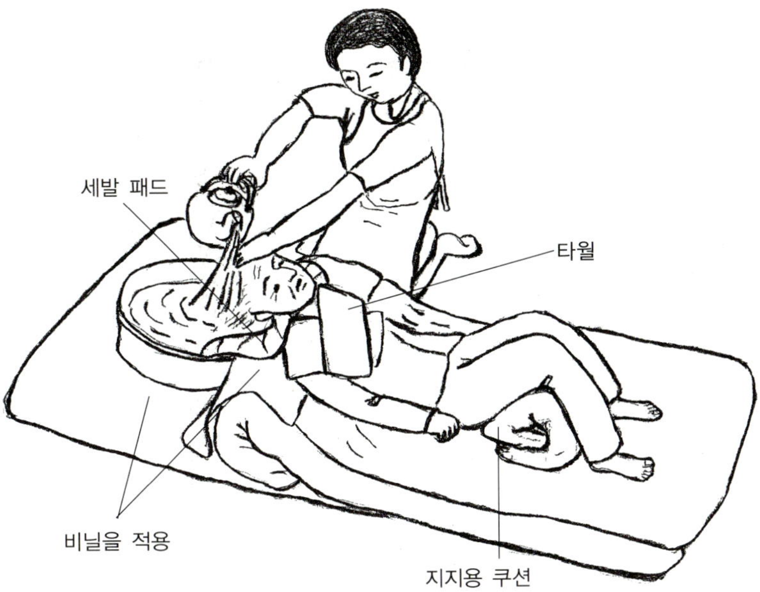

[그림 2-8] 요 위에서의 세발

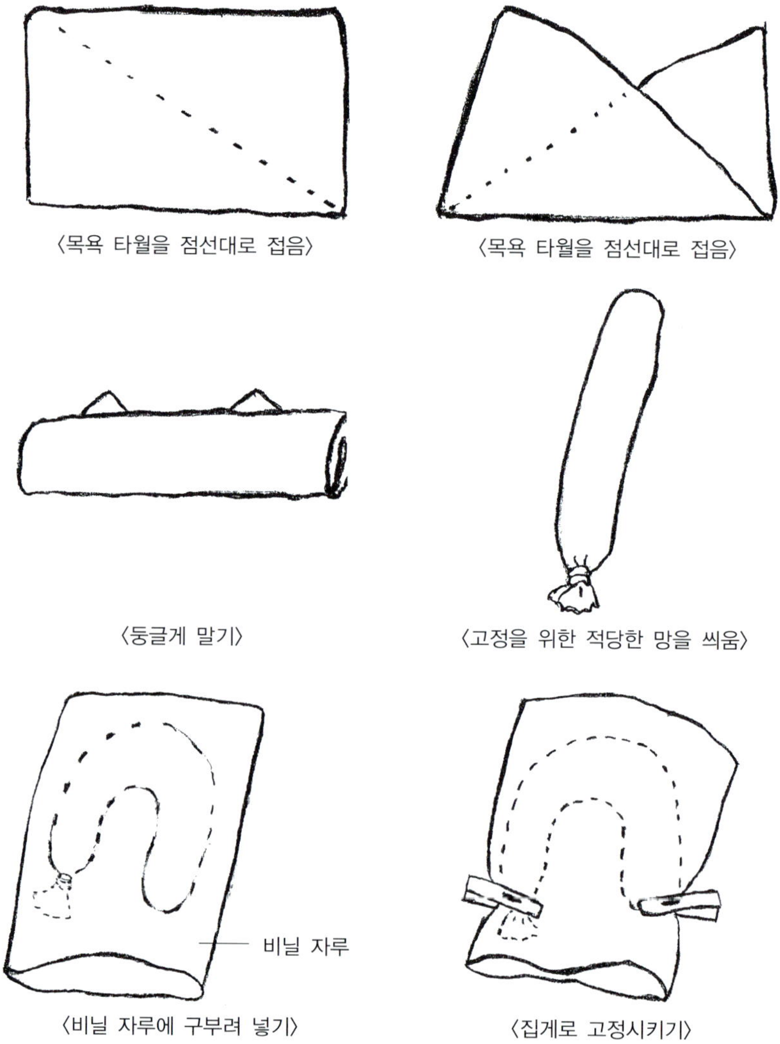

[그림 2-9] 세발 패드 만드는 방법

2) 목욕

목욕 중 대상자의 전신 피부 상태, 욕창 발생의 잠재성 등을 관찰할 수 있다.

(1) 목욕 실시 전후 고려할 점

① 식사 전후 1시간 이내에는 목욕을 피한다.

② 목욕 전에 먼저 배변, 배뇨를 하도록 한다.
③ 목욕 전 활력 징후를 측정하여 평상시의 수치와 비교하고 안색, 입술의 청색증의 유무, 표정 등의 상태를 파악한다.
④ 가능하면 낮에 실시하되 실내 온도를 22~26℃ 정도로 유지한다.
⑤ 침상 목욕인 경우 커튼이나 스크린을 적용한다.
⑥ 음주 직후, 열이 나거나 혈압 상승 시에는 목욕을 피하도록 한다.
⑦ 항고혈압제를 복용하는 경우 복용 직후는 혈압이 저하될 수 있으므로 피한다.
⑧ 호흡의 이상, 발열 등의 증상이나 국소적 또는 전신적인 통증의 유무를 점검한다.
⑨ 적절한 시간 내에 목욕을 시작하고 마칠 수 있는지를 고려한다.
⑩ 목욕을 거부하는 노인이나 치매 노인의 경우 거부하는 이유나 대상자의 기호를 파악하여 특별 케어 계획을 세우도록 한다.
⑪ 목욕 시설이나 도울 인원을 점검한다.
⑫ 목욕 전후 충분한 수분 공급을 하도록 한다.
⑬ 혈압이 높은 대상자인 경우 37~39℃ 정도의 미지근한 물을 사용하여 급격한 혈압 저하를 막는다.
⑭ 혈압이 낮은 대상자는 소요 시간을 잘 조절한다.
⑮ 몸을 닦을 때에는 인체 말단에서 중심부를 향하여 닦는다.
⑯ 목욕 중 대상자가 심한 피로를 호소하는 등 상태가 좋지 않을 경우는 즉시 목욕을 중단한다.

(2) 목욕의 종류

1 침상 목욕

침상에만 누워 있는 대상자를 위해 시행한다. 목욕 시에는 대상자가 활동범위를 유지하고, 관절을 사용하지 않음으로 인한 경축을 예방하기 위해 잔존 능력을 활용하도록 격려한다. 전혀 협조가 불가능한 대상자의 경우 케어자가 전신을 닦아 준다. 얼굴과 목, 양팔, 어깨와 가슴 및 복부, 다리, 등, 둔부 및 음부, 항문의 순으로 닦되 팔과 다리는 손과 발에서부터 시작하여 심장 방향으로 닦도록 한다.

케어자가 음부를 닦아 줄 필요가 있을 경우 대상자는 무릎을 세워 눕게 하고 방수 시트를 깐 후 변기를 댄다. 여성의 경우 음부는 요도 부위에서 항문 방향으로 닦되 물의 온도를 확인한 후 외음부의 위쪽부터 물을 흘리며 음순을 벌려 깨끗한 물수건으로 위에서 아래로 닦아낸다. 남성의 생식기는 주름을 펴가면서 주의하여 닦는다. 한 번 사용한 타월의 면은 다시 사용하지 않고 다른 면을 펴서 사용하도록 한다. 항문 부위도 충분히 닦아낸 후 마른 타월로 잘 건조시켜 습기로 인한 욕창이 발생하지 않도록 한다.

목욕이 끝나면 옷을 입히기 전에 목욕 타월을 덮고 있는 상태에서 간단한 마사지를 하고 피부 상태에 따라 로션을 발라 준다.

2 부분 목욕

손이나 발 등 신체의 일부의 움직임이나 순환 장애로 인한 불편감을 제거하거나 냄새 나는 부위를 씻겨 주어 청결을 도모한다. 일어나 앉아 있기 힘든 경우에는 누워서 실시할 수 있다.

3 통 목욕

목욕 시에는 대상자의 안전이 가장 중요하므로 신체적·정신적으로 통 목욕을 할 수 있는 상태인지 사정한 후에 시행하도록 한다. 케어자는 대상자의 의존 정도에 따라 적절하게 도울 수 있다.

전적으로 의존적인 대상자들을 위해서는 특별히 고안된 기계 욕조와 스트레처를 활용하여 대상자들을 들어 올리고 내릴 때 케어자의 수고를 덜어 줄 수 있다. 물의 온도를 적절히 조절했다 할지라도 대상자의 몸이 물에 잠기면서 놀라지 않도록 타월을 미리 목욕물에 적신 후 몸을 축여 준다. 목욕 중 대상자의 안색과 표정을 살피고 이상 증상이 나타나지 않는지 관찰하며 목욕을 돕는다. 통 목욕 시, 피지 분비가 감소된 노인들에게는 시간 조절을 잘 하여 장시간 목욕으로 인한 피부 건조를 막는다.

대상자 자신이 어느 정도 몸을 가눌 수 있어 약간의 도움을 받으며 통 목욕을 할 수 있는 경우는 허리에 안전띠를 적용하여 미끄럼이나 낙상을 예방하며, 양말을 신겨 물 속에서 움직일 때 미끄럼을 최소화할 수 있다. 대상자의 잔존 기능을 최대한 활용하도록 하되 목욕 시간이 너무 길어져 피로가 누적되지 않는 범위 내에서 케어자가 적절히 돕는다.

대상자 스스로 목욕이 가능한 경우 안전사고에 대비하여 욕실 문을 안에서 잠그지 않도록 한다. 욕조에 몸을 담글 때 물의 높이는 가슴 아래로 하고 욕조 주변에 손잡이를 설치하면 안정된 자세를 유지할 수 있다.

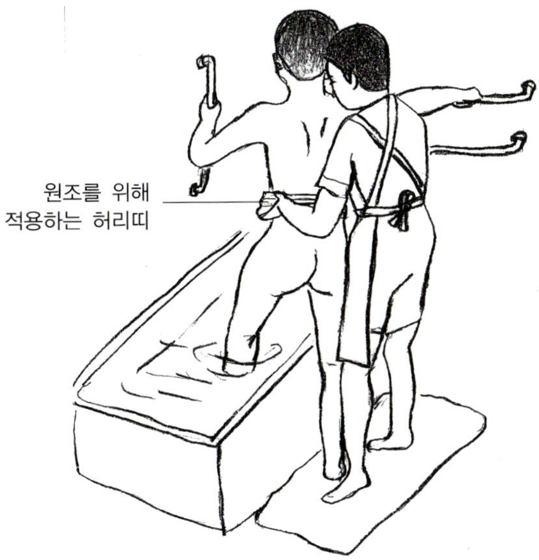

[그림 2-10] 통 목욕 시의 간호

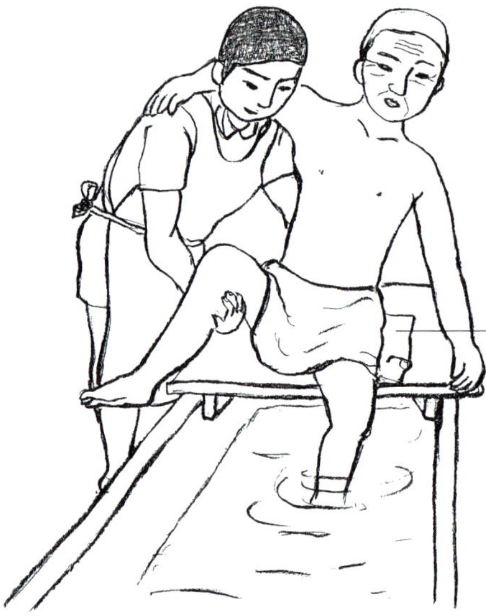

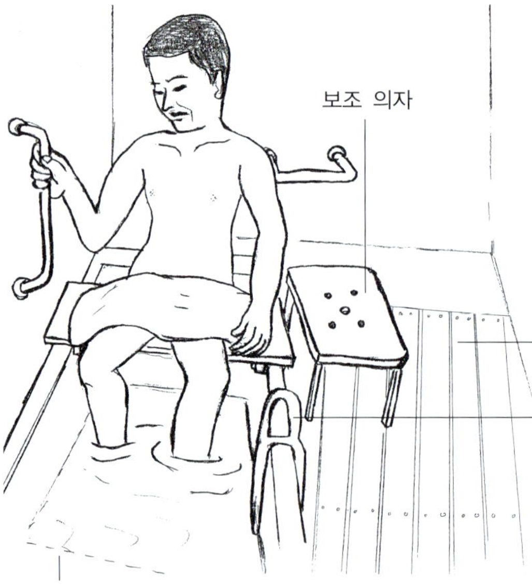

[그림 2-10 계속] 통 목욕 시의 간호

4 샤워

기동에 문제가 없는 대상자들이 할 수 있고, 샤워기를 사용할 경우 물의 온도 변화가 있을 수 있음을 주지한다. 서서 샤워가 힘든 경우 적당한 높이의 의자에 앉게 한 후 샤워를 시킬 수 있으나 비눗물로 인해 의자 바닥이 미끄러워 낙상하지 않도록 적절한 깔개를 의자에 깔아 둔다. 팔걸이의자를 사용하면 대상자 자신이 몸을 지탱하는 데 도움이 된다.

5 좌욕

회음부와 직장 주위를 우선 청결하게 한 후 따뜻한 물에 둔부를 담그어 혈액 순환을 돕고 염증을 감소시킨다.

6 냉수욕

발열 시 체온 하강을 목적으로 적용하며, 처음에는 따뜻한 물로 시작하여 서서히 물의 온도를 낮추도록 한다.

7 온수욕

45℃ 정도의 뜨거운 물에 전신을 담금으로써 세동맥을 이완시켜 피부에 혈액과 영양 공급을 도울 뿐 아니라 근육의 이완을 꾀함으로써 근육의 결림, 통증 등을 완화시킨다. 단, 처음에는 체온과 비슷한 정도의 미지근한 물로 시작하고 서서히 물의 온도를 올린다. 소양감이 있는 대상자에서는 온수욕이 더 불편감을 줄 수도 있다.

8 온·냉습포욕

냉습포는 소양감과 작열감 같은 증상을 호전시키기 위해 적용한다. 수분이 증발되면서 기화열을 피부로부터 빼앗아가므로 국소 혈관을 수축시켜 피부 홍반 및 염증이 완화되며, 물의 온도가 낮으므로 항소양 효과도 있다. 노인에게 적용 시에는 체온의 저하로 인한 오한이나 쇼크 등이 있지 않도록 세심한 관찰을 요한다.

온습포욕은 심부 근육의 통증을 감소시킬 수 있다.

9 전분 목욕

소양증이 심한 경우 전분과 중조를 수돗물에 혼합하여 욕조의 따뜻한 물에 풀어 20분 정도 몸을 담근다.

3) 구강 간호

(1) 구강간호 전후 고려할 점

① 노인이 이해하는 범위 내에서 올바르고 효과적인 칫솔질과 치아 건강을 위한 적절한 영양과 같은 충치예방법(횟수, 시간 등)을 자세히 교육한다.

② 충치나 잇몸, 혀 및 구강 점막의 손상이나 염증의 유무를 확인하고 기록한다.

③ 기동이 가능한 경우 세면대로 가서 하도록 하고 필요시 옆에서 돕는다.

④ 침상에서의 구강 간호 시에는 반좌위나 측위를 취하게 한 후 턱받이를 대어 주고 대상자가 칫솔을 잡고 양치하도록 돕는다.

⑤ 케어자는 반드시 장갑을 착용하고 돕는다.

⑥ 구강 케어 시 과산화수소수는 구강 내의 정상세균총을 변화시켜 자정작용에 변화를 주므로 특정 질환이나 궤양이 있지 않는 한 가급적 생리식염수를 사용하도록 한다.

⑦ 칫솔을 사용할 수 없는 경우는 깨끗한 거즈를 손가락에 말고 이, 잇몸, 혀, 입천장, 볼 안쪽을 닦아낸 후 빨대를 통해 양칫물을 입에 넣고 충분히 헹구도록 한다.

⑧ 곡반 사용 시에는 대상자의 턱에 알맞은 크기의 것을 선택한다.

⑨ 대상자가 매우 쇠약하거나 구강 내 궤양이 있는 경우는 치아뿐 아니라 구강 점막 및 혀의 케어도 함께한다.

⑩ 편마비 대상자를 침상에서 누운 상태에서 구강 케어를 할 경우 감각 장애로 인한 흡인을 예방하기 위해 마비된 쪽을 밑으로 하지 않으며 마비된 쪽의 입에 찌꺼기가 있어도 본인이 느끼지 못할 수 있으므로 세심한 케어를 요한다.

⑪ 충치의 원인이 되는 당도 높은 식품이나 과자류의 섭취를 줄이도록 한다.

⑫ 흡연은 치아에 니코틴을 착색시키고 잇몸 질환 및 입 냄새와 구강암의 원인이 될 수 있으므로 금연을 권한다.

〈설압자〉

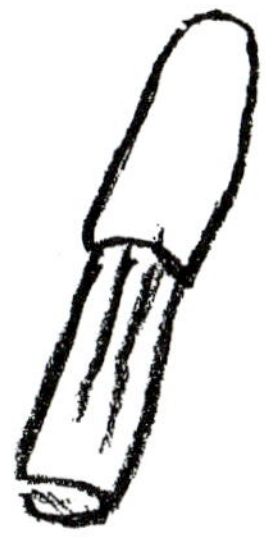

〈설압자에 거즈를 감음〉

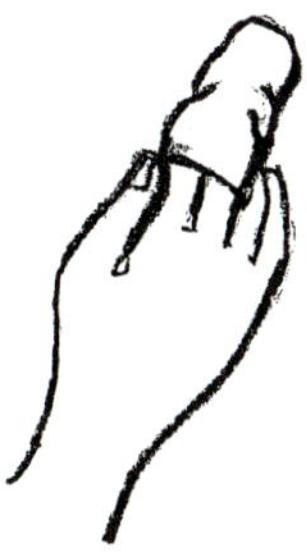

〈손가락에 거즈를 감음〉

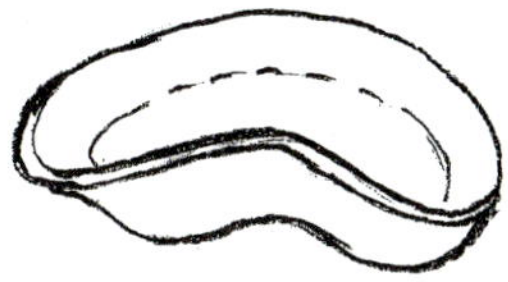

〈곡반〉

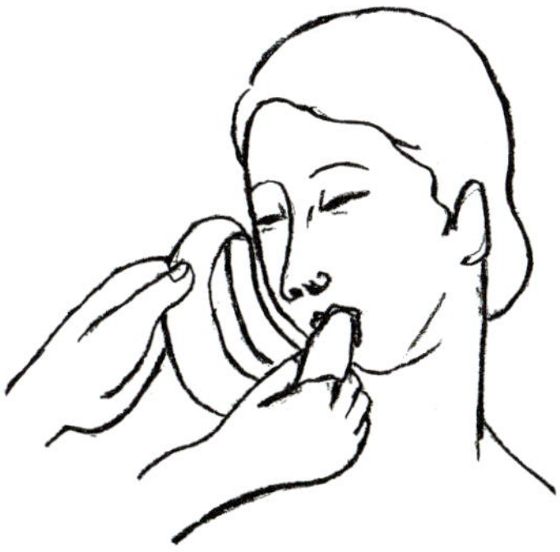

〈손가락에 거즈를 감아 입 안을 닦기〉

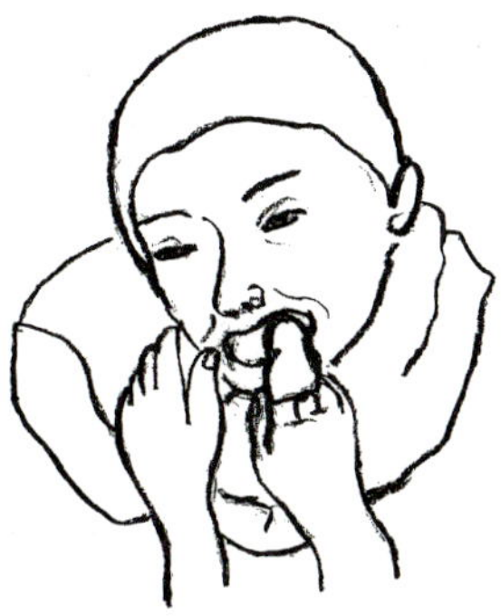

〈손가락에 거즈를 감아 입 안을 닦기〉

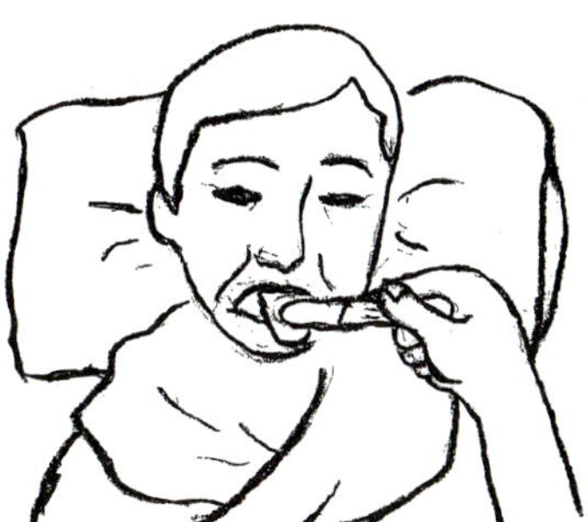

〈거즈를 감은 설압자로 혀 닦기〉

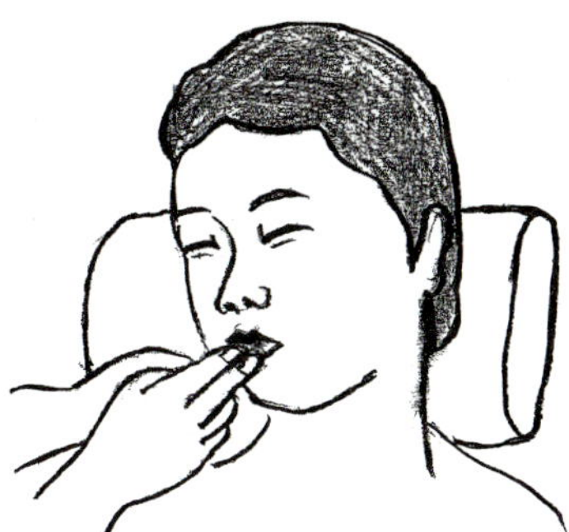

〈입술에 젤리 바르기〉

[그림 2-11] 구강 간호

(2) 의치 간호 시 주의사항

- 의치는 식사와 말을 하는 데 중요하므로 손상되지 않도록 주의를 요한다.
- 의치를 불결하게 관리한다고 해서 충치가 발생하지는 않으나 구내염이나 구취의 원인이 될 수 있다.
- 의치를 뺄 때는 아랫니부터, 끼울 때는 윗니부터 끼우면 넣기 쉽다. 케어자가 의치를 뺄 때는 거즈를 사용하여 뺀다.
- 의치를 빼 낸 후에는 남아 있는 치아도 잘 닦는다.
- 의치가 잇몸에 잘 맞지 않을 때 구내염이 발생할 수 있다.
- 손바닥에 거즈를 깔고 그 위에 의치를 놓은 후 조심스럽게 닦되 뜨거운 물에 변형되는 재질이 첨가된 경우가 있으므로 미지근한 물을 사용한다.
- 수면 시에는 가능하면 의치를 빼 두어 잇몸이나 악골이 쉬도록 하되 장기간 빼 두면 맞지 않을 수 있음을 대상자에게 주지시킨다.
- 닦은 후 의치를 건조하게 두면 잘 맞지 않을 수 있으므로 물그릇에 담아서 물에 잠기게 보관하되, 용기 바닥에 거즈나 솜을 깔아서 의치가 부딪혀 파손되지 않도록 한다.
- 의치는 6개월 내지 1년에 한 번씩 점검하여 수리하는 것이 좋다.

4) 눈의 간호

눈은 시각적 자극을 뇌로 전달하여 해석하는 감각기관으로 광선이 망막에 도달하여 시각을 느끼게 된다. 정상적인 눈은 누액이 계속적으로 눈을 씻어 줄 뿐 아니라 눈썹과 속눈썹이 이물질의 유입을 막아 주기 때문에 특별한 질환이 있지 않는 한 특별한 간호가 필요하지 않다. 그러나 연령이 증가하면서 다양한 건강문제를 수반한다.

(1) 건강 상태 사정

① 일반적인 시력 검사 및 안경이나 콘택트렌즈의 사용 여부 체크

② 눈 수술 받은 경험의 유무

③ 최근 안과 검진의 유무

④ 현재 안약 사용 여부와 종류, 횟수 및 용량

⑤ 눈의 소양증이나 통증의 유무

⑥ 외관상 비정상 소견이나 부종, 안검하수 또는 그로 인한 부작용 유무

⑦ 물체가 흐리게 또는 이중으로 보이거나 색의 식별에 문제가 있지는 않은지

⑧ 눈의 건조감이나 모래가 낀 것 같은 느낌의 여부

⑨ 고혈압이나 당뇨병의 유무

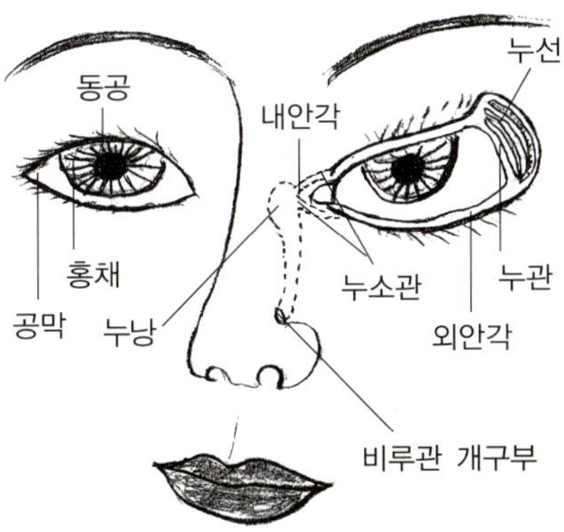

[그림 2-12] 눈의 구조

(2) 간호의 실제

① 분비물은 눈의 내안각에서 외안각 방향으로 닦아내고, 오염이 적은 쪽 눈부터 케어하며, 매번 닦을 때마다 새 소독솜을 사용한다.

② 속눈썹에 붙어 있는 말라붙은 분비물은 멸균수나 멸균 생리식염수에 적신 소독 솜으로 연화시켜 닦아내도록 한다.

③ 눈의 질환이 없는 경우에도 주기적으로 발적이나 삼출물 혹은 궤양이 있는지 관찰한다.

④ 눈의 침침함, 충혈, 각막 건조, 눈물이 많이 나는 경우 케어자에게 보고하여 안과 진료를 받을 수 있도록 한다.

⑤ 안경이나 콘택트렌즈는 올바르게 사용하고 있는지 확인한다.

⑥ 콘택트렌즈 착용 도중 눈의 충혈이나 소양감이 있다면 렌즈를 빼고 세척·멸균하되 증상이 계속되면 안과의의 검진을 받도록 한다.

⑦ 의식 저하나 기타 원인으로 눈이 완전히 감겨지지 않는 대상자의 경우 안대를 대 주고 주기적으로 관찰하며 각막 건조를 예방한다.

5) 귀의 간호

정상적인 귀는 특별한 간호를 필요로 하지 않으나, 노인의 경우 대한선이 위축되어 귀지가 건조해지고 외이도에 축적되어 청력을 약화시킨다. 고막은 점점 반투명해지고 경화되어 소리 전도에 장애를 가져온다.

(1) 건강 상태 사정

① 대상자가 말소리를 잘 듣고 이해하는지

② 귀에 통증을 느낀 적은 없는지

③ 비정상적인 삼출물이나 부종의 유무

④ 이개의 색깔이 피부색과 같은지

⑤ 정지된 상태임에도 불구하고 대상자 자신이나 주위 환경이 움직이는 것 같은 느낌은 없는지

⑥ 시각의 변화와 함께 오심, 구토, 이명과 같은 증상이 동반되어 나타나지 않는지

⑦ 보청기 사용 유무와 기간

⑧ 보청기는 어떻게 관리하고 있는지

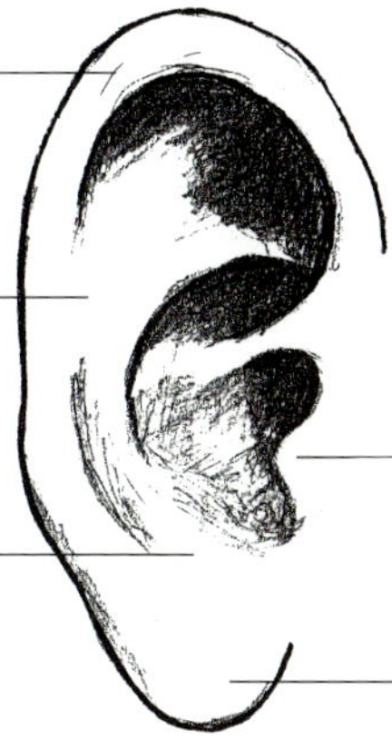

[그림 2-13] 이개의 구조

(2) 간호의 실제

① 이개는 세안이나 목욕 시 물로 닦아 준다.

② 불편감을 야기시키고 현저하게 눈에 보이는 귀지는 제거한다.

③ 귀지가 단단해서 빼낼 수 없는 경우 이비인후과에 의뢰한다.

④ 성냥이나 요지 등을 이용하여 귀지를 제거하지 않도록 교육한다.

⑤ 만성적인 귀의 문제가 있는 대상자는 이비인후과 검진을 받도록 한다.

⑥ 청력에 문제가 없더라도 정기적 사정으로 노화에 따른 문제 유무를 관찰한다.

⑦ 보청기를 사용하는 경우 올바른 보청기 관리법을 교육한다.

⑧ 케어자는 보청기를 사용하는 대상자와 대화 시 적당한 간격(1m 정도), 적절한 크기의 목소리와 속도를 유지한다.

6) 피부의 간호

피부는 인체의 외부를 둘러싸고 보호하는데, 건강한 피부는 부드럽고 상처가 없으며 적절한 감각을 갖고 있고 전신의 건강 상태를 나타낸다고 할 수 있다.

(1) 피부의 주요 기능

① 피부와 점막은 미생물의 침입을 방어함으로써 조직 손상을 예방한다.

② 발한 억제 및 혈관 수축으로 체열을 보존하고, 피부의 혈관 이완과 열방사 및 전도로 체열 소실을 일으킨다. 피부 혈관은 혈액 저장고로서의 역할도 하며 혈관의 수축과 이완은 혈압을 조절하기도 한다.

③ 습도가 낮을 때 피부로부터 수분 소실을 막아 주고, 피지는 모발과 피부를 윤기 있게 한다.

④ 피부의 자극 수용체는 통증, 온도, 촉각 및 압각을 전달하는 역할을 한다.

⑤ 자외선과 함께 비타민 D를 생산하고 흡수한다.

⑥ 표피의 가장 깊은 층에 있는 멜라닌 세포는 멜라닌 과립을 만들어 각질세포의 핵 표면이나 햇빛이 비치는 부위에 모여 있어 자외선의 파괴적인 역할로부터 핵을 보호한다.

(2) 피부의 사정

다음과 같은 사항에 유의하여 사정한다.

- 피부 변화로 인한 자아상과 자아 존중감의 손상 유무를 관찰한다.
- 멍들거나 긁히거나 화상 등 최근의 변화 여부를 점검한다.
- 소양증이나 피부의 비정상적인 병변의 유무를 관찰한다.
- 1~2m 정도의 거리에서 대상자의 전반적인 외모, 안색, 청색증이나 황달 등의 색의 변동, 위생 상태를 관찰한다.
- 어떤 체취는 질환과 연관이 있으므로 유의한다.
- 상처 치유의 지연이나 부작용이 있는지 묻는다.
- 외부 온도의 변화와 접촉, 압박 또는 통증이 피부에 영향을 주는지 점검한다.
- 피부의 분비물이나 출혈이 있는지 살핀다.
- 엄지와 검지로 피부를 들어 올린 뒤 되놓아 곧 원 상태로 회복되는지 관찰한다.

(3) 간호의 실제

① 피부를 깨끗하고 건조하게 유지한다.

② 고단백, 신선한 과일과 채소, 충분한 수분이 함유된 균형 있는 식이를 공급하되 필요시 의사의 처방에 따라 철분을 추가하기도 한다.

③ 니코틴은 혈관을 수축시켜 혈액, 산소 및 영양소의 흡수를 방해하므로 가급적 금연하도록 교육한다.

④ 사지의 관절가동범위 운동을 적용하고 필요하면 사지를 자주 심장 부위보다 올려 주어 피부의 부종을 예방한다.

⑤ 반창고, 비누, 정서적 스트레스, 갑작스런 온도 변화, 땀 또는 자극제는 발진이나 소양증의 원인이 될 수 있으므로 피한다.

⑥ 피부의 지방층이 소모되면서 건조해져 소양증이 진전될 수 있으므로 목욕 시 비누를 적게 사용하고 강하게 문지르지 않도록 한다.

⑦ 꼭 끼는 옷은 피부를 마찰시키므로 피한다.

⑧ 홍반이 없고 건조하며 인설이 있는 피부에는 완화제를 바르도록 한다.

⑨ 거친 비누나 알코올이 함유된 로션은 피부를 손상시키므로 삼가도록 한다.

⑩ 거친 피부나 뼈가 돌출된 부위는 보습 크림이나 연고를 사용하여 부드럽게 한다.

⑪ 굳은살은 피부 손상과 감염의 원인이 되므로 충분히 물에 불은 다음 타월로 밀되 여러 번에 걸쳐 서서히 제거한다. 제거 후에는 로션이나 바셀린을 바르고 부위에 따라 양말이나 장갑을 착용 후 잠자리에 들도록 한다.

⑫ 분비물이나 대소변으로 오염된 피부는 쉽게 손상되므로 즉시 청결히 유지한다.

⑬ 금기가 아니라면 하루에 적어도 1,500~2,000cc의 물을 마시도록 한다.

7) 조갑(손톱, 발톱)의 간호

손톱과 발톱 밑에는 쉽게 오물이 끼어서 더러워지기 쉽고, 특히 대부분의 활동 시에 손을 사용하므로 손끝의 청결은 중요하다.

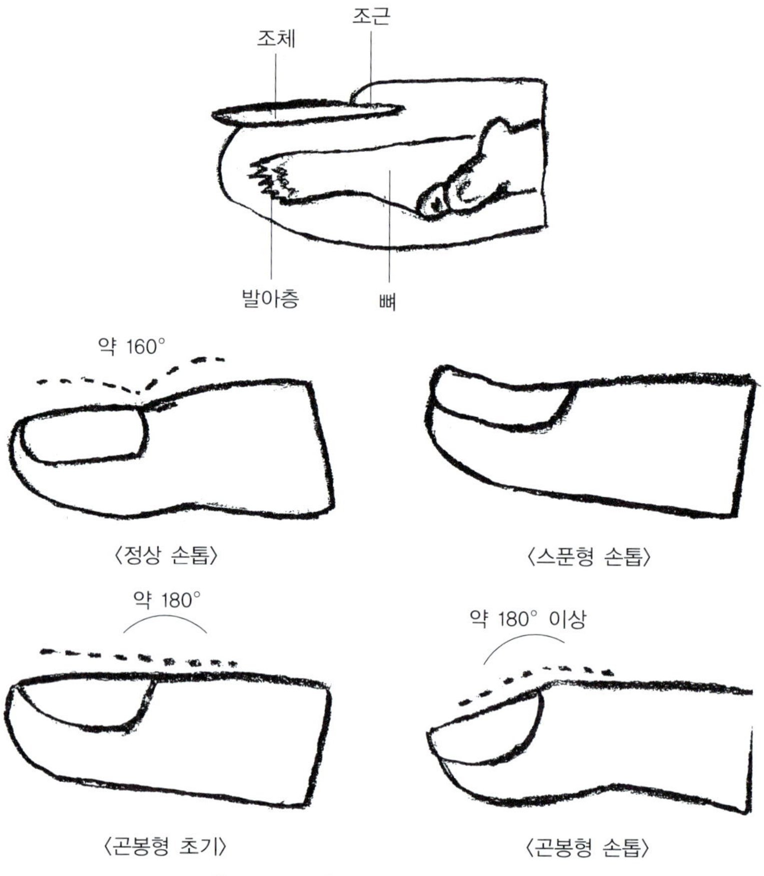

[그림 2-14] 손톱의 구조와 유형

(1) 건강 상태 사정

① 조갑의 청결 정도, 색, 경도, 부드러운 정도, 대칭성, 윤기, 금이 간 정도

② 가장자리가 톱니 모양인지 혹은 물어뜯었는지, 조갑의 길이는 적당한지

③ 손톱 모양의 곤봉화 유무

④ 족부 백선의 유무

⑤ 발가락의 말초 순환 저하, 발톱의 비후, 경도의 변화 및 변색 유무

(2) 간호의 실제

① 대상자와 함께 손톱, 발톱의 문제를 초래하는 요소들을 점검한 후 문제를 예방하는 중재법을 나열한다.
② 조갑 감입을 예방하기 위해 손톱, 발톱의 가장자리를 파내거나 깎아내는 것은 삼가도록 교육한다.
③ 두꺼워지고 딱딱해진 조갑은 따뜻한 물에 불린 후 하는 것이 쉬우며, 너무 짧게 깍지 않도록 한다.
④ 조갑 질환의 교차 감염 예방을 위해 실내화를 함께 사용하지 않도록 한다.
⑤ 당뇨병이나 순환계 질환을 가진 대상자는 조갑 관리 시 가위를 사용함으로써 조직 손상을 입지 않도록 한다.

8) 의류 교환

아침에 일어나 가급적 옷을 갈아입는 것은 생활에 리듬을 갖게 하고 활력을 갖도록 도움을 줄 뿐 아니라 침상에서만 생활하는 노인에게는 낮과 밤을 구분할 수 있는 계기가 되므로 잠옷과 평상복을 구분하여 입게 하는 것이 필요하다.

① 노인은 체온 조절 기능이 저하되어 있으므로 의류 선택 시 보온을 고려한다.
② 입고 벗기에 편리하며 움직임을 방해하지 않는 디자인을 선택한다.
③ 항상 청결한 옷을 입고 있도록 배려한다.
④ 내의는 가급적 매일 갈아입도록 한다.
⑤ 흡습성이 좋고 부드러운 면 내의는 피부 자극이나 알레르기를 줄인다.
⑥ 잦은 요실금, 변실금에 대비해 세탁이 편리한 옷을 선택한다.
⑦ 신축성이 있는 부드러운 소재로 만든 옷을 선택한다.
⑧ 추운 날씨에 따뜻한 속옷, 양말, 장갑은 체열을 보존할 수 있다.
⑨ 옷을 갈아입힐 때에는 실내 온도를 따뜻하게 유지한다.

⑩ 다른 사람에게 노출되지 않도록 커튼이나 스크린을 적용한다.

⑪ 편마비나 환부가 있는 대상자에게 옷을 입힐 때에는 부자유한 쪽을 먼저 입히고, 벗길 때에는 건강한 쪽을 먼저 벗기도록 한다.

⑫ 옷을 입고 벗기 위한 움직임은 근육과 관절의 운동이 될 수 있으므로 케어자는 대상자가 스스로 할 수 없는 부분만을 돕도록 한다.

⑬ 장애가 있는 대상자의 경우 스스로 옷을 입고 벗을 수 있도록 보조기구 활용도 고려한다.

⑭ 단추를 끼우고 벗기는 것이 어려운 경우는 벨크로 테이프로 대치하여 스스로 입고 벗을 수 있게 한다.

⑮ 고무줄을 넣은 하의는 입고 벗기에 편리하다.

03 운동과 활동

신체 움직임의 정도는 대상자에 따라 다르나, 삶의 질과 건강 증진에 있어 필수적이다. 관절가동범위의 축소, 근력과 지구력의 상실 등의 장애를 조절함으로써 기동능력의 제한을 최소화할 수 있다.

1) 운 동

(1) 운동의 원리

가령에 따른 운동 기능의 약화는 규칙적인 운동으로 예방이 가능하며, 운동의 양과 속도는 줄어들 수 있으나 지속적으로 운동을 할 수는 있다.

노인 대상자의 운동은 독립적인 일상생활을 하는 데 지장이 없고 근력 약화로 인해 발생하는 신체 불균형으로 인한 낙상, 미끄러짐 등의 사고를 예방하는 데 초점을 두는데, 대부분의 운동은 다음과 같은 기본 동작의 반복으로 이루어진다.

1 굴곡(flexion)

관절의 각도를 감소시키고 두 개의 뼈를 가깝게 근접시키는 운동으로 두 뼈의 각이 감소하고 서로 가까워지는 운동이다.

2 신전(extension)

굴곡의 반대로 두 뼈 사이의 관절각이 커져 서로 멀어지는 운동으로 굽혔던 팔, 대퇴, 무릎 등을 펴는 운동이다.

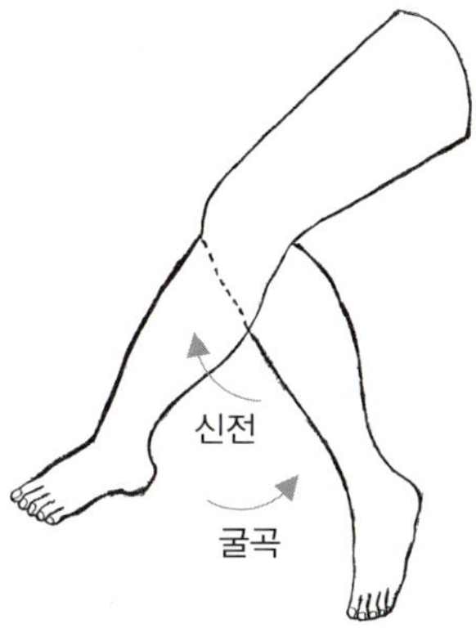

[그림 2-15] 굴곡과 신전

3 배측굴곡(dorsiflexion)과 족측굴곡(plantarflexion)

발의 신전과 굴곡을 묘사하는 용어로 발을 발등 면으로 들어 올리는 것을 배측굴곡이라 하고 발가락 끝을 향하여 발을 내리누르는 동작을 족측굴곡이라고 한다.

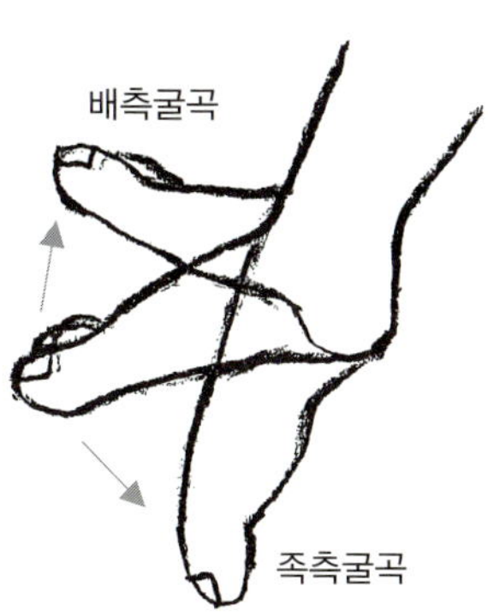

[그림 2-16] 배측굴곡과 족측굴곡

4 외전(abduction)

몸의 정중선으로부터 사지가 멀어지게 하는 것으로 팔이나 대퇴부를 바깥쪽으로 향하게 하는 것이다.

5 내전(adduction)

외전의 반대되는 운동으로서 사지를 몸의 정중선 가까이로 오는 운동이다.

6 회전(rotation)

자신의 장축을 중심으로 도는 운동이다.

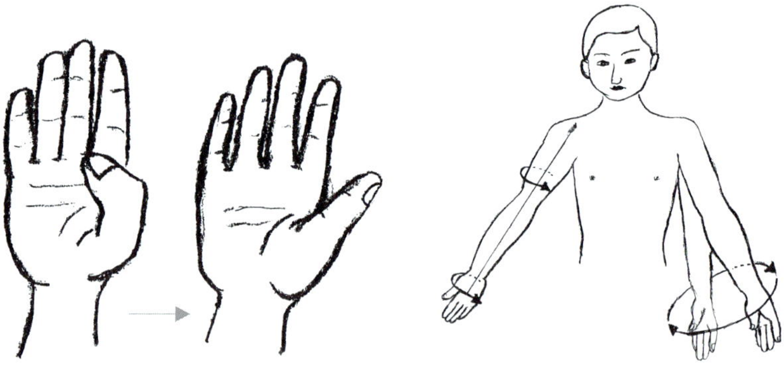

〈엄지의 내전〉 〈엄지의 외전〉 〈회전〉 〈회선〉

[그림 2-17] 내전, 외전, 회전, 회선

(2) 운동의 효과

식사 전 운동은 식욕을 증진시키고, 신체 각 계통의 대사를 증진시킨다. 운동은 또한 자아 개념의 증진, 긴장 해소 및 우울의 감소 등 다양한 긍정적인 심리적 효과도 가져온다. 특히 집단운동 프로그램은 소외감을 극복하고 대인관계를 개선하여 소속감과 자긍심을 높인다.

1 근골격계

운동은 근육 수축을 효율적으로 증가시키고 체지방은 줄이며 근육을 발달시킨다. 근육의 부피가 커지면 에너지원인 글리코겐이 다량 저장되어 활동

시에 에너지로 전환 된다. 발달된 근육은 관절의 유연성과 움직임의 범위를 증가시키며, 뼈 속의 무기질 손실을 예방하여 골 밀도의 균형을 유지한다. 그러나 노화 과정에 있는 대상자들의 경우는 관절의 통증, 골격의 변화 및 근육의 위축을 최소화하면서 운동의 효과를 얻기 위해서 적절한 운동을 선택하여 꾸준히 하는 것이 중요하다.

2 심맥관계

운동으로 교감신경이 긴장하면 아드레날린의 분비가 촉진되어 심박출량이 증가됨에 따라 심박동이 강해진다. 지속적인 유산소 운동과 지구력을 증가시키는 운동은 혈압을 5~10mmHg 정도 저하시킨다.

3 호흡기계

적절한 운동은 기관지와 세기관지의 분비물 축적을 줄이고, 운동에 따른 근육 움직임에 필요한 에너지 발생을 위해 증가된 산소 요구량을 채우도록 폐 확장을 증가시켜 호흡을 빠르고 깊게 함으로 정상 환기량을 증가시킨다. 운동은 또한 반사작용과 화학작용을 통하여 복식호흡을 유도한다.

4 위장계

위장관 근육의 긴장도를 증가시켜 소화와 배설을 촉진함에 따라 식욕이 증진된다.

5 지방 대사

근육에 영양 공급 촉진으로 에너지 방출이 활발해짐에 따라 노폐물 생산과 처리가 활발해지고 고밀도 지질의 농도를 높이고 중성지방의 이용을 증가시켜 혈청 내 중성지방과 콜레스테롤을 감소시킨다.

6 비뇨기계

혈액 순환을 증진시킴으로써 신장으로의 혈류가 증가되어 노폐물을 효율적으로 배설시키고 방광 근육의 자극으로 요 정체가 예방된다.

7 신경계와 내분비계

운동으로 인해 신체 각 계통의 기능 증진 통제 및 조절을 위해 신경계와 내분비계도 협력하므로 활발히 기능하게 된다. 운동은 또한 뇌로 하여금 엔돌핀을 생산하게 하고 뇌 내의 세로토닌을 증가시켜 스트레스를 해소시켜 긍정적인 정신심리적 효과를 나타낸다.

(3) 운동 부족이 일으키는 신체 이상들

1 골다공증

뼈의 무기질이 감소되어 골 밀도가 저하됨으로 골절되기 쉽다.

2 근 위축

세포의 대사 능력이 감소되고 근육이 위축되어 유연성이 감소되며 무력해지고 통증이 생긴다.

3 관절 경직

운동 부족으로 인해 관절의 유연성이 감소되고 관절을 움직일 때 강한 저항을 느낀다.

4 심장 기능 감소

심근 약화로 맥박이 약해지고 혈액 순환의 감소로 심혈관계 질환 발생의 가능성을 높인다.

5 혈액 순환의 장애

혈액 순환이 활발치 못함에 따라 백혈구의 기능도 감소되고 신진대사도 위축된다.

6 호흡기 질환

계속적인 운동 부족은 폐의 상피세포 위축의 원인으로서 섬모운동과 기침반사를 감소시킨다. 특히 노인의 경우 폐의 탄력성이 감소되므로 기관지 장애 및 폐렴 등의 원인이 된다.

7 방광의 기능 장애

운동 부족으로 인해 방광 근육의 민감성이 둔화되며 소변 배설의 장애를 일으킨다.

8 변비

장의 배설을 위한 운동이 저하되므로 변이 장에 머무르는 시간이 길어져 대장이 이완되어 변비가 올 수 있다.

9 소화기 장애

소화기 계통의 운동 저하로 소화불량이나 장염이 올 수 있다.

10 두통과 신경통

불충분한 산소 공급과 신경계의 예민함을 가져와 두통과 만성 피로의 원인이 된다.

(4) 운동 시 고려 사항

① 대상자가 긍정적이고 적극적으로 참여하도록 한다.
② 운동의 강도는 노인의 신체 상태에 따라 변화시킨다.
③ 체력에 따라 점진적으로 강도와 시간을 증가시킨다.
④ 개인의 체력, 건강 등 운동 능력의 사정 및 기호, 환경 등을 고려하여 개인에게 가장 적합한 운동을 선택함으로써 운동의 효과를 극대화하도록 한다.
⑤ 철저히 계획되지 않은 운동은 오히려 건강 문제를 악화시킬 수 있다.
⑥ 운동 프로그램은 준비 운동, 본 운동, 마무리 운동으로 구성하여 운동의 효과를 높이되, 준비 운동과 마무리 운동은 신전 운동이나 관절범위 운동 또는 느린 보행 등을 5분 정도 실시하도록 한다.
⑦ 매일 반복적으로 운동하여 지구력을 강화시키는 데에 중점을 둔다.
⑧ 집단운동 프로그램은 사회심리적인 효과 외에 운동에 대한 동기 유발을 가져온다.

⑨ 운동 중에 숨이 차거나 흉통, 현기증, 두통, 혼돈, 통증이 유발되면 즉시 운동을 중단해야 한다.

(5) 운동의 종류

1 관절가동범위 운동

운동을 위한 준비로 관절가동범위 운동을 하도록 한다. 마비가 없는 경우라도 장기간 침상에 누워 있어 관절의 가동 범위가 축소되는 경우, 관련된 근육 섬유가 전체적으로 규칙적인 수축과 이완을 효과적으로 할 수 없어 근수축이 오고 결국 근육의 길이가 위축된다.

대상자가 침상에서 부동 상태인 경우 또는 능동적으로 움직이지 못할 때는 수동적인 관절 운동을 시킨다. 손가락, 손목, 팔의 순서로 굴곡과 신전을 반복하여 모든 근육과 관절의 유연성을 최대로 유지할 수 있도록 반복한다. 금기가 아니라면 다리, 목의 각 관절도 충분히 움직여 주되 관절과 근육을 따뜻하게 한 후 실시하면 구부리기도 쉽고 고통도 적다. 대상자의 얼굴 표정의 변화를 보면서 무리하지 않도록 한다.

편마비 대상자의 관절 운동 시에는 마비가 안 된 쪽부터 운동을 실시하여 마비된 쪽으로 차츰 옮겨가는 것이 좋다. 같은 동작을 세 번 정도 반복하는 것을 하루 2~3회 정도 하도록 하며, 휠체어를 사용하는 대상자는 가능한 한 능동적인 관절 운동을 하도록 한다.

관절가동범위 운동은 관절의 유착과 위축을 방지하고 관절 연골의 영양 상태를 유지하며 관절의 삼출을 감소시켜 통증을 완화시키고 관절 구조를 강화하여 안정시키는 효과가 있다.

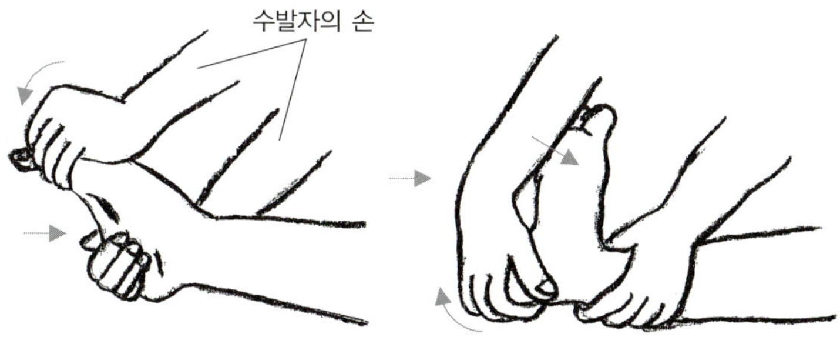

〈발목 관절 운동〉

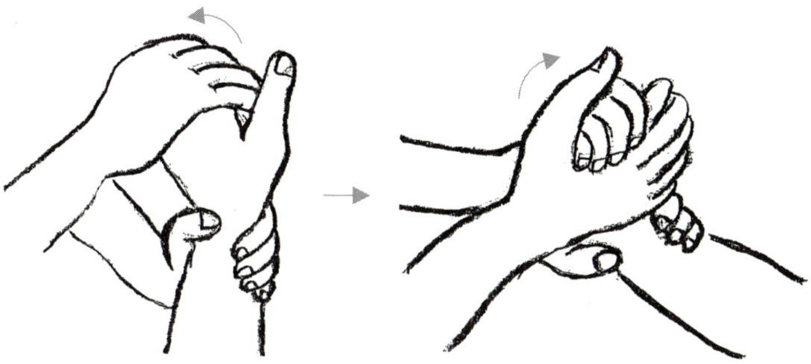

〈손목 관절 운동〉

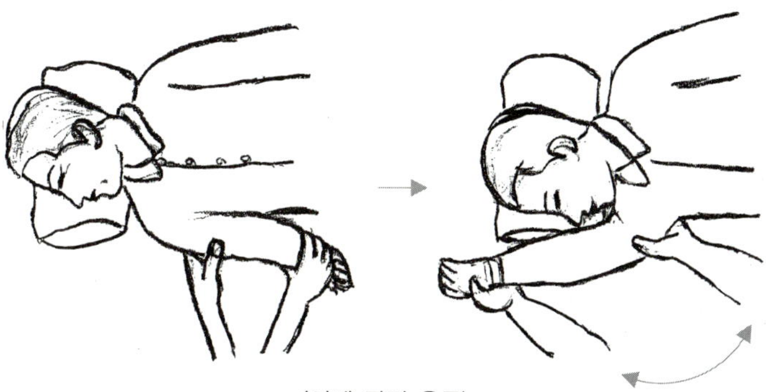

〈어깨 관절 운동〉

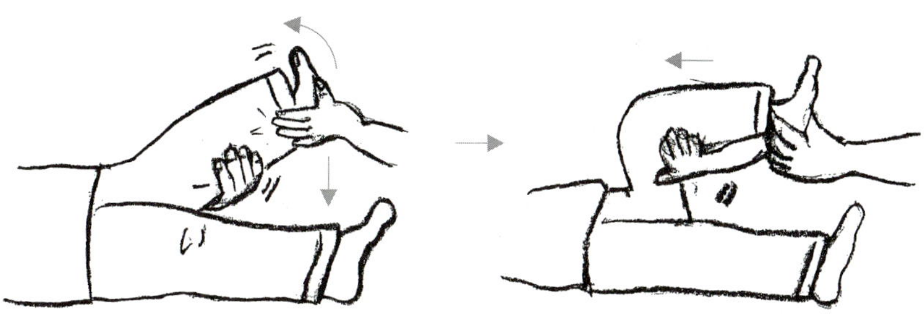

〈무릎 관절 운동〉

[그림 2-18] 수동적 관절가동범위 운동

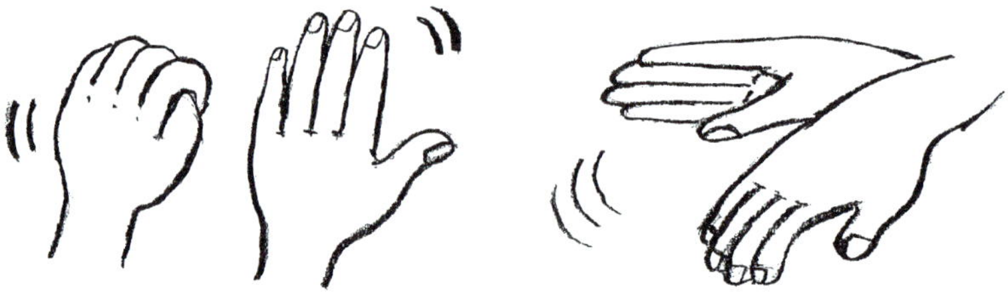

〈손가락과 손목 운동〉

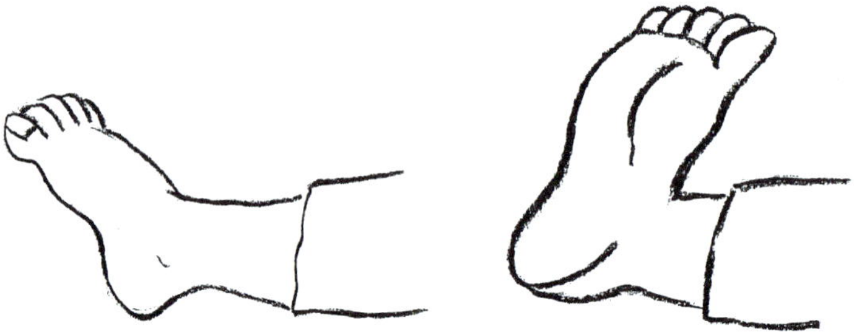

〈발과 발목 운동〉

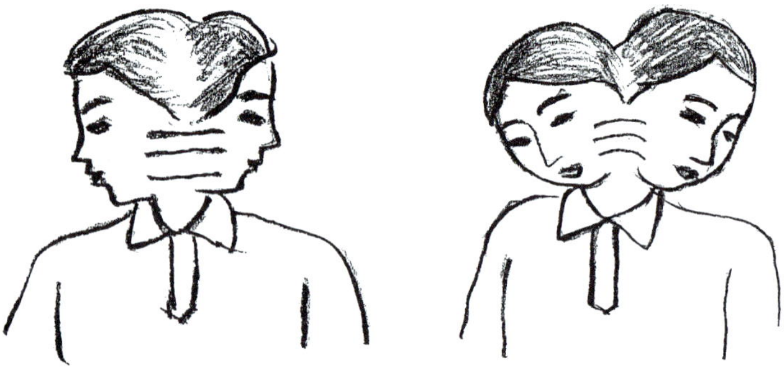

〈머리와 목의 회전 운동〉

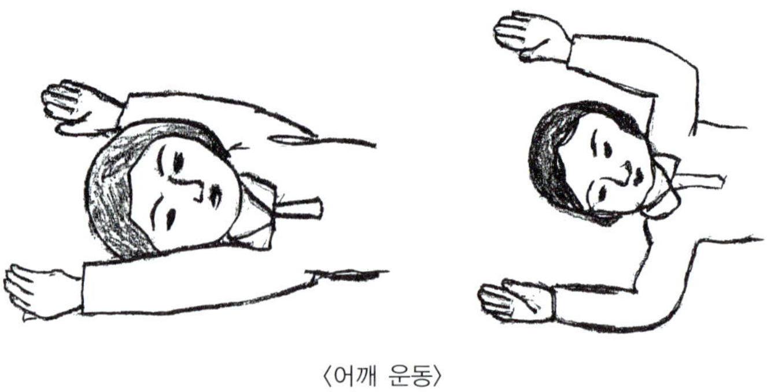

〈어깨 운동〉

[그림 2-19] 능동적 관절가동범위 운동

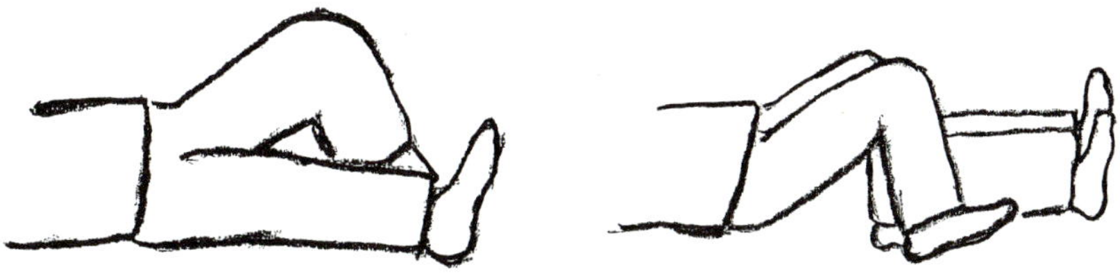

〈다리와 무릎 관절 운동〉

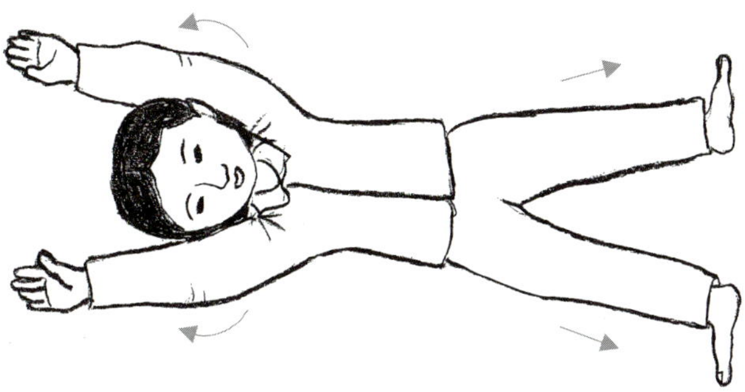

〈전신 스트레칭〉

[그림 2-20] 능동적 관절가동범위 운동

② 근력과 지구력을 위한 운동

근력은 근육이 발휘할 수 있는 힘의 양을 말하며 지구력은 피로를 유발하지 않고 장시간 같은 동작을 반복할 수 있는 힘을 의미한다.

- 운동 전에는 관절가동범위 운동을 통하여 관절과 근육을 이완시킨다.
- 운동의 종류와 정도는 대상자의 근력과 취약성을 정확하게 사정하고 흥미를 감안하여 개별적으로 설정하도록 한다.
- 특정 부위에 통증이 있을 때는 통증이 없는 곳부터 서서히 움직이기 시작한다.
- 어떤 동작이 어렵고 힘들 때는 무리가 되지 않는 범위 내에서 케어자가 대상자를 지지하여 지속하도록 한다.
- 심호흡을 서서히 반복하도록 하여 폐를 최대한으로 확장시키고 심장으로의 산소 공급을 돕는다.
- 빠르거나 힘든 운동은 피하고 근육의 길이를 서서히 늘려 확장시키는 준

비 운동을 한다.

- 운동을 마치기 위한 마무리 동작은 5~10분 정도로 하되 운동을 갑자기 중단하지 말고 서서히 속도를 줄이면서 경한 동작으로 마무리한다.
- 운동 중 심한 피로나 호흡 곤란, 흉통 및 관절통 등을 호소할 때는 다시 사정하여 운동 계획을 변경하도록 한다.

3 유산소 운동

- 산소를 충분히 공급함으로써 심혈관계의 기능을 증진시키기 위함이다.
- 노인 대상자의 경우는 걷기를 포함하는 충격이 적은 운동이 안전하다.
- 특정 활동이 유산소 운동이 되기 위해서는 활동의 양을 점차 증가시켜야 한다.
- 운동 시 심박수가 최대 심박동수(220-대상자의 나이)의 60% 정도가 되도록 하는 것이 적절하다.
- 노인의 경우 관절 및 근육에 무리가 가지 않는 범위 내에서 유산소 운동을 하도록 한다.

4 유연성 운동

관절과 근육 운동의 범위를 증대시키기 위해 관절가동범위를 극대화시키는 운동이다.

- 침상에서 수동 운동을 시키는 경우는 침대의 높이를 적절히 조절 후 고정시키는 것이 편리하다.
- 부목을 대고 있거나 장기간 침상에 있는 대상자의 경우는 수동적 운동을 시키도록 한다.
- 부분적으로 마비된 대상자인 경우 수동적으로 관절가동범위 운동부터 시작하여 서서히 능동 운동을 권한다.
- 보행에 지장이 없고 능동 운동이 가능한 경우는 심호흡을 하면서 팔과 목의 회전, 둔부와 몸체의 구부림 등의 체조를 유연성 있게 서서히 진행한다.

5 등장성 운동

근육의 힘을 강하게 하기 위한 운동으로서 관절의 움직임이나 수축은 없다.

- 이 운동을 적용하는 동안 대상자는 입으로 호흡하도록 권한다.
- 벽이나 침대, 신체의 일부와 같이 고정된 물체에 힘을 주면서 저항하여 근육을 수축시키는 운동이다.
- 대상자가 특별한 자세를 취하고 있는 경우 이외에는 장소나 시간에 구애받지 않고 할 수 있는 운동이다.
- 부동 상태로 있어야 하는 대상자의 경우 근육 쇠약을 막기 위해 적용된다.
- 등장성 운동은 주로 직립 자세를 유지시키기 위해 복부 근육이나 다리 및 둔부 근육을 강화시키기 위해 사용한다.
- 시간이 지남에 따라 점차 강도를 높여 근육을 완전히 수축해 나가는 운동으로 진전시킨다.
- 골반저근육 운동(Kegel 운동)도 등장성 운동의 하나로 회음 근육을 강화시킬 수 있다.

6 저항성 운동

- 일종의 등장성 운동으로서 케어자가 제공하는 발판이나 저항물 등을 대상자가 밀도록 하는 운동이다.
- 저항은 근육이 힘을 얻어감에 따라 서서히 증가시키며, 근육 강화를 위해 밀고 당기는 동작을 반복할 수 있다.

7 기능 운동

척수 손상을 받았거나 절단을 한 대상자 등 장애자들을 위한 운동으로 일상생활동작을 스스로 할 수 있도록 하는 것이 목표이며 휠체어 운동이나 평행봉 운동이 이에 속한다.

가. 휠체어 운동

부분적으로라도 몸을 일으킬 수 있는 대상자는 휠체어를 이용함으로써 운동뿐 아니라 잠시라도 침상에서 벗어날 수 있고 생활 영역을 넓힐 수 있다. 아울러 욕창 예방과 식욕 증진도 꾀할 수 있다.

- 휠체어에서 균형 잡기 : 휠체어 내에서 보조기를 착용하거나 양말이나 신을 신고 벗는 등의 동작을 하기 위한 준비 단계로서 휠체어 내에서 균형을 잡는 운동이다. 양팔을 앞과 옆, 위로 올린 상태에서 각각 30초 정도 유지하는 동작을 반복하다가 익숙해지면 한쪽 손으로 같은 쪽 발목을 교대로 잡고 있게 한다.
- 양팔로 상체 밀어올리기 : 어깨 및 팔의 근력 증진을 위한 운동이다. 휠체어 손잡이를 잡고 몸을 지탱하여 상체 및 둔부를 들어 올리도록 한다. 화장실 이용이나 옷 입기, 이동, 목발 보행의 준비를 위한 운동이다.

나. 평행봉 운동

대상자의 키와 체격에 맞게 조절된 평행봉에서 직립 자세의 유지 및 보행 훈련을 반복할 수 있다.

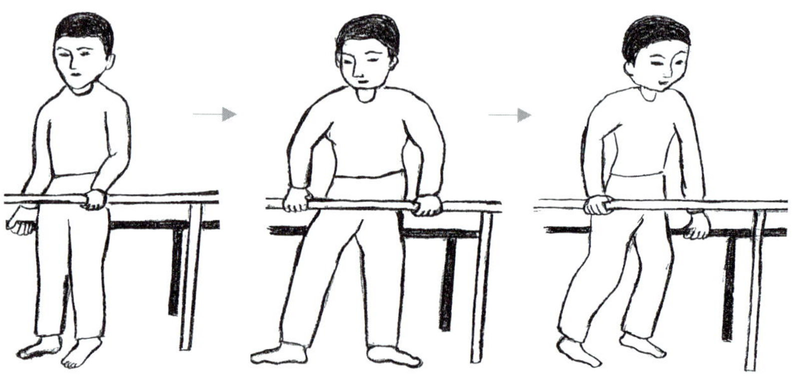

[그림 2-21] 평행봉 운동

2) 적절한 체위와 활동

(1) 체위 유지와 활동에의 영향 인자

1 연령

노인들의 경우 척주가 앞쪽으로 구부러져 체내의 장기들은 위축되고 체중의 중심이 앞으로 이동하게 된다. 중력 중심이 이동함에 따라 무릎은 더 굴곡시키게 되고 나름대로의 안정을 유지하기 위해 보폭은 좁아진다.

2 건강

각종 질병으로 인한 장치나 보조기의 사용은 자세와 활동에 영향을 미친다. 척수나 신경계의 질환은 운동신경의 기능 부전을 가져온다. 근골격계 질환은 뼈나 근육 긴장도에 변화를 가져와 마비나 강직을 초래하거나 근 긴장도가 없는 이완된 상태로 만들고 적절한 체위 유지와 활동에 많은 영향을 미친다.

3 영양 상태

영양 불량은 쇠약과 피로의 원인이 되고, 영양 과잉은 각종 만성 질환의 원인이 되어 일상생활활동을 방해한다.

4 스트레스

스트레스는 정서 및 정신에 영향을 미치고 신체 상태에도 부정적 영향을 미쳐 활동 범위를 제한한다.

5 환경

기후나 계절과 같은 환경은 대상자의 여가생활이나 활동을 증가시키거나 방해한다.

6 습관 또는 생활방식

개인이나 가족의 습관이나 생활방식은 대상자의 활동에 영향을 미치고 건강에 영향을 미치는 활동 범위를 결정한다.

(2) 부동으로 인한 문제와 간호

① 경축을 예방하고 근육과 관절의 구조적 통합성을 위해 바른 선열을 유지하게 한다.

② 족저굴곡과 같이 근섬유가 짧아지는 경축을 예방하기 위한 대상자 스스로의 활동은 관절과 근육 운동을 할 수 있게 한다.

③ 부동은 뼈의 탈 광물화로 인한 골다공증을 유발하므로 능동 운동이 불가능할 경우 수동적으로라도 관절 운동을 시킨다.

④ 부동은 체 내 단백질 분해 작용을 증가시켜 질소 불균형을 유발하고 회복하는 데 많은 운동과 시간이 요구된다.

⑤ 침상 안정으로 인한 하지의 정맥혈 정체는 혈액의 점도를 증가시켜 혈전의 형성을 자극한다.

⑥ 부동으로 골격근이 충분히 수축하지 않으므로 하지정맥 혈액의 심장으로의 귀환량이 감소하여 하지정맥의 울혈이 오므로 하지 상승과 마사지로서 말초 순환을 증진시키고 정맥 수축을 촉진한다.

⑦ 부동으로 인한 요 정체 예방을 위해 골반근 수축 운동을 시킨다.

⑧ 활동량의 감소로 정상적인 순환이 방해되어 피부 파괴와 욕창을 초래하므로 세심한 피부 간호를 해 준다.

⑨ 근 위축과 근력 감소를 초기에 사정하여 관절의 교원질이 강직되어 뻣뻣해지고 통증이 발생하기 전에 적절한 간호를 실시한다.

⑩ 심호흡과 기침은 폐포를 확장시키고 분비물 정체를 예방하며 적절한 가스 교환을 증진하고 기도 개방을 유지하게 한다.

⑪ 장기간의 부동 후에 갑자기 일어나면 체위성 저혈압을 일으킬 수 있으므로 케어 시 주의한다.

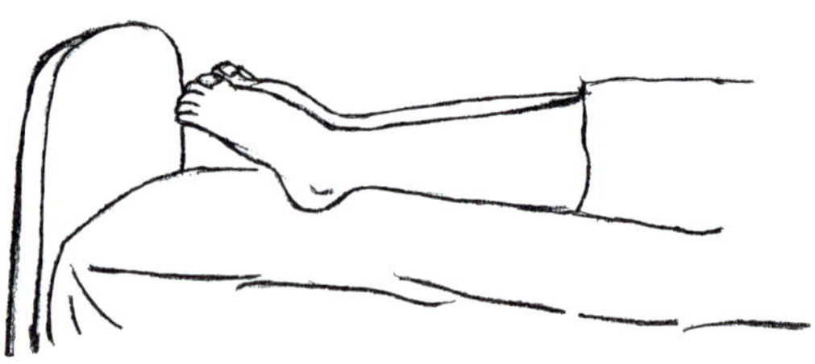

[그림 2-22] 족저굴곡

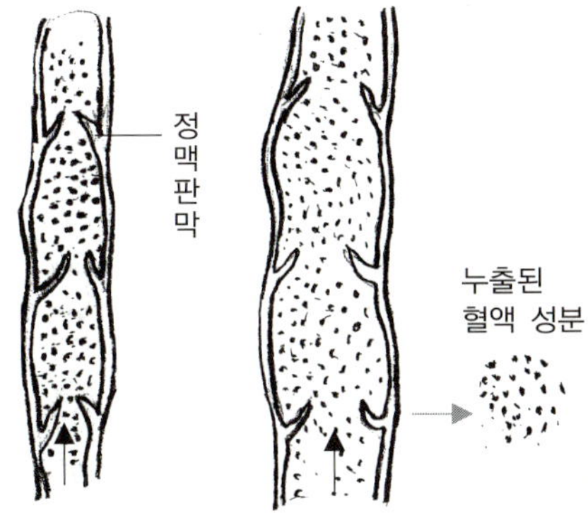

[그림 2-23] 하지정맥의 울혈

(3) 대상자의 체위 변경

대부분의 대상자들은 자신의 안위를 위해 스스로 체위 변경을 하나, 질병으로 인해 허약하거나 통증이나 마비가 있는 경우 스스로 할 수 없고 의존적이 된다.

1 체위 변경의 이점

- 근육의 불편감을 방지한다.
- 근육의 긴장도를 적절히 유지한다.
- 욕창을 예방할 수 있다.
- 신경과 혈관의 손상을 예방한다.
- 자세 반사를 자극한다.

2 안위를 위한 체위

다음의 각 체위에서 인체의 해부학적 구조상 뼈 돌출 부위나 발생하는 공간에 적절한 쿠션이나 베개를 대어 지지해 줌으로써 안위를 도모하고 바른 선열을 유지할 수 있다.

- 앙와위 : 후두와 등을 바닥에 대고 바로 누운 자세로 팔은 양옆에 놓거나 복부 위에 올려놓는다. 손에는 수건을 말아서 만든 핸드롤을 대 주고, 발

에는 발 받침대를 대 주어 첨족을 예방한다.

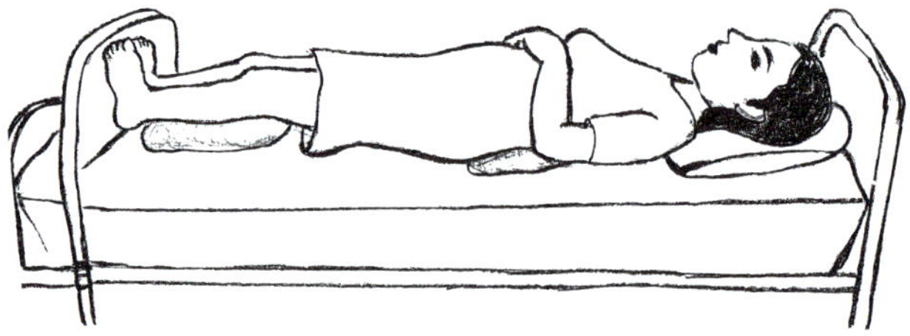

[그림 2-24] 앙와위

• 파울러씨 체위 : 호흡곤란이나 심장질환의 횡격막을 아래로 밀어 흉곽 팽창과 폐 환기를 증가시키기 위한 체위이다. 반파울러 체위는 침상 상부를 15~45도 올리고, 높은 파울러씨 체위는 90도 올린 체위이다. 이 자세를 취해 줄 때 너무 높은 베개를 사용하면 목의 경축이 나타나게 되므로 주의해야 하고, 무릎의 과신전을 예방하기 위해 대퇴 밑에 작은 베개를 넣어 주며 족저굴곡 예방을 위해 발 받침대를 대어 준다. 대퇴골에 트로켄터롤(Trochanter roll)을 대 주면 다리의 외회전으로 인한 둔부의 외측 회전을 예방할 수 있다.

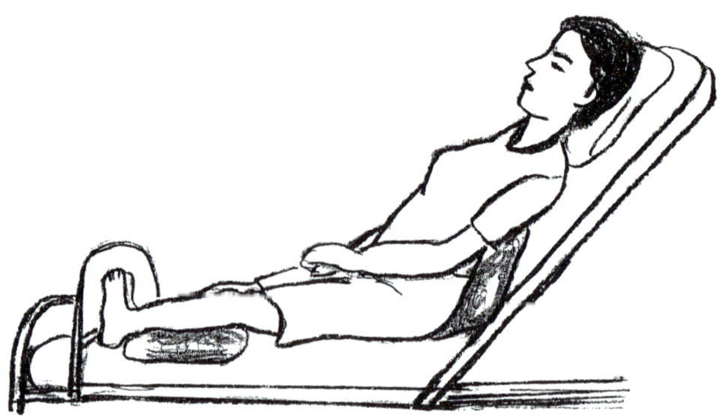

[그림 2-25] 파울러 체위

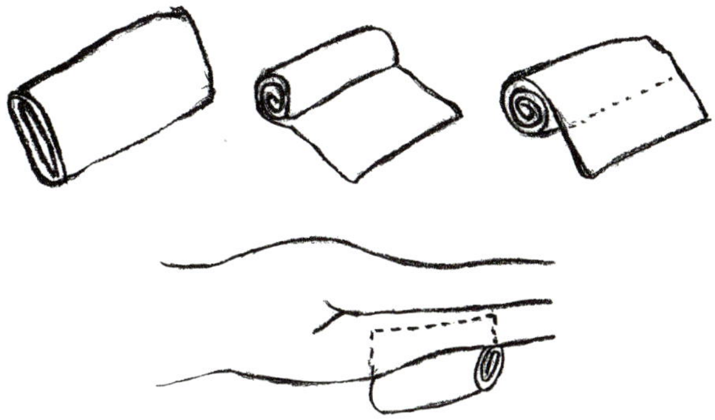

[그림 2-26] 트로캔터 롤

• 기좌 호흡 체위 : 흉곽을 확장시켜 호흡을 돕기 위한 체위로 기관지 천식의 경우처럼 호기에 문제가 있을 때 도움이 되며 높은 파울러씨 체위로 침상 위 테이블을 의지하여 앉게 한다. 테이블 위에 대상자의 앉은키에 맞게 대상자가 안위를 느낄 수 있도록 적절한 높이의 베개나 쿠션을 놓고 기댈 수 있도록 한다.

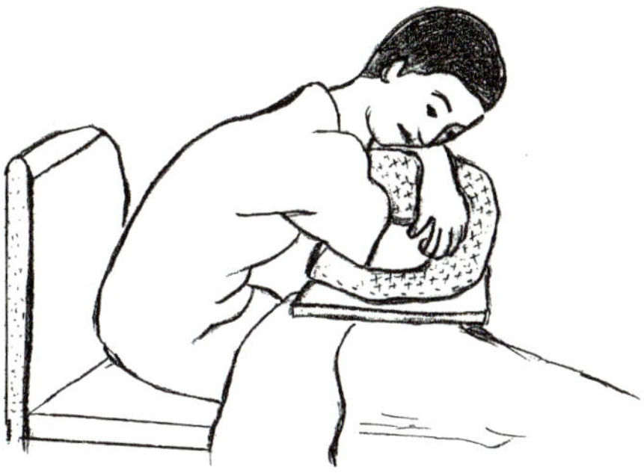

[그림 2-27] 기좌 호흡 체위

• 복위 : 고관절과 무릎 관절을 신전시켜 굴근 경축을 막는 자세로 대상자는 머리를 한쪽으로 돌리고 복부를 침요에 대고 눕는다. 요추만곡의 과신전을 막기 위해 횡격막 아래 복부에 작은 베개를 대 준다. 호흡기 질환자는 호흡하는 동안 흉곽 확장이 방해될 수 있으므로 복위를 취할 수 없다.

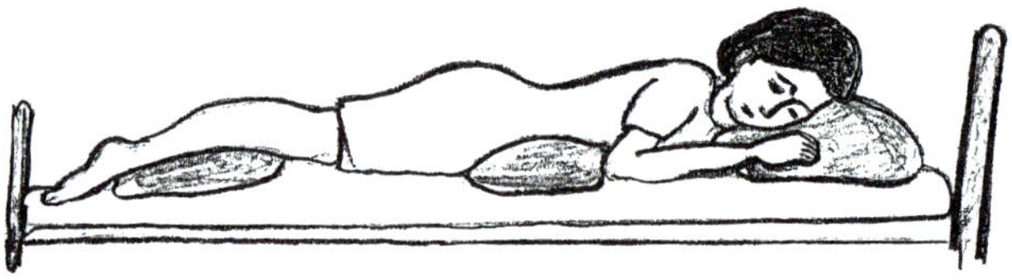

[그림 2-28] 복위

• 측위 : 척주만곡을 감소시키고 등의 바른 선열을 촉진하므로 대상자가 쉬거나 잘 때 몸을 이완시킬 수 있다. 장시간 앉아 있는 사람의 천골과 뒤꿈치에 가해질 수 있는 압박을 감소시킨다.

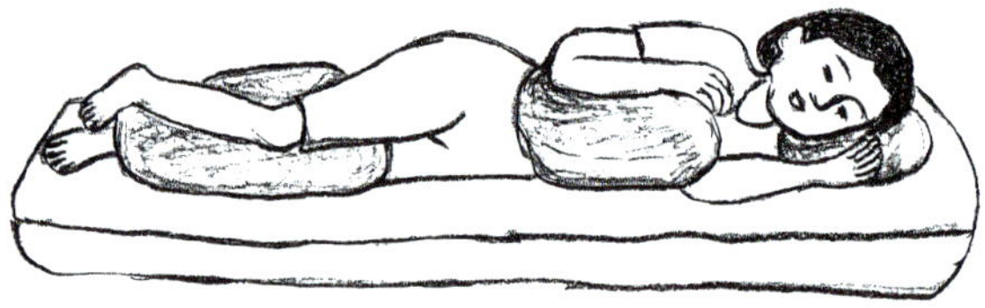

[그림 2-29] 측위

• 심스위 : 구강 분비물의 배액을 촉진시키므로 무의식 대상자의 기도흡인을 예방하는 체위로, 감각이나 신경 손상이 있는 사람은 손상되지 않은 쪽으로 눕도록 한다.

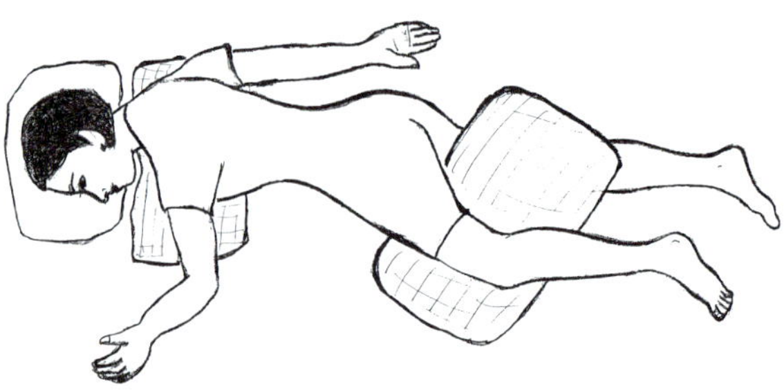

[그림 2-30] 심스위

(4) 대상자의 이동

① 대상자의 이동을 위한 지침

대상자를 침상에서 침상으로, 침상에서 들것으로, 또는 휠체어로 옮길 때는 대상자의 움직임의 범위, 이동에 필요한 기구, 보조 인원을 고려하여 확보한다.

- 이동할 곳의 장애물을 제거한다.
- 이동하기 전에 대상자에게 이동에 대해 자세히 알린다.
- 이동하는 동안 협조해야 할 일을 대상자에게 미리 알린다.
- 이동 시작 전에 필요한 기구나 장비들에 문제가 있지 않은지 확인·점검한다.
- 대상자의 잔존 능력을 최대한 발휘하여 협력하도록 한다.

② 휠체어 사용 안전 지침

- 케어자의 목걸이나 브로치 등 장신구는 대상자나 케어자 모두에게 상처의 원인이 될 수 있으므로 착용하지 않도록 한다.
- 휠체어를 이용하는 대상자가 있는 경우 문턱이나 계단이 없이 넓은 공간을 필요로 하며 가구나 시설물은 낮은 높이로 설비한다.
- 대상자가 휠체어로 옮겨 앉기 전에는 항상 브레이크를 잠그고 발판을 올린다.
- 움직이지 않고 앉아 있을 때에도 브레이크를 걸어 둔다.
- 가급적 휠체어 뒤에 고정을 위한 안전띠를 부착한다.
- 전체적인 케어가 필요한 대상자를 침대에서 휠체어로 이동할 경우 침상 한쪽으로 앉게 하고 대상자의 건강한 쪽 20~30도의 위치에 휠체어를 두고 브레이크를 건다. 대상자의 손은 케어자의 목에 걸고 다리는 케어자의 양쪽 무릎 사이에 끼운 후 안전하게 동작을 취한다. 케어자는 등을 편 채로 허리에 힘을 주어 대상자의 양 무릎을 끼워 들어 올려 휠체어에 앉힌다. 손발의 위치를 확인 후 의자 깊숙이 앉을 수 있도록 뒤에서 대상자

의 몸을 당긴다. 대상자의 건강 상태에 따라 보온에 유의하며, 필요하면 억제대나 허리벨트를 착용시킨다.

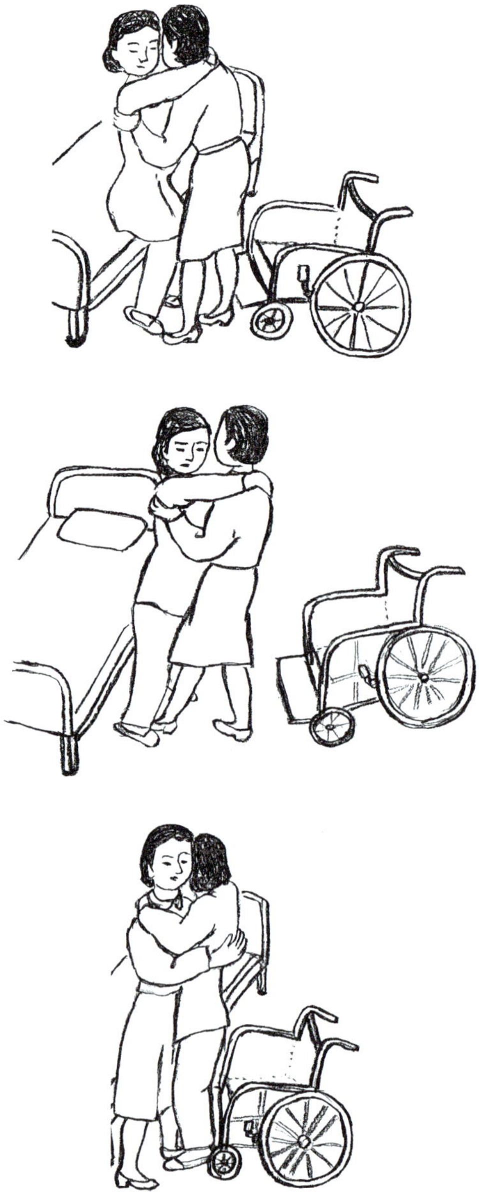

[그림 2-31] 침대에서 휠체어로 이동 시 간호

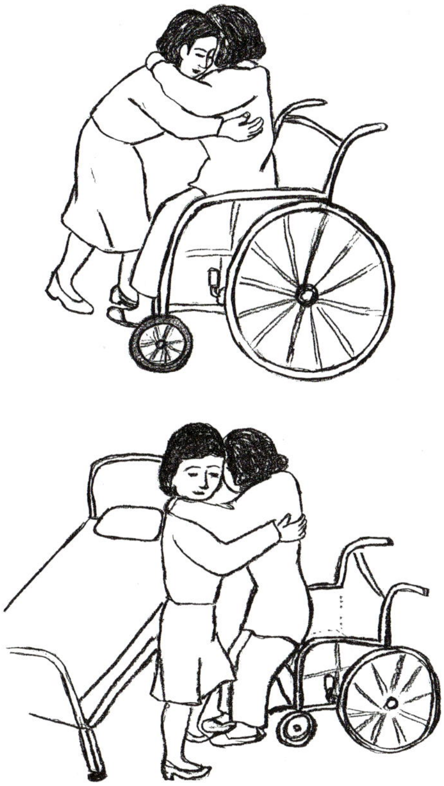

[그림 2-31 계속] 침대에서 휠체어로 이동 시 간호

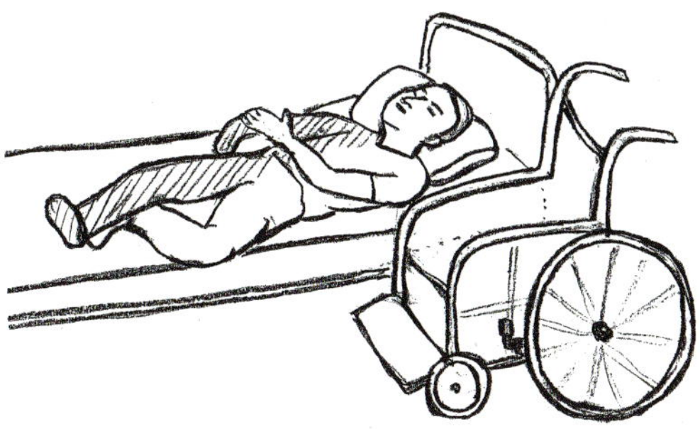

[그림 2-32] 침대에서 휠체어로 자력으로 이동(편마비 대상자)

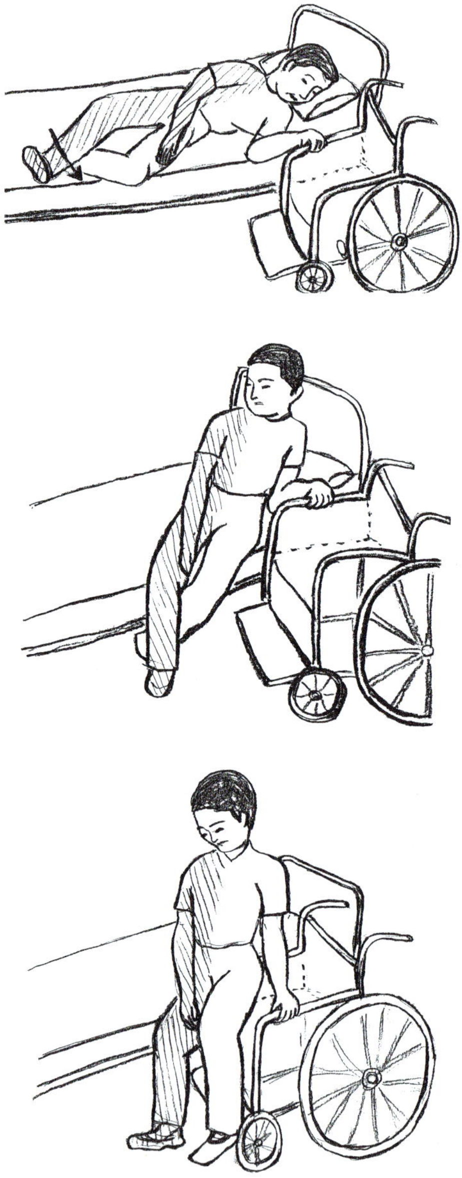

[그림 2-32 계속] 침대에서 휠체어로 자력으로 이동(편마비 대상자)

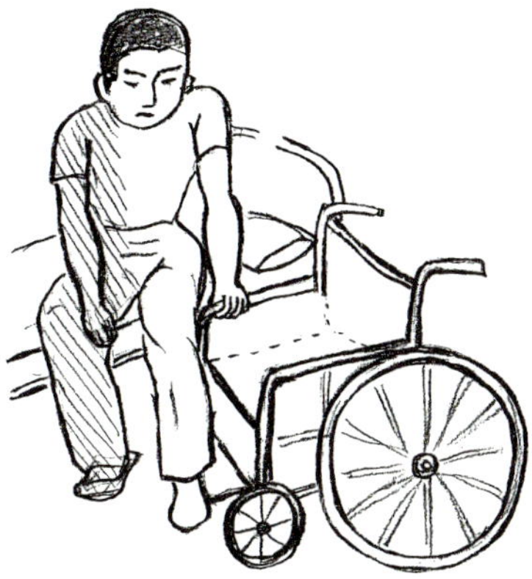

[그림 2-32] 침대에서 휠체어로 자력으로 이동(편마비 대상자)

- 편마비 노인이 침대에서 휠체어로 이동할 경우 노인의 건강한 쪽으로 휠체어를 위치해 둔다.
- 휠체어에서 침대로 이동할 때는 대상자에게 이동할 것을 알리고 대상자를 휠체어 앞쪽으로 끌어당겨 앉힌다. 케어자는 허리를 낮춰 대상자의 양쪽 무릎 사이로 자신의 무릎을 끼우고 대상자의 허리를 잡는다. 대상자는 케어자의 어깨에 팔을 걸게 하여 밀착한 후 허리를 잡고 대상자를 일으켜 세워 방향을 바꿔 침대에 가만히 앉힌다. 양쪽 무릎을 팔로 감싸쥐고 침대 위로 올리면서 둔부를 축으로 회전시켜 상체를 가만히 눕힌다. 대상자의 몸을 침대 중앙으로 옮기고 침상 시트를 정리한다.
- 바닥이 고르지 않은 곳에서 휠체어를 밀고 갈 때는 다음의 그림과 같은 방법으로 이동하여 휠체어가 넘어짐을 방지한다.

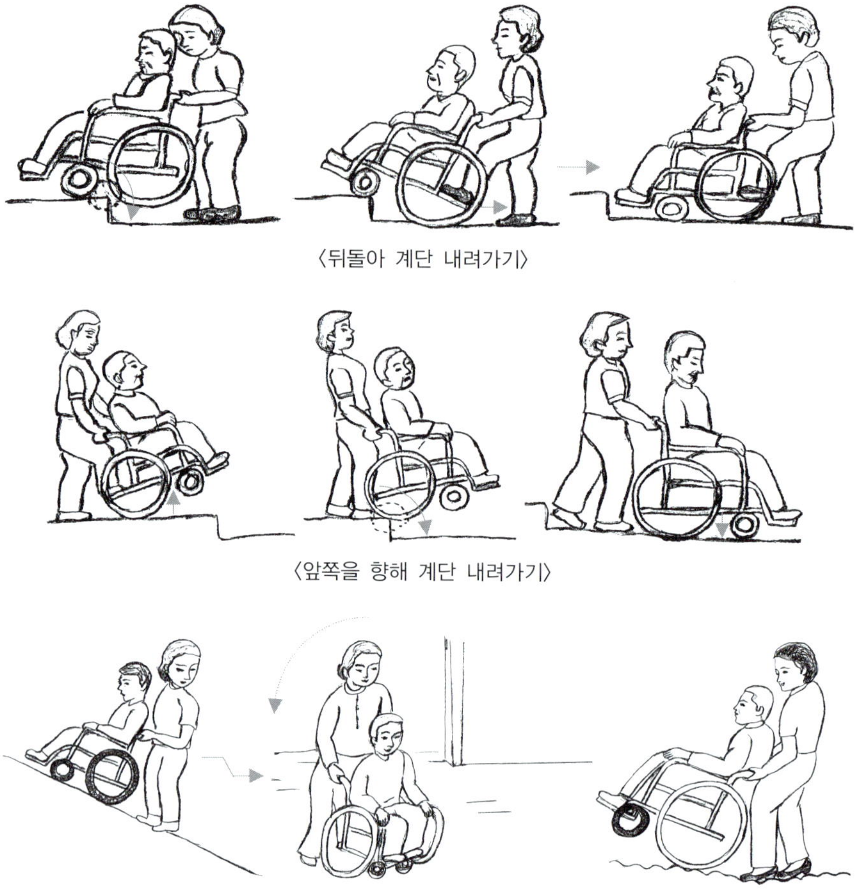

〈뒤돌아 계단 내려가기〉

〈앞쪽을 향해 계단 내려가기〉

〈경사길 뒤로 이동하기〉 〈모퉁이 돌아가기〉 〈울퉁불퉁한 길 통과하기〉

[그림 2-33] 휠체어 운행

3 운반차(stretcher car) 사용을 위한 안전 지침

- 대상자를 침대에서 운반차에 옮기거나 운반차에서 침대로 옮기기 전에 침대와 운반차의 브레이크를 모두 잠근다.
- 운반차에 대상자를 옮긴 후에는 운반차의 안전 난간을 올리고 필요하면 억제대를 적용한다.
- 운반차를 이동할 때는 대상자의 발을 진행 방향으로 하고 걷는다.

(5) 일상생활 활동

케어자는 대상자의 일상생활 활동을 돕는 과정에서 활동의 제한점이 있지 않은지 관찰한다. 일상 활동, 식사하기, 옷 입고 벗기, 화장실 이용, 걷기, 목욕하기 등의 일상생활 동작을 스스로 할 수 있는지 체크한다.

1 일상생활활동 결핍의 원인

- 심한 동통, 무의식
- 외상이나 석고붕대의 적용, 보조기의 사용 등 치료에 의한 손상
- 심장병, 류마티스성 관절염, 시력 장애, 치매, 당뇨, 근골격계 질환 등 기능적 손상을 동반하는 만성 질환
- 만성 질환을 치료하기 위한 약물이나 진정제나 항우울제 등의 부작용

2 일상생활 활동 증진 방안

- 면도, 머리 빗기, 목욕 등은 팔의 굴곡과 신전 운동을 대신할 수 있다. 특히 목욕 시에는 손이 닿지 않는 부위까지 스스로 닦을 수 있도록 손잡이가 긴 목욕솔을 준비하여 자가 관리를 하도록 한다.
- 옷을 입고 벗는 것은 다양한 관절 운동이 될 수 있다. 단, 활동 범위가 제한된 대상자나 허약한 노인들은 입고 벗기 쉬운 형태의 의복을 착용하도록 한다.
- 류마티스 관절염인 경우는 손의 관절 운동이 제한되고, 편마비일 경우는 한 손밖에 사용할 수 없으며, 하반신 마비 대상자의 경우는 하의 착용 시 어려움을 겪으므로 적절한 보조기구를 비치해 둔다.
- 스스로 하는 식사는 손가락 근육과 관절의 굴곡, 신전, 내전, 외전 운동 및 엄지손가락의 저항 운동이 될 수 있으므로 권하되 근력과 관절가동범위를 잘 파악하여 적절한 자세를 유지하게 하고, 쥐기 쉬운 형태의 깨지지 않는 가벼운 식기를 제공한다.
- 마비나 손가락 관절의 경직 때문에 젓가락을 쥘 수 없는 경우 특별히 고안된 수저나 포크로 스스로 식사하도록 도울 수 있고, 그 외 식사를 돕기

위한 다양한 식기 및 보조기구를 이용하도록 한다.

- 걸어서 화장실까지 가는 행위는 어깨의 굴곡과 신전, 고관절의 굴곡, 신전 및 과신전, 무릎과 발목의 굴곡과 신전 운동이 된다.
- 침대의 난간을 잡고 일어나거나 침대 끝에 적절한 끈을 묶어 두었다가 잡고 일어나게 하면 혼자서도 침대에 일어나 앉을 수 있다.
- 침대 옆에 잡고 일어서고 지지할 수 있는 의자를 두면 혼자서도 침상 밖으로 내려올 수 있고, 의자나 보행기를 잡고 제자리걸음부터 연습하며 이동을 준비할 수 있다.
- 자력으로 화장실을 출입할 수 없어 목발이나 휠체어를 이용하는 경우도 여러 관절을 부분적으로 이용함으로 운동이 된다.
- 기본적인 활동에 필요한 보조기구의 비치 및 올바른 사용법의 교육은 대상자의 독립성을 증진시킨다.

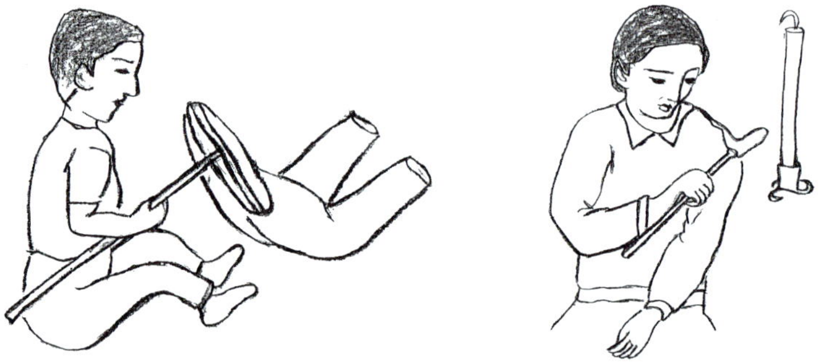

[그림 2-34] 도구를 이용하여 자력으로 옷 입고 벗기

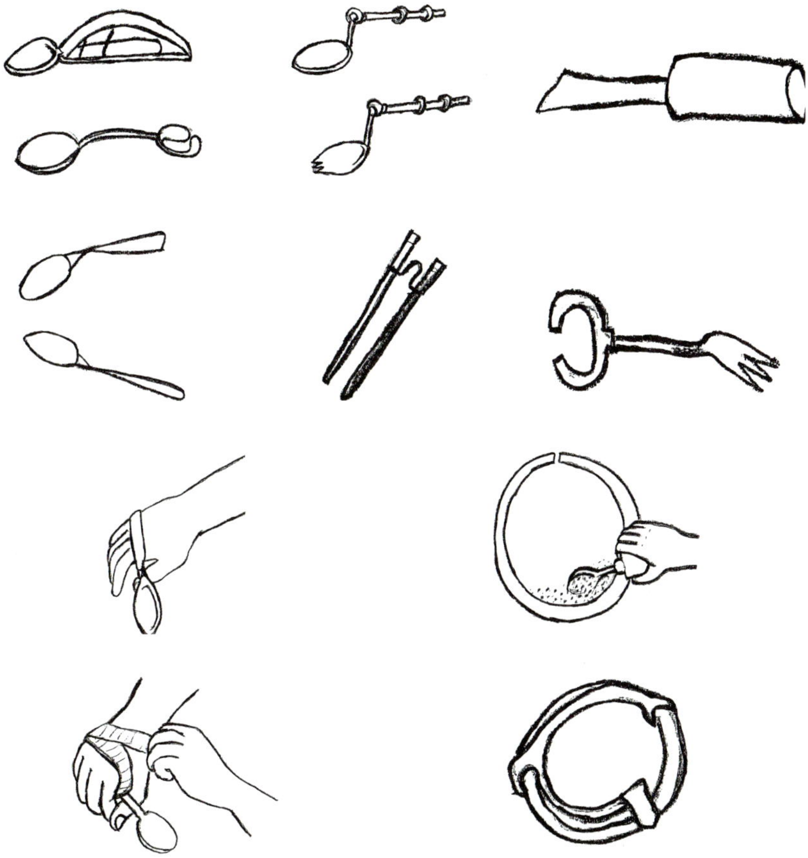

[그림 2-35] 변형된 식사 도구

3 보행

보행은 가장 기본적인 신체 동작으로, 골관절계, 근육계, 신경계, 순환기계 및 호흡기계가 함께 연관된 전신 운동이 되는 정교하고 치밀한 동작으로 가장 효과적인 운동이 될 수 있다.

가. 보행을 위한 준비

장기간 침상에 누워 있었던 대상자의 경우 보행 전에 근력을 강화시키기 위한 계획이 필요하다. 특히 보행에 중요한 역할을 하는 대퇴 근육을 강화시키는 운동이 필요하며 다음 단계로 시행한다.

- 대상자로 하여금 의식적으로 근육을 긴장시키고 슬개골을 위쪽과 안쪽으로 당긴다.
- 대상자는 침상 면에 대고 슬와부를 밀고 발뒤꿈치를 이완시킨다.
- 근육을 팽팽하게 하고 수축시키며 이완시키기를 반복한다.
- 대상자가 참을 수 있을 때까지 운동을 계속한다.

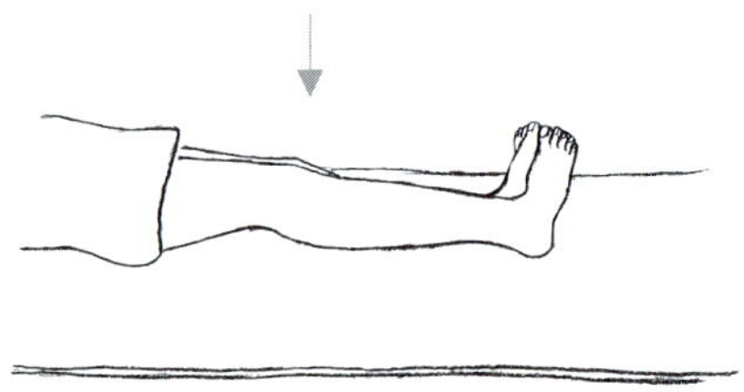

[그림 2-36] 보행 전 대퇴근육 운동

나. 목발 보행 운동

목발 사용 시 주의점은 다음과 같다.

- 대상자의 상지의 근력 상태와 관절가동범위를 파악하고 알맞은 형태의 목발을 선택한다.
- 미끄러짐을 방지하기 위해 목발 끝은 고무로 처리되어 있어야 하고, 고무가 닳아지면 바꾸어 붙여야 한다.
- 목발 사용 전에 목발 끝에 물이 묻어 있는 경우 미끄러짐의 원인이 될 수 있다.
- 손과 액와 부위에 패드가 부착되어 있어야 사용 시 충분히 지지해 줄 수 있다.
- 목발의 길이는 보통, 선 자세에서 액와 전면에서 발 외측 15cm 거리까지의 길이로 하되 목발이 바닥에 닿은 상태에서 액와 부분이 1인치 정도 떨어져 있도록 한다.
- 목발의 길이가 짧으면 등이 굽을 수 있으며, 길면 상완신경총을 압박할 수 있다.

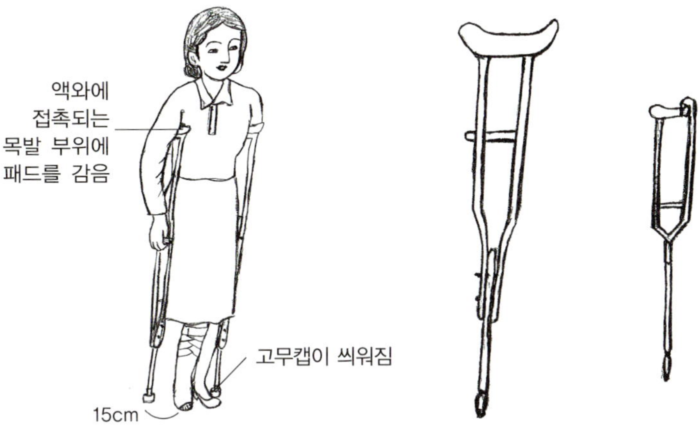

[그림 2-37] 목발과 적용 상태

다. 보행기 이용 보행

지팡이보다 더 많은 지지가 필요한 대상자를 돕는 기구로서 보행기를 이용하는 대상자는 삼두박근이나 소흉근과 같은 팔꿈치와 어깨의 근육이 강해야 하며 체중을 일부 분산하여 지탱할 수 있어야 한다.

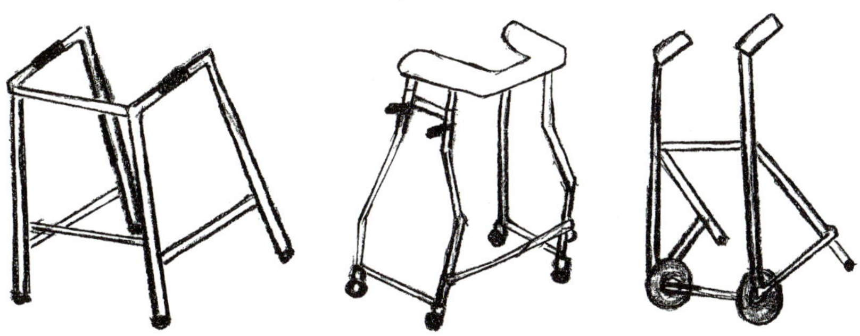

[그림 2-38] 다양한 보행기

라. 지팡이 이용 보행

비록 지팡이를 의지할지라도 자력으로 걷는 것은 대상자가 자신감을 갖고 활동 영역을 넓히는 계기가 된다. 지팡이는 일반적으로는 T자형을 사용하지만 대상자의 상태에 따라 삼각장, 사각장을 사용하기도 한다.

- 신체 한편이 약하거나 균형을 잡지 못하는 대상자들이 사용함으로써 체중의 20~25%를 지지할 수 있다.
- 지팡이의 길이는 신을 신고 바로 선 자세에서 손목 정도의 높이가 적당하다.
- 건강한 편 손에 지팡이를 잡고 사용한다.
- 편마비 대상자의 초기 보행 연습 시에는 대상자가 허리벨트를 착용하도록 하고 케어자는 한 손으로 대상자의 허리벨트를 잡고 다른 손은 마비된 쪽의 어깨에 대어 지지하면서 대상자로 하여금 안심하고 보행하도록 돕는다.
- 지팡이를 사용하는 대상자는 바닥이 편평하고 미끄러지지 않으며 발을 지지하기에 알맞은 신발을 착용하게 한다.
- 지팡이를 사용하는 편마비 대상자가 계단을 올라갈 경우, 지팡이를 먼저 한 계단 위에 올려놓은 후 건강한 쪽의 다리를 올리고 다음에 마비된 쪽의 다리를 올리며, 내려갈 경우는 지팡이를 먼저 한 계단 아래에 내리고 마비된 쪽의 다리를 먼저 내디딘 후 건강한 쪽 다리를 내린다.
- 지팡이 끝은 고무 팁으로 끼워져 있어야 미끄러지지 않는다.
- 지팡이를 이용하여 걷더라도 가급적 벽 쪽으로 걷는다면 지팡이를 놓쳤을 경우 쉽게 벽에 기댈 수 있음을 알려 준다.

마. 걷기

보행에 지장이 없는 대상자들은 규칙적으로 걷도록 권한다. 기구가 필요하지 않으며 번거롭지 않고 온 몸을 전체적으로 움직일 수 있어 효과적인 운동이 될 수 있다.

- 보행 시 케어자는 대상자의 보행 상태, 보행 속도, 신체의 균형 정도를 고려하며 대상자를 앞서 걷지 않도록 한다.
- 난간이나 손잡이가 있으면 대상자도 크게 불안해하지 않고 걷는 연습이 가능하다.

- 편마비가 있는 대상자의 경우는 마비된 쪽으로 넘어지기 쉽기 때문에 건강한 쪽 손으로 난간을 잡게 하며, 손잡이 설치 시 높이는 선 자세에서 손목 정도가 좋다.
  - 계단을 오를 때는 건강한 쪽 손으로 난간을 잡고 건강한 쪽 발부터 오르며, 내리는 방법은 건강한 쪽 손으로 난간을 잡고 환측 발부터 내린다. 케어자는 올라갈 때나 내려갈 때나 계단의 아래쪽에서 보조한다.
  - 필요하면 허리에 띠를 둘러 주어 잡고 부축한다. 소리 내어 하나, 둘, 하나, 둘… 호흡을 같이하면 힘이 덜 들고 연습하기 쉬워진다.
- 걸으면서 복식호흡을 하여 축적된 이산화탄소의 배출과 산소 흡입을 하도록 교육한다.
- 걷는 운동 시에는 가급적 무릎 관절에 무리가 가지 않는 신발을 착용하도록 한다.
- 포장된 도로보다는 흙길을 걷도록 한다.
- 비가 오는 날에는 운동에 적합한 실내화를 착용 후 트레드밀(Treadmill)을 이용할 수도 있으나 안전을 위해 케어자가 돕도록 한다.

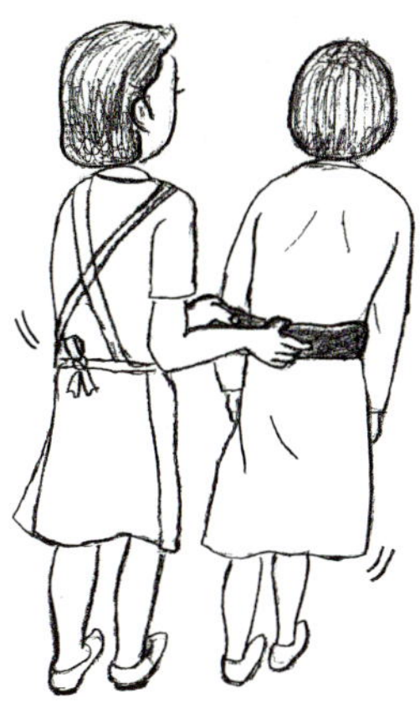

[그림 2-39] 안전을 위한 허리띠 착용

(6) 체위성 저혈압의 관리

장기간 누워 있던 대상자가 갑자기 일어나는 경우 골격근의 수축력 저하로 하지정맥 혈액의 심장으로의 귀환량이 감소하게 고 혈관 수축 기능 부전으로 하지에 모인 혈액이 뇌로 원활히 순환되지 못함으로 체위성 저혈압이 발생할 수 있다.

- 누운 상태에서 갑자기 일어나 앉지 말고 침상 윗 부분을 단계적으로 서서히 높여 적응이 된 후에 앉도록 한다.
- 체위로 인한 급격한 혈압 하강이 일어나는 것을 예방하기 위해 신장에서는 레닌을 분비하여 혈관을 수축시키고 동맥압을 증가시키므로 서서히 앉은 상태로 쉬다가 현기증이 없으면 침상 밑으로 다리를 내려놓는다.
- 대상자가 잡고 의지할 수 있도록 여분의 쿠션을 적용하거나 침상 난간을 올려 주어 필요시 잡거나 기대도록 한다.
- 식후 30분경에는 부교감신경의 기능이 활발해져서 체위성 저혈압이 올 수 있으므로 주의한다.
- 더운물 목욕은 말초정맥 울혈을 일으켜 심장으로의 귀환 혈류를 감소시켜 일시적으로 체위성 저혈압을 일으킬 수 있으므로 목욕 후 찬 물수건을 이용한 피부 마사지로 말초혈관을 수축시킬 수 있다.

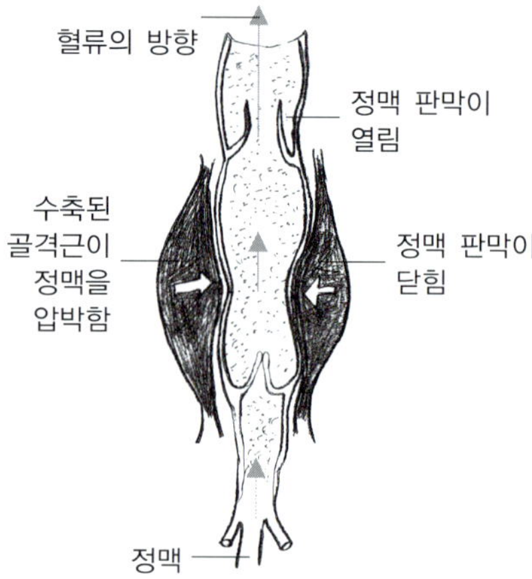

[그림 2-40] 골격근 수축으로 인한 정맥 환류량 증가의 기전

04 영양과 배설의 관리

여러 가지 식품을 통한 영양소의 적절한 섭취로 균형 있는 영양 상태를 이룰 수 있고 건강 상태를 유지할 수 있다. 대상자들의 건강 상태나 체질, 연령 및 활동량을 고려한 균형 있는 식생활은 질병 발생 및 진행을 지연시킬 수 있다.

또한 배설이 정상적으로 이루어지지 않을 때 대상자는 일상생활에 불편을 느끼게 되는데, 특히 노화로 인한 전반적인 신체기능의 쇠약과 활동량의 감소는 배설 양상에 변화를 초래한다.

1) 영양소

영양소는 열량소와 조절소로 분류되는데, 탄수화물이나 지방은 섭취된 후 생체 내에서 산화·연소되어 에너지를 공급하는 열량소의 역할을 한다. 단백질은 신체를 유지하고 새로운 조직을 구성하며, 필요시 열량으로도 사용되어 열량소와 조절소의 역할을 한다.

비타민과 무기질은 에너지를 생산하지 않지만 에너지 생산 반응에 관여하고, 물은 인체 세포의 가장 많은 부분을 차지하고 있어 중요한 조절소 역할을 한다.

(1) 탄수화물

우유의 유당을 제외한 거의 모든 탄수화물은 식물로부터 얻어지며, 인체는 에너지를 단백질, 지방, 탄수화물에서 얻지만 근육 운동을 위한 열량원으로는 탄수화물이 가장 좋은 자원이 된다. 탄수화물은 탄소, 수소, 산소의 3원소로 구성되고, 완전 연소되어 이산화탄소와 물로 되면서 1g당 4Cal의 에너지를 내며 다른 독성 물질을 만들어 내지 않는 가장 안전한 열량원이다.

인체는 단백질과 지방만으로는 생명을 유지할 수 없으며, 균형 잡힌 식사를 위하여 전 에너지의 60% 이상을 탄수화물로 섭취해야 한다. 탄수화물이 부족하거나 전량 소모되고 나면 부족한 에너지를 체단백을 분해하여 얻게 된다.

섬유질은 식물에 포함된 일종의 탄수화물로서 무기질이나 비타민과 같이 신체 조절제이며 유기질로 인체 내에서는 소화나 분해가 어렵다. 식이성 섬유질에는 셀룰로오스, 펙틴, 리그닌 및 반섬유소의 네 가지가 있으며 식물의 잎이나 줄기, 뿌리와 씨앗에 들어 있다.

섬유질은 흡수 및 청결 작용을 하는데 배변이나 소화 작용에 필수 조절제 역할을 하여 장관을 효과적으로 기능하도록 돕는다. 섬유질이 부족하여 발생하는 질병이 점점 늘어나고 있고 육류와 정제식품의 과잉 섭취로 발생하는 문제들의 대부분이 섬유질의 부족에 기인한다.

1 소화

탄수화물은 소화되어 소장에서 포도당, 과당, 갈락토오스 등의 단당류로 흡수되고, 세포막을 통한 포도당 전달은 췌장에서 분비되는 인슐린에 의해 증가된다.

2 대사 및 저장

식물을 통해 섭취, 분해된 포도당은 인체 세포 내의 미토콘드리아에서 산소와 결합되면서 산화되어 에너지를 발생하고, 남은 것은 간과 근육에 글리코겐 형태로 저장된다. 혈액 중의 당의 양이 낮게 유지되면 췌장 세포는 글루카곤을 분비하여 글리코겐을 분해함으로 포도당을 생산하여 혈류로 보냄으로써 혈당량을 높인다.

(2) 단백질

단백질은 탄소, 수소, 산소 및 질소로 되어 있고, 체조직 구성 성분으로 생명 현상의 유지에 필수적인 것이다. 인체 세포의 원형질은 단백질로 되어 있으며, 파괴된 조직을 수선해서 새로운 조직을 형성하고 근육, 내장, 기관, 간, 피부는 물론 머리카락과 발톱, 손톱 등의 조직을 형성한다. 또 체조직을 만들고 남은 단백질은 탄수화물과 더불어 열과 에너지를 만드는 작용을 하며, 1g당 4Cal의 에너지를 낸다.

단백질이 결핍되면 성장 장애, 신체의 소모, 빈혈, 부종, 혈장 단백의 감소로 저항력이 떨어져 질병의 원인이 된다

단백질의 하루 권장량은 약 60~80g으로 체중 1Kg당 1g 정도이며, 총 열량 섭취량의 10~15%를 단백질로 섭취하면 적당하다. 필수 아미노산을 충분히 함유한 단백가가 높은 단백질은 소량의 단백질로도 충분하지만 단백가가 낮은 경우는 다량 섭취해야 한다.

1 소화

음식물을 통해 섭취한 단백질이 구강 내에서 잘게 부수어지고 위장으로 가면 위장 내에서 효소에 의해 아미노산으로 가수분해 된다. 일단 단백질이 위에 들어가게 되면 가스트린이라는 호르몬 분비가 자극되고 가스트린은 염산과 펩시노겐을 분비케 하여 단백질을 소화시킨다.

2 대사 및 저장

단백질이 분해된 가장 작은 단위인 아미노산은 세포로 들어간 후 세포나 효소에 의해 세포 단백질로 만들어져 저장된다. 인슐린과 성장 호르몬은 체단백 형성을 증가시키고 부신피질 호르몬과 타이록신은 혈장 아미노산의 농축을 증가시킨다. 신체의 모든 세포는 단백질을 합성하는데, 세포에 저장할 수 있는 단백질의 양이 제한되어 있기 때문에 저장하고 남은 아미노산은 에너지로 사용되거나 지방으로 저장된다. 이렇게 체조직 합성에 쓰이고 남은 단백질이 힘과 열을 내는 데 쓰이면서 부산물로 탄산가스와 물 외에 유독가스인 암모니아를 발생시키므로 이를 처리하기 위해 인체 내 여러 장기가 정상 능력 이상으로 작동을 하게 되므로 중증 신장 질환 및 중증 간 질환에는 소량의 단백질만을 섭취하거나 때로 금하게도 한다.

(3) 지방

지방은 에너지원이 되기도 하지만 인체 세포의 구성과 화학반응을 위해 중요한 기능을 한다. 세포막은 지방산과 인산이 결합되어 있는 특수한 인지질로 되어 외부와의 경계를 이루고 세포 내 구조물을 둘러싸고 있다.

지방의 종류에는 실온에서 액체 상태인 불포화지방산을 포함하는 기름과 고체 상태인 포화지방산을 포함하는 지방이 있으며 탄소, 산소, 수소로 되어 있다.

1 지방의 종류

- 중성지방 : 3분자의 지방산과 1분자의 글리세롤이 결합되어 이루어진 것으로 모든 지방의 원료가 된다. 중성지방 중 실내온도에서 고체가 되는 것을 지방이라 하고 액체인 것을 기름이라고 한다.
- 인지질 : 주로 세포막을 구성하는 인지질은 필요한 양만큼 간에서 합성하며 수용성 물질의 세포막 통과를 돕고 소장에서 지방산의 흡수를 돕고 신경의 절연체 역할을 한다.
- 지단백 : 지방과 단백질의 결합체로서 음식에서 섭취되지 않고 간에서 합성되는 복합지질이다. 지단백 중 단백질보다 지질의 함량이 많으면 저밀도 지단백(LDL:Low Density Lipoprotein)이 되고 단백질이 지방질보다 많으면 고밀도 지단백(HDL:High Density Lipoprotein)이 된다. LDL은 주로 콜레스테롤을 말단 조직으로 운반하는 역할을 하고, HDL은 말단 조직에서 인지질 콜레스테롤을 간으로 운반하여 배설시켜 각종 질병을 예방한다.
- 콜레스테롤 : 콜레스테롤은 동물성 지방에서 온 것과 체내에서 만들어진 것이 합해져서 소장에서 흡수된다. 콜레스테롤은 세포막의 구성 성분이며, 특히 뇌와 신경 조직의 정상적인 성장에 필수적이다. 피부에서 수분 흡수 방지 작용을 하며 담즙산의 구성 성분이기도 하다. 섭취하는 음식물 중 콜레스테롤이 과잉되면 혈청 콜레스테롤 농도가 상승하여 동맥경화증의 원인이 된다.

2 소화

지방은 위 내에서 머무르는 시간이 길며, 소화되기 전에 담즙산염과 지방을 가수분해하는 효소인 리파아제가 작용한다. 소화는 췌장액과 담즙산을 이용하여 소장에서 이루어지며 지방산과 글리세롤로 분해된다. 지방의 소화 흡수율은 90~99% 정도이지만 노인들은 소화 기능이 저하되고 심혈관계 질환 예방을 위해 지방 섭취의 제한이 필요하다.

③ 저장

지방은 탄수화물처럼 인체 내에서 에너지원으로 쓰이는 중요한 열량원이다. 1g당 9Cal의 에너지를 내며, 사용되고 남은 다량의 에너지는 간과 지방 조직에 저장된다.

이렇게 만들어진 체지방은 체온을 유지하며, 체내의 장기들을 충격으로부터 보호한다. 지방은 또 체내의 신진대사를 조절하는 데 필요한 필수 지방산을 공급하고 지용성 비타민의 흡수를 돕는다.

(4) 물

물은 칼로리를 내지는 않지만 화학 물질의 용매로 에너지 생산에 필수적이므로 세포는 물 없이는 기능하지 못한다. 인체가 새 조직을 만들고 폐기물을 내보내며, 열과 에너지를 생산하여 체세포로 운반되는 과정에 물이 매체로 작용된다.

성인은 체중의 2/3가 물이고, 노인이 될수록 체중에 대한 물의 비율이 감소된다. 인체가 필요로 하는 수분은 연령, 운동량, 식사의 형태, 발열 상태, 기온이나 습도에 따라 다르나, 보통 성인은 1일 2~2.5L의 물을 필요로 한다.

(5) 무기질

무기질은 인체 구성 성분의 4% 정도를 차지한다. 대량 무기질에는 칼슘, 인, 나트륨, 칼륨, 마그네슘, 염소 등이 있으며, 1일 약 100mg 이상이 필요하다. 미량 무기질에는 철, 아연, 요오드, 구리, 망간, 코발트, 규소 등이 있고, 이 중 칼슘과 인이 모든 무기질의 80%를 차지한다.

녹색 야채류나 황색 근채류, 해초류, 과일, 콩, 견과류 등을 골고루 섭취하면 필요한 무기질을 충분히 섭취할 수 있다.

무기질의 기능은 다음과 같다.

- 인체 조직의 형성 : 탄산칼슘이나 인산칼슘처럼 신체의 골격 및 치아를 형성하며 골조직의 경도를 유지한다.
- 인체 생리 작용의 조절 : 나트륨, 칼륨, 마그네슘은 알칼리성 원소이고 염소, 인, 황 등은 산을 형성하는 원소로서 인체의 혈액과 체액을 중성에서 약알칼리성으로 유지하는 역할을 한다. 인체 내의 세포내액과 세포외액에 적절히 분포되어 체내의 수분 함량을 조절한다.
- 호르몬, 소화 효소 및 체액의 생성 : 요오드는 갑상선 호르몬 생성의 필수 요소이고, 철분은 헤모글로빈의 원료이다. 위액 중 염산의 생성에는 염소가 필요하며, 인슐린의 생산에는 아연이 필요하다.
- 근육 수축 및 신경 전달 작용 : 나트륨과 칼륨은 세포막의 안팎으로 이동하면서 신경 자극을 전달하며, 칼슘은 근육 수축 작용을 한다.
- 혈액 응고 : 칼슘은 혈액 응고에 필수 요소이다.

(6) 비타민

비타민은 탄수화물, 단백질, 지방질 등과 함께 산소와 결합하므로 유기물에 속한다. 에너지의 공급원은 아니지만 에너지 대사에 절대적으로 필요한 신체 조절제이다. 인체 세포의 수많은 효소 반응은 한 가지 또는 그 이상의 특정 비타민을 필요로 한다. 비타민은 화학적 에너지 결합으로 연결되어 탄수화물, 지방 및 단백질로부터 에너지를 얻도록 대사 과정에서 촉매 역할을 한다.

지용성 비타민으로는 비타민 A, D, E, K가 있고 비타민 B와 C는 수용성으로 구분된다. 지용성은 수용성보다 체내에 보다 오랫동안 저장되기는 하지만 비타민 D를 제외한 지용성 비타민은 계속적으로 공급되어야 하며, 비타민 결핍증은 각종 정제식품을 섭취할 때 나타난다. 비타민 B 복합체와 C는 수용성이며 쉽게 체내에 저장되지 않으므로 매일 식사를 통해 충분히 공급되어야 한다.

2) 영양 상태의 평가

성장·발달의 각 단계에서 영양 요구량과 영양 상태의 평가 기준이 다를 수 있으나 여기서는 노인 대상자의 영양 상태의 평가로 국한하여 살펴본다.

(1) 노인의 영양

노인은 청장년에 비해 활동량이 적어 총 에너지 필요량과 단백질 필요량이 비교적 적으나, 지용성 비타민과 비타민 C의 필요량에는 거의 차이가 없다.

노인은 신체 장기의 수축과 기능 저하, 활동 감소에 의해 성인과 같은 양을 섭취하면 비만이 된다. 노년기의 비만은 주로 지방 증가로 여러 가지 질병의 원인이 될 수 있다. 에너지 섭취량 중 20~25%가 지방이 되도록 하되 동맥경화증 예방을 위해 포화 지방산의 양을 아주 적게 한다.

단백질은 매일 보충해야 하지만 통풍을 예방하기 위해 에너지 섭취량의 10~15% 정도로 성인보다는 약간 적게 섭취하도록 한다.

칼슘의 요구량은 골다공증이나 장관 내에서의 칼슘 흡수율의 감소 때문에 골 밀도의 증가를 위해 권장량인 1일 600mg 정도를 섭취시킨다. 노인에게 있어 비타민의 필요량은 청소년기나 성인기와 큰 차이가 없다. 다양하고 균형 있는 식생활을 한다면 칼슘이나 비타민 제제를 따로 보충할 필요는 없다.

섬유질의 섭취를 증가시키면 당질의 소화 흡수를 지연시켜 당뇨병의 예방 효과를 볼 수 있으며, 지질의 혈청 농도를 떨어뜨린다. 또한 섬유질은 변을 부드럽게 하고 장내의 노폐물 배설을 촉진시킨다.

식염은 10g 이하로 섭취하여 나이의 증가에 따른 혈압 상승을 예방할 수 있다.

(2) 노년기의 영양 관련 요소

1 타액 분비 감소 및 치아의 변화

이하선의 지방 변성에 의한 분비 세포의 위축으로 타액 분비가 감소되어 음식의 씹기, 섞기가 힘들고 연하 작용이 어려워지며 쉽게 질식할 수도 있다. 의치의 사용으로 인한 선조직의 점진적인 소멸이 진행되어 타액 분비가 감소되기도 하고 때로는 탁하고 끈끈한 타액 분비로 음식물 섭취가 방해받을 수 있다.

2 미각의 변화

미뢰의 수가 감소되고 위축되어 음식 맛이 없어지고, 쓴맛을 제외하고는 미각 역치가 상승하기 때문에 과다한 양념을 사용하게 된다.

3 안면 근육의 약화

안면 근육의 약화는 저작을 힘들게 하는 요인으로 영양 섭취에 영향을 미친다.

4 위장관의 변화

연동 운동의 저하, 위액 분비의 감소, 신경 전달 기능의 저하, 간 기능의 저하 등이 음식 섭취를 제한하는 요인이 된다.

5 변비

장의 긴장 저하와 연동 운동의 저하로 인한 수분 흡수 저하 및 섬유질 섭취의 감소, 활동량의 감소 등으로 변비가 올 수 있으며, 이는 식욕 부진의 원인이 될 수 있다.

6 만성 질환

만성 질환에 따른 특별 식이는 음식 형태와 기호 형태를 제한함으로써 식욕을 잃을 수 있고, 복용하는 약물은 식욕 부진, 위장 장애 등을 유발할 수 있다.

7 알코올 중독

알코올 남용 및 알코올 의존으로 인한 식습관의 변화는 영양 상태에 큰 변화를 초래한다.

8 골다공증

갱년기 이후로 계속되는 에스트로겐의 분비 부족으로 인한 칼슘 흡수의 부족, 운동 부족 및 부갑상선 기능 저하는 골다공증의 원인이 될 수 있다.

⑨ 비만

기초대사량과 활동대사량의 감소 및 세포 질량의 감소로 성인 칼로리 요구량의 80% 정도가 필요한데 에너지 섭취량을 줄이지 못할 때 비만이 발생하여 다른 건강 문제를 일으킨다.

⑩ 탈수

노화로 인한 빈뇨 및 요실금은 노인의 수분 섭취를 적게 하여 탈수를 유발한다. 심한 탈수는 점막의 건조, 피로감, 미열, 빠르고 약한 맥박, 소변의 농축 등의 증상을 보일 뿐 아니라 혼돈의 원인이 될 수 있다.

⑪ 심리적 요인

사회적 여건, 우울, 고독감, 역할의 변화는 식욕을 변화시켜 영양 결핍을 초래할 수 있다.

(3) 노인의 영양 상태 사정

① 식이력

식욕, 체중, 식이 양상, 식사 횟수, 시간, 저작과 연하, 활동량 및 활동의 유형, 질환력, 투약력, 사회 문화적인 요소 및 배설 양상을 자세히 작성한다.

② 체중의 비교

체중 감소의 기왕력이 있는 노인의 체중 변화의 비교는 영양 불균형 사정의 지표가 된다.

③ 소화기 증상

음식 섭취를 방해하는 소화기 증상이 있었는지 체크한다.

④ 연하 곤란

대상자가 액체를 삼키기 어려워하면 신경계의 이상이 있을 가능성이 있으며, 고체를 삼키기 어려워하면 구조적 장애나 폐색을 의미하므로 케어자는 잘 관찰하여 보고하도록 한다.

5 신체 검진

- 수면 부족, 피곤함
- 지루성이거나 건조한 모발
- 피부의 발진, 건조, 멍이 듦, 기름짐
- 점막이 붉고 건조하며, 헐었음
- 심박동항진, 불규칙한 심박동, 혈압 상승
- 근육 긴장이 저조함
- 신경계의 반사 감소, 불안정, 부주의, 혼돈
- 체중 과다나 체중 과소 등의 유무를 검사한다.

(4) 노인의 영양 결핍 교정을 위한 계획

영양 결핍이나 영양 과잉으로 인한 문제를 개선하기 위한 계획으로는 다음 사항을 포함한다.

- 대상자를 관찰하여 식습관을 바꾸도록 개인적인 교육을 한다.
- 식욕 증진과 소화작용을 돕기 위한 운동과 활동에 대한 교육을 계획한다.
- 식사 환경의 조성과 여럿이 함께 식사하는 식사 시간의 사회화는 영양 섭취를 개선시킬 수 있다.
- 대상자 상태에 따라 제공되는 치료 식이에 대해 교육한다.
- 영양소의 양과 질을 증가·향상시킨다.
- 영양요구량에 따른 적절한 영양소를 섭취하고 영양소의 필요량을 이해시킨다.
- 구강 섭취가 불가능한 경우 대상자의 상태에 따라 비위관이나 위루설치술을 통한 영양 공급을 고려한다.
- 대상자의 경제 능력 한도 내에서 건강식품을 선택할 수 있도록 교육한다.

3) 식사 형태에 따른 식이

(1) 일반식

특별한 영양소의 제한이나 변경이 필요하지 않은 비교적 건강한 대상자에게 제공되는 식사이다. 한국인의 영양권장량에 기초하여 소화가 잘 되고, 양념을 진하게 하지 않은 적절한 식사로 질병의 치료나 건강의 유지에 도움을 주는 식이이다.

(2) 경식

쉽게 씹고 삼킬 수 있으며 소화하기 쉬운 식이로서 소화 기능에는 별 문제가 없으나 치아에 문제가 있거나 씹기 힘든 대상자에게 제공한다.

(3) 연식

쉽게 씹을 수 있고 소화할 수 있는 식이로 소화기계의 질환이나 수술 후 소화 기능이 저하되었을 때나 구강과 식도에 장애가 있을 때 제공한다.

(4) 전유동식

액체만으로 만들어진 식이로 위장관 손상이 있거나 경식이나 연식을 섭취할 수 없는 경우 제공되며 자극적 양념류는 넣지 않는다. 하루 6회 정도 공급되는데, 장기간 전유동식을 섭취하는 대상자는 영양 균형을 맞추기 위해 별도의 영양 보충을 할 필요가 있다.

(5) 맑은 유동식

수술 후의 대상자나 위장관의 자극을 최소화하기 위해 제공된다. 수분과 탄수화물을 제공하지만 단백질, 지방, 무기질이나 충분한 열량을 공급할 수 없어 이 식이만으로는 하루 600Cal 이상 공급할 수 없다.

4) 특별 식이

대상자의 상태와 질병의 종류에 따라서 음식물 중 섭취해야 할 것 또는 금해야 할 것을 구분하여 질병의 치료와 영양 보충을 하기 위한 식이이다. 경우에 따라서는 평생 식이요법을 해야 하는 경우도 있다.

(1) 당뇨병 대상자의 식이

개인에 따라 활동량과 표준 체중을 유지할 수 있는 범위 내에서 1일 필요한 칼로리를 결정하고 그에 따른 탄수화물, 단백질 및 지방의 함량이 결정된다. 당질은 총 에너지 요구량의 60% 정도, 지방은 20~25%로 하고, 설탕은 1일 10g 이내로 조절한다.

녹황색 채소를 많이 섭취하고 과일은 껍질과 함께 섭취함으로써 섬유질이 위장관 내에서 머무르는 시간을 연장시켜 당분이 서서히 흡수되게 하고 공복감을 덜 느끼도록 한다. 식사 시간 간격의 균형이 중요하다.

합병증으로 고혈압이나 신장 장애가 있을 때에는 식염을 제한하고, 신부전증이 있을 때에는 단백질도 제한한다.

(2) 신장 질환 대상자의 식이

신장은 인체 내 대사산물의 여과 기관이므로 신장 기능에 장애가 있는 경우 식이 조절이 필수적이다. 급성 신염이나 신증후군, 소변량이 극히 줄어든 핍뇨가 있는 만성 신부전증 등에서는 식염을 제한해야 한다. 신질환의 합병증으로 인한 구토, 설사 및 배뇨량의 변화 시 수분 섭취 조절이 필요하며, 혈중 질소량의 변화에 따라 저단백식이가 필요할 경우도 있다.

(3) 고혈압, 심장 질환 대상자의 식이

혈액 내 나트륨의 축적은 울혈성 부종을 초래하므로 일일 10g 이하로 염분을 제한하되, 비록 식이에 염분 제한으로 짠맛이 없더라도 향신료나 레몬, 식초 등을 사용하여 식욕을 돋우도록 한다.

필요한 칼로리 내에서 균형 있는 식사를 하되 신선한 야채를 충분히 섭취하여 변비가 생기지 않도록 한다. 동물성 단백질의 다량 섭취로 인한 고콜레스테롤혈증이 되지 않도록 한다.

(4) 간 질환 대상자의 식이

대부분의 간 질환에서는 고단백, 고열량식, 고비타민 식이를 섭취하도록 하나 중증에서는 단백질도 제한한다. 또한 담즙 분비의 이상으로 지방의 소화 흡수에 지장이 있을 수 있으므로 지방도 제한한다.

복수가 심하거나 부종이 있으면 식염 섭취를 금하고 술도 금한다.

(5) 결핵 대상자의 식이

소모된 조직의 복구를 위해 고열량, 고단백, 고비타민 식이를 제공한다. 식욕 부진이나 위장 장애를 예방하기 위해 소화 흡수가 잘 되는 식품을 선택한다.

(6) 위장 질환 대상자의 식이

만성 변비에는 과일, 야채 등의 충분한 섬유소 섭취 및 공복 시 물의 섭취가 필요하고 만성 설사에는 장 점막을 자극하는 찬 것이나 기름진 음식, 섬유소가 많은 식품은 피한다. 위궤양이나 위염 시에는 짜고 매워 자극적이거나 지방이 많은 식이는 피한다.

(7) 비만 대상자의 식이

표준 체중의 10% 정도를 초과하면 비만이라고 할 수 있으며, 이런 경우 저칼로리 식품과 섬유질이 많고 지방이 적은 식이를 제공하고, 당뇨병이나 고혈압, 심장 장애 및 동맥경화증 등의 합병증을 예방하기 위해 적절한 운동을 하도록 교육한다.

5) 대상자의 식사 보조

특별 식이를 포함한 모든 식사는 담당 전문가에 의해 만들어지지만 케어자는 대상자가 음식을 먹는 것을 도울 뿐만 아니라 대상자의 건강 상태나 식욕, 식사 후 이상 반응 등을 관찰할 필요가 있다.

(1) 식사를 위한 대상자의 준비

① 식전에 대상자가 가벼운 마음으로 식사할 수 있도록 돕는다.

② 침상 안정 상태인 경우는 식사 시간 15~20분 전에 변기 사용과 손 씻기를 마치도록 하고, 할 수 있으면 세안과 두발 정리도 한다. 대상자가 원하는 경우 양치질로 기분을 새롭게 해 준다.

③ 침상 주변도 정리하여 불유쾌한 시선과 냄새를 제거하는 깨끗한 환경을 조성한다.

④ 앉을 수 있는 대상자인 경우 식상을 놓기 위해 침상 위 테이블을 정리해 둔다.

⑤ 보행이 가능한 대상자인 경우 의자에 앉아서 먹도록 돕는다.

⑥ 식사 시에는 방문객을 금하여 안정된 분위기를 조성한다.

⑦ 정신적·정서적 즐거움은 식욕을 자극하고 소화를 증진시킨다.

⑧ 가능하면 식사 전후에 불쾌하고 힘든 처치를 피한다.

(2) 식사 돕기

① 식사 시에는 밝고 청결하며 여유 있는 환경을 조성하되 침실과는 구분된 장소가 바람직하다.

② 먹는 즐거움을 느끼도록 편안하고 안정된 분위기를 조성한다.

③ 상반신을 베개나 쿠션으로 받쳐 편안한 자세를 취하도록 한다.

④ 정확한 대상자에게 정확한 식이가 공급되어야 한다.

⑤ 더운 음식의 경우 너무 뜨겁지 않도록 온도를 잘 조절한다.

⑥ 대상자에게 식상에 준비된 음식들을 알린다.

⑦ 잔존 능력을 활용하여 식사하도록 하는 것은 팔의 관절가동범위를 넓힐 수 있는 방법이므로 필요한 경우에만 돕도록 한다.

⑧ 기동이 어려운 노인이나 장애인, 장기간 누워 있는 대상자 등 혼자 식사가 불가능한 경우 케어자들이 돕는다.

⑨ 스스로 식사할 수 있는 경우 부족한 부분만을 케어자가 돕는다.

⑩ 식사 보조 시에는 서둘러서는 안 되며, 반드시 시간을 넉넉히 주어 음식을 즐길 수 있도록 한다.

⑪ 케어자는 여유 있는 태도로 음식을 수저에 조금씩 놓아 주며 매번 음식의 이름을 알려 주고 때로는 대상자가 원하는 것을 주도록 한다.

⑫ 누운 자세에서 식사해야 할 편마비 대상자의 경우 음식물의 흡인을 막기 위해 건강한 쪽을 밑으로 하는 측위를 취하게 하고, 음식은 건강한 쪽 입가에 넣어 주되 마비된 쪽 구강 내에 음식이 남지 않았는지 확인한다.

⑬ 시각 장애 대상자의 경우 음식이 차려 있는 상의 크기, 식기의 간격을 손으로 만지게 하면서 시계 방향으로 설명하며, 식사 시 앉는 자리는 가능한 한 사람의 왕래가 적은 벽 쪽으로 등을 두도록 한다.

⑭ 식사 중 목이 멜 때는 상체를 앞으로 숙이게 하고 등을 쓰다듬거나 두드려 준다.

⑮ 식사가 끝나면 식판을 내가고 대상자가 손을 씻거나 양치하는 것을 돕는다.

⑯ 섭취량을 기록해야 하는 경우는 섭취한 종류와 양을 정확히 기록한다.

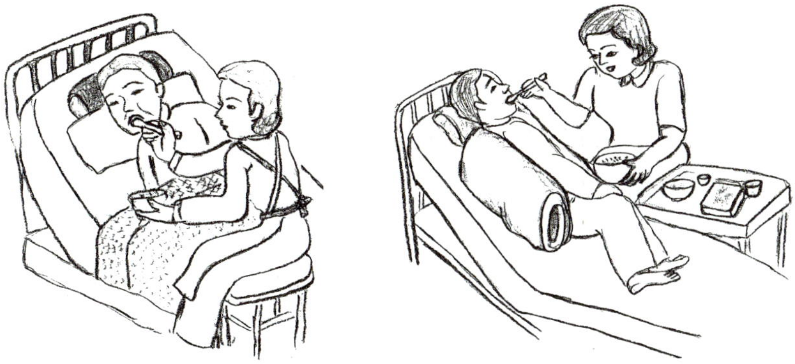

〈왼편 마비 대상자〉 〈오른편 마비 대상자〉

[그림 2-41] 편마비 대상자의 식사 보조

(3) 특별 경로의 식이 간호

1 위관 영양

대상자가 음식을 거부하는 경우, 연하 곤란, 무의식 대상자, 무기력한 경우 등 경구로 음식을 섭취하지 못할 상황의 질환이 있을 경우 튜브를 입 또는 코를 통하여 위 속에 넣은 후 적당한 시간 간격으로 액체 상태의 준비된 영양액을 공급하는 것을 말한다.

영양액의 선택은 대상자의 열량 요구량, 단백질 요구량, 위장관의 기능 등에 따라 정해지며, 영양액의 80%가 물이다.

위관 영양 시 주의점은 다음과 같다.

- 케어자는 영양액을 공급하기 전 과민 반응이 있는 음식 종류를 확인한다.
- 영양 공급 시와 공급 후 1시간 정도는 대상자의 침대 머리 부분을 30~45도 정도 높여 준다.
- 영양액의 온도는 체온과 비슷하게 하여 주입한다.
- 영양액 주입 전에 위관이 위 내에 정확히 위치하고 있는지 주사기로 위관을 흡인해 본다.
- 위관을 삽입한 후에 곧바로 영양액을 주입하면 구토를 유발할 수 있으므로 삽입 후는 잠시 동안 대상자를 편안히 눕힌다.
- 영양액 주입 속도가 너무 빠르면 구토나 설사를 유발할 수 있으므로 천천히 주입한다.
- 영양액에 우유 성분이 과량 함유되어 있을 경우 변비가 발생할 수 있으므로 식이 성분의 변경, 완화제, 수분 증가 등의 대책이 필요하다.
- 위관 영양 중 부종이 발견될 경우 영양액의 소금 함량을 체크한다.
- 위관 영양 중 현저한 체중의 변화가 보일 경우는 영양액의 농도나 함량을 확인한다.
- 비위관을 통한 영양 공급일 경우 비인두의 출혈과 감염을 관찰하며 비강 주위 조직의 피부 간호가 필요하다.
- 비위관으로 약물을 투여하는 경우 정제는 가루로 만들어 10~15mL의 물에 섞어 투여한다.
- 매 영양 공급 후 온수를 비위관으로 통과시켜 세척하고 비위관 끝을 잠가

서 위 내로 공기가 들어가지 않도록 한다.

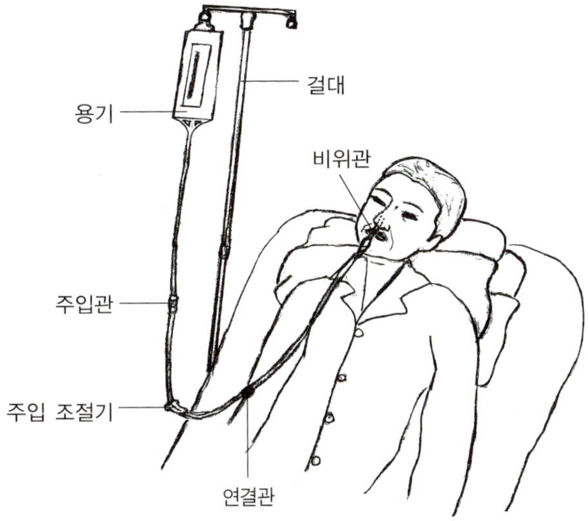

[그림 2-42] 위관 영양 주입 장치

6) 배설 관리

배설이란 소화기계 및 비뇨기계 내에서 물질 대사 결과 체내에 생성된 불필요한 물질을 배출하는 과정이다. 정상인에게서 배설은 지극히 자연스럽고 규칙적으로 이루어지는 과정이지만, 질병이나 와상, 부동 상태의 대상자들에게는 자연스럽지 못하고 다른 복합적인 상황까지도 유발시키는 복잡한 과정일 수 있다.

배설을 돕기 위한 기본 조건은 다음과 같다.

- 대상자가 규칙적으로 배설하는지 파악한다.
- 노인의 경우 화장실에서 가까운 방으로 배정하고 화장실까지 가는 통로에 손잡이를 설치한다.
- 화장실의 문은 가벼운 것이 좋다.
- 휠체어를 사용하는 경우 여닫이문보다 미닫이문이 편리하다.

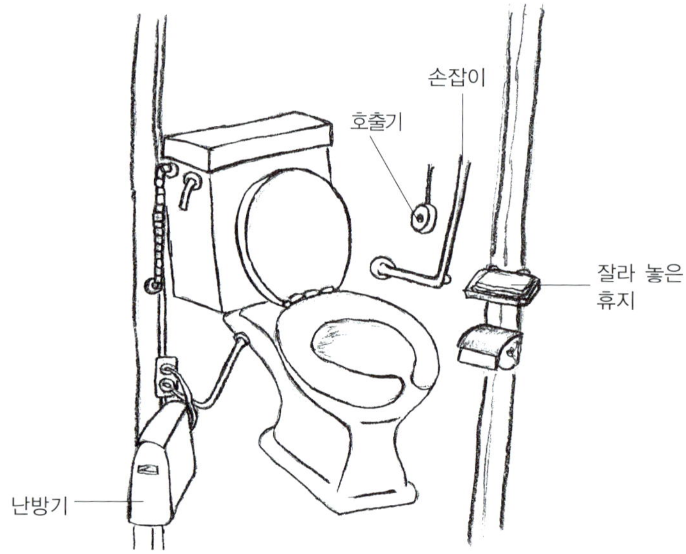

[그림 2-43] 편마비 대상자를 배려한 화장실

- 변기 옆에는 손잡이나 호출기를 설치하도록 한다.
- 화장실 내를 깨끗하고 따뜻하게 하여 긴장 없이 배설하도록 돕는다.
- 화장실 바닥은 깨끗하게 하되 미끄럽지 않게 한다.
- 편마비가 있는 대상자의 경우 잘라 놓은 휴지가 사용하기에 편하다.
- 허약한 대상자의 경우 필요하면 케어자가 동행하여 보조한다.
- 기동이 불가능한 대상자가 침상에서 변기나 소변기를 사용할 때는 스크린이나 커튼을 친다.
- 침상에서 배변에 장시간이 소요될 경우나 쇠약한 상태의 대상자의 경우 고무변기의 사용은 도움이 된다.
- 기저귀는 꼭 필요한 경우에만 사용하고 기저귀 커버를 사용한다.
- 여자 대상자의 경우 세균 감염을 막기 위해 배설 후 앞에서 뒤로 닦는다.

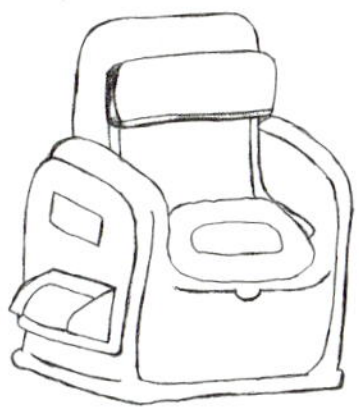

〈표준형 변기〉

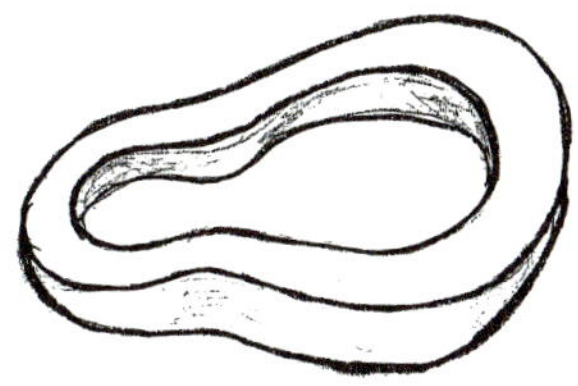

〈일반 대상자 변기〉

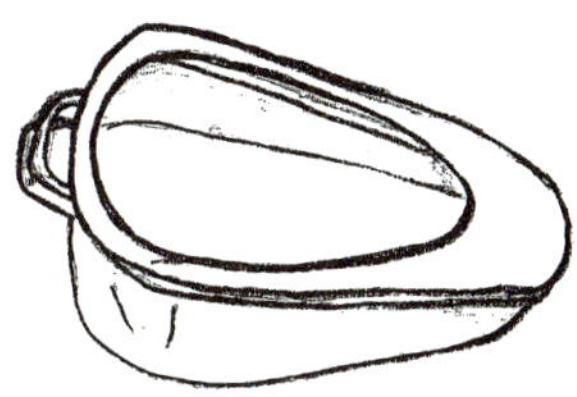

〈골절 대상자 변기〉

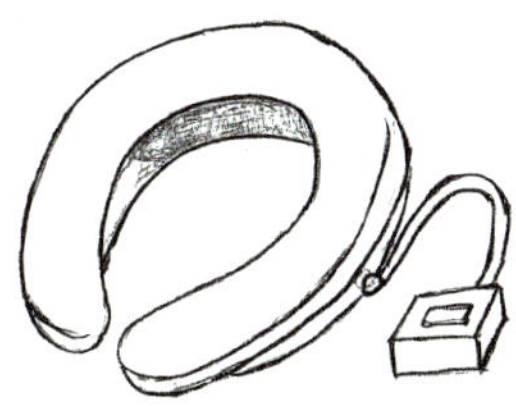

〈공기 펌프가 달린 고무 변기〉

[그림 2-44] 이동식 변기와 고무 변기

(1) 배변 관리

1 배변의 생리

대장에서 만들어진 대변이 집단운동에 의해서 직장으로 들어가게 되면 직장이 확장되면서 직장 내 압력이 증가되고, 직장 내의 압력 감수체는 압력을 감지하여 천수와 요수 및 시상하부의 배변중추로 정보를 전달한다.

배변중추에서는 그 정보를 받아 대뇌피질로 전달하여 변의를 유발시키고 원심신경인 부교감신경을 통해 결장과 직장을 수축하게 하여 그 길이를 단축시킨다. 직장의 수축파가 내항문괄약근에 전달되면 내항문괄약근이 이완되고 대뇌피질의 판단하에 배변을 해도 무방한 상황이라면 횡격막과 복근을 수축시켜 복부 내압을 증가시켜 배변을 하게 한다.

외항문괄약근은 수의근이므로 성인들은 배변을 다소 수의적으로 조절할 수 있으나 자주 반복되면 변비가 올 수 있다. 변비일 경우 복근을 수축시킴으로써 직장 내압과 혈압을 올리게 된다. 혈압이 높은 경우는 뇌졸중이나 심실세동, 심근경색 등의 합병으로 응급상황에 처할 수도 있으므로 주의하여야 한다.

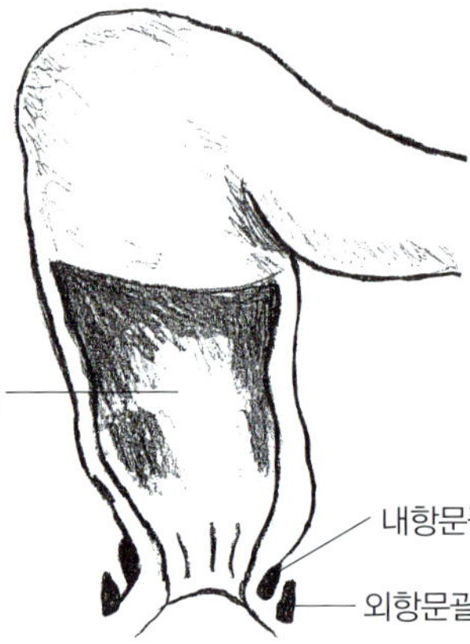

[그림 2-45] 항문괄약근

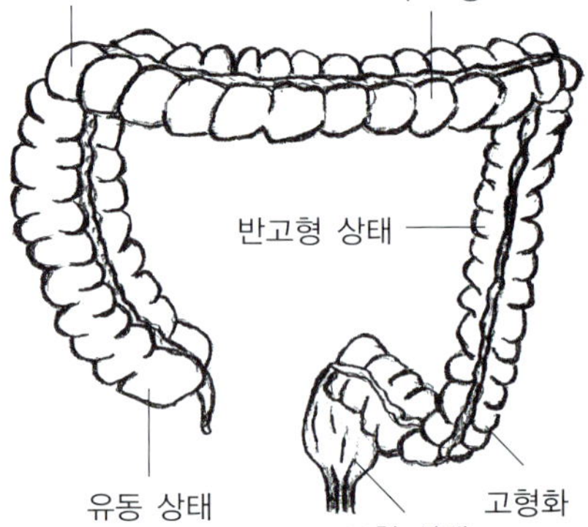

[그림 2-46] 대장의 수분 흡수로 인한 변 내용물의 변화

2 대변

대변은 음식물의 소화되지 않은 단백질, 지방 및 무기질과 소화 결과 생긴 잔여물이고, 흡수되지 않은 장내 분비물, 박리된 장내 상피세포, 소량의 효소, 장내 세균들의 집합체이다. 65~75%가 수분이고 담즙의 성분으로 배출된 빌리루빈이 환원되어서 된 우로빌리노겐(urobilinogen)이 착색되어서 황갈색이었다가 공기 중에 방치되면 흑갈색으로 변한다. 대변의 양은 식사 내용물에 따라 다르나, 보통 하루 75~170g이고 평균 110g 정도이다.

가. 색깔

- 정상 변은 황갈색이다.
- 담즙이 결핍되었을 경우 흰색이나 점토색일 수 있다.
- 철분제를 섭취하고 있거나 상부 위장관의 출혈 시 또는 육식이나 진녹색 야채를 많이 섭취했을 경우 검은색 변을 볼 수 있다.
- 우유나 유제품의 과량 섭취나 지방의 흡수 장애가 있을 때는 담황색일 수 있다.

나. 냄새

- 대변은 아미노산 대사로 발생하는 인돌이나 스캐톨 및 황화수소에 의해 자극적 냄새가 난다.
- 혈변이나 감염 시 과도한 독성 냄새가 난다.

다. 형태

- 정상 변은 부드럽고 원통형의 형태가 있다.
- 변의 모양이 가늘고 연필 모양일 때는 직장의 폐색을 의심할 수 있다.
- 세균이 결장을 자극한 경우 장운동이 증가되어 설사를 일으킬 수 있다.
- 섬유질의 섭취 부족, 운동 부족, 정서적 흥분 또는 하제의 반복적 사용으로 인해 장운동이 저하되었을 때에는 굳고 마른 변을 보인다.

라. 횟수

- 성인은 매일 1회 또는 일주일에 2~3회 정도 보기도 한다.
- 성인이 하루 3회 이상이나 일주일에 1회 이하라면 비정상이라 할 수 있다.
- 매일의 운동량이나 식사의 내용물에 따라 달라질 수 있다.

마. 성분

- 정상 변은 소화되지 않은 음식 찌꺼기, 죽은 세균, 지방, 담즙 색소, 장 점막의 세포, 수분 등으로 구성된다.
- 농이나 점액이 있다면 세균 감염이나 염증 상태라고 볼 수 있다.
- 기생충 감염 시 대변으로 배출될 수 있다.

- 혈액이 섞여 있다면 위장관계의 출혈이 있음을 말한다.
- 지방변일 경우는 지방의 섭취 장애로 담도계의 이상을 의심할 수 있다.
- 성인의 장관계는 보통 하루에 7~10리터의 가스를 만들어 낸다.

3 배변 장애

식사량의 감소, 운동 부족, 노화에 따른 치아의 문제 등은 배변 장애의 원인이 된다. 정신적 원인으로 변비나 설사가 올 수 있고, 항문괄약근의 약화나 뇌신경 질환으로 인해 변실금이 발생할 수 있다.

가. 변비

- 원인
  - 운동 부족으로 인한 복부 근육, 횡격막의 전반적인 근육 약화
  - 노화에 따른 치아 결손, 소화 효소량 감소, 장벽의 점액 분비 감소 및 복근의 탄력성 감소
  - 수분 섭취 부족으로 인한 유미즙 내의 수분의 양 감소
  - 불규칙한 식사 및 불규칙적인 배설 습관
  - 사교적 압박감이나 생활의 불편으로 인한 배변 욕구의 무시
  - 정제식품 및 인스턴트식품 섭취에 의한 섬유질의 부족
  - 하제의 반복적인 사용
  - 진정제의 과다 복용, 진통제, 진해제의 반복 투여
  - 배변 감각 자극을 저하시키는 척수 손상이나 두부 손상
  - 항문괄약근의 열상이나 긴장력의 약화 또는 치질
  - 장운동을 방해하는 불안과 우울 등의 정신적인 긴장
- 간호의 원칙
  - 변비의 원인을 제거하는 방향으로 케어한다.
  - 보행이 가능한 경우는 화장실을 이용한다.
  - 부축하여 일으킬 수 있는 경우는 이동식 변기를 사용하도록 한다.
  - 정해진 시간에 변기에 앉아 배변 습관을 들이도록 한다.
  - 이완된 상태에서 배변하게 하고, 배변 시 프라이버시를 지켜 준다.
  - 수분을 충분히 섭취하고 아침 기상 시에는 냉수나 차가운 우유를 마시게 한다.
  - 식사를 규칙적으로 하되 섬유질이 풍부한 야채, 해초류, 과일 등을 충분히 섭취한다.
  - 양배추나 양파 등의 가스 형성 식품을 제한하도록 한다.

- 적절한 운동을 하고 운동이 불가능한 경우 자세 변경을 자주 한다.
- 정신적인 스트레스를 줄이도록 한다.

• 변비 완화를 위한 관리

- 하제 : 장내에 있는 수분, 가스, 단단한 덩어리를 증가시켜 연동 운동을 자극하고 배설이 일어나도록 돕는 부피형성하제가 있고, 이런 종류의 하제를 사용할 때는 수분을 충분히 공급해야 한다. 그 외에 변이 건조해지는 것을 지연시키고 부드럽게 하는 광물유나 장 점막의 정상적인 수분 흡수를 방지하는 하제들이 있다.
- 좌약 : 좌약은 대변을 부드럽게 하거나 직장 점막의 신경을 자극하여 직장벽을 팽창시키기 위해 내항문괄약근에 삽입한다. 마찰이나 조직 손상을 피하기 위해 좌약에 윤활제를 바른 뒤 성인의 경우 7.5~10cm 정도 안으로 삽입하되 케어자의 검지손가락으로 직장 벽을 느끼면서 삽입하여 좌약이 변 속에 묻히지 않도록 한다. 잘 삽입된 좌약은 대개 삽입 후 30분이 지나면 효과가 나타난다.
- 관장 : ㉠ 대상자에게 관장의 과정을 자세히 설명한다.
  ㉡ 관장에 적절한 체위인 좌측위로 눕힌다.

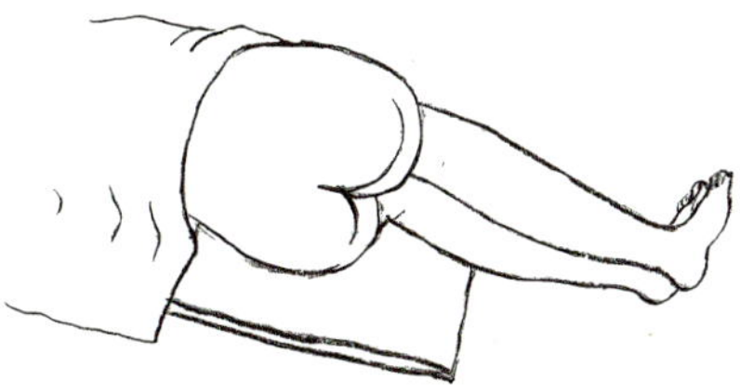

[그림 2-47] 관장을 위한 체위

㉢ 적절한 크기의 튜브에 수용성 활제를 묻혀서 사용한다.

㉣ 관장액은 온도가 너무 높으면 장 점막에 손상을 줄 수 있고 너무 차면 괄약근의 경련을 유발하므로 체온과 같은 정도로 준비한다.

㉤ 글리세린과 미지근한 물을 각각 20mL씩 관장용 주사기에 넣고 섞어서 주입한다. 일반 관장과 달리 주입액의 양이 적어 비교적 오래 참을 수 있음을 알려 준다.

㉥ 관장 용액의 양은 관장의 종류나 대상자의 나이, 체격에 따라 다르다.

㉦ 관장액 주입이 끝나면 가능한 일정 시간 동안 관장액을 보유하기 위해 누워 있게 한다.

㉧ 심장 질환 환자의 경우 배변이 끝날 때까지 케어자가 곁에 있도록 한다.

㉨ 배변 후 변의 상태를 관찰하고 이상 증상이 발견되면 의료진에게 보고한다.

- 분괴 제거 : 변비가 해결되지 않음으로 반복적인 변의가 있음에도 배변할 수 없고 분변이 직장에 매복되고 심한 경우는 S상장에까지 차 있는 경우로 쇠약, 혼돈 상태, 무의식 대상자의 경우 발생할 수 있다.
  - ㉠ 고무장갑을 끼고 점막이 상하지 않도록 손가락 끝에 윤활제나 올리브유를 바른 후 시행하되 의사 처방이 필요하다. 직장 내 지나친 조작은 점막을 자극하고 출혈을 일으킬 수 있으며 미주 신경을 자극하여 심박동수를 감소시키므로 그런 경우는 즉시 중단하도록 한다.
- 장내 가스 제거 : 장내 가스를 제거하기 위해 구풍 관장을 하기도 하나 필요에 따라 직장 튜브를 삽입하여 가스를 제거하기도 한다.

나. 변실금

• 원인

- 장운동을 지배하는 신경계의 질환이나 신경회로의 손상으로 인한 직장 감각의 손상
- 연동 운동이 저하되거나 내항문괄약근의 긴장도가 소실된 경우
- 배변을 미루거나 배변의 결정을 하는 인지적 능력과 동기의 결여
- 변을 보유하는 직장의 수용능력 결여
- 분변매복의 경우처럼 직장 내에 위치한 고형화된 대변의 주위로 의지와 관계없이 설사와 같은 수분 성분이 흘러나오는 경우
- 결장, 직장 또는 항문의 질환
- 저섬유질 식이 및 수분 섭취 부족
- 장 완하제를 장기간 사용한 경우
- 정신적인 스트레스

• 간호의 원칙

- 규칙적인 배변 습관을 갖게 한다.
- 소화를 돕는 균형진 식사와 하루 1,500~2,000mL의 충분한 수분 섭취를 하도록 한다.
- 활동 및 운동으로 배변과 관련된 근육의 탄력성을 증가시킨다.
- 필요하면 배변 완하제, 좌약, 장 세척 등으로 장을 비운다.
- 편리하고 프라이버시를 보장하는 화장실 시설은 정신적 이완을 도모하여 배변을 충분히 하도록 하는 데 도움이 된다.

다. 설사

설사는 비정상적으로 묽거나, 하루 배설되는 변의 양이 과다하거나 배변

횟수가 하루 3회 이상인 경우이다. 때로 2~3일 동안 지속되기도 하고 몇 주 동안 간헐적으로나 계속적으로 만성 설사가 지속되기도 한다.

• 원인
- 약물 복용에 의한 장의 운동성 증가와 위산의 감소로 병원체에 대한 감수성의 증가
- 결장 부위의 게실에 쌓인 배설물 찌꺼기로 인한 염증
- 결장의 감염 시 점액과 백혈구가 섞인 변이 나오고 대개의 경우 열이 동반
- 완하제의 잦은 사용으로 인한 부작용
- 항생제의 장기 복용으로 장내 정상균 분포의 변화로 인한 감염
- 유당에 대한 과민 반응
- 오염된 물, 부패했거나 과도히 찬 음식으로 인한 위장관의 자극
- 정신적 요인과 생활 스트레스
- 알코올 남용으로 췌장 소화액의 불충분한 분비

• 간호의 원칙
- 심신의 안정으로 장의 과도한 운동을 막고 설사량을 감소시켜 영양 균형을 유지하게 한다.
- 발열이나 구토가 동반되지 않는지 관찰한다.
- 복부를 따뜻하게 하여 가스로 인한 복부 팽만과 통증을 완화시킨다.
- 심한 복통을 동반하거나 혈액이나 점액이 섞였는지 관찰한다.
- 반복되는 설사의 경우 항문 부위에 바셀린이나 윤활제를 발라 주어 피부 점막의 손상을 최소화한다.
- 구강으로 수분 섭취가 불가능한 경우 처방에 따라 수액을 공급한다.
- 음식 섭취에 주의하도록 하고 자극이 적고 소화가 잘 되는 음식을 소량씩 섭취하도록 한다.
- 지사제의 장기 복용은 의존성을 가져올 수 있다.

라. 장루(인공 항문) 케어

장의 외상이나 폐색, 악성 종양이나 만성 염증성 대장 질환 등이 침범된 장 부위를 절제해 낸 후에 복막개구부의 장루를 만들어 체외로 변을 배출시키게 된다. 장의 위치에 따라 회장루, 상행 결장루, 횡행 결장루, 하행 결장루 및 S상 결장루가 있다.

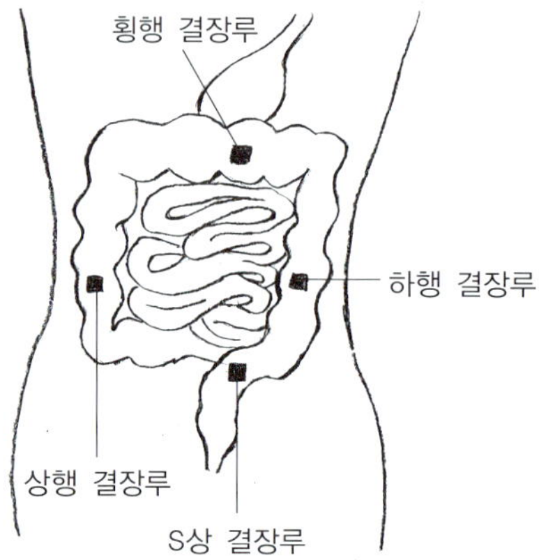

[그림 2-48] 위치에 따른 장루

- 장루 보유자의 문제와 간호
  - 피부 : 상행 결장루와 횡행 결장루의 경우에는 죽 같은 변과 함께 소화 효소의 작용과 접착테이프에 의해서 장루 주변의 피부가 자극될 수 있으므로, 피부를 청결히 닦고 습기를 제거하여 감염을 예방한다. 잦은 장루 주머니의 부착으로 접착된 테이프 제거를 위해 벤젠이나 매니큐어 제거제 사용은 피한다.
  - 표피 박리 : 접착테이프와 장루 주머니의 자극에 의해 홍반, 분비물, 출혈과 표피 탈락, 통증 및 접촉성 피부염이 발생할 수 있다.
  - 모낭염 : 부착물 접착 부위에 체모가 있을 경우 삭모하여 균들을 제거함으로써 예방할 수 있다.
  - 장탈출 : 하복부에 힘을 주거나 무거운 것을 드는 일 등은 피하는 것이 좋다.
  - 탈장 : 복압의 증가를 복대를 사용함으로써 예방이 가능하다.
  - 협착증 : 장루 주머니 교환 시에 일회용 장갑을 착용 후 손가락 한 마디 정도로 장루 주위의 협착 부위를 부드럽게 이완시킴으로써 예방할 수 있다.
  - 출혈 : 장루 주위의 가벼운 출혈은 가끔 있을 수 있는 증상이지만 출혈이 계속되면 보고한다.
  - 장루로 인한 냄새 : 장루 보유자의 경우 괄약근을 임의로 조절하기 어려우므로 가스 배출 조절이 되지 않는다. 이는 대상자를 당황하게 하며 때로는 가스 배출로 인한 소음과 냄새 때문에 스스로 자신을 사회적으로 고립시키는 원인이 되기도 한다. 활성탄(activated charcoal)의 구강 복용으로 냄새를 제거할 수 있다. 또한 가스 생성 식품이나 탄산음료, 너무 급한 식사, 껌을 씹는 일 및 빨대 사용을 금한다.

- 설사 : 설사 시에는 재흡수되지 않은 소화액이 장루 주위를 자극하고, 전해질의 불균형을 초래한다. 일단 설사가 시작되면 탈수를 예방하기 위해 충분한 수분을 섭취하도록 하고 장의 운동이 정상화될 때까지 음식 섭취는 금한다. 매 식사 시마다 섭취하는 음식을 정확히 기록해 봄으로 설사의 원인을 찾는다.
- 변비 : 변비가 발생하면 인공 항문으로 배출시키기 어려우며 세척액의 주입도 쉽지 않다. 필요에 따라 섬유질을 섭취하고 처방에 따라 대변 연화제를 투여한다.
- 활동 : 장루를 보유하고 있다 할지라도 장내의 압력이 있기 때문에 물이 장루 속으로 들어갈 염려가 없으므로 수영이나 샤워, 통 목욕 등이 가능하다. 복압을 현저히 증가시키거나 탈장을 유발하는 운동이나 활동은 제한하는 것이 좋다.

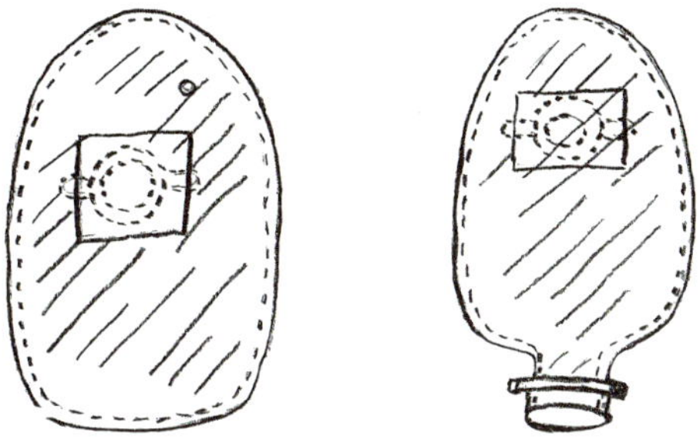

〈폐쇄형〉 〈개방형〉

[그림 2-49] 장루용 수집 주머니

• 장루 세척

- 세척의 목적은 장을 충분히 팽창시켜 연동 운동을 자극하기 위함이다.
- 대상자는 양변기에 앉고 부착했던 배설 주머니를 제거한다.
- 적은 양의 세척액으로도 장의 배설을 자극할 수 있으나 경우에 따라 1,000mL 정도의 세척액이 필요한 경우도 있다.
- 세척액의 온도는 체온과 같거나 약간 낮게 준비한다.
- 용액 주입 튜브에 윤활제를 바른 후 장루에 삽입하고 용액이 서서히 주입되도록 한다.
- 주입 도중 심한 복압을 느끼거나 복통이 있을 경우 세척액 주입을 중단한다.
- 배설이 끝나면 샤워 후 장루 주위를 청결히 건조시키고 배설 주머니를 부착해 둔다.
- 거동에 문제가 있어 방 안에서 장 세척을 하는 경우 대상자의 프라이버시를 잘 지켜 주고 세척 후 철저히 환기시킨다.
- 대상자에게 장을 관리하는 방법과 자신이 사용하는 기구들에 대한 상품화된 정보들을 잘 알아서 자가 관리할 수 있도록 교육한다.

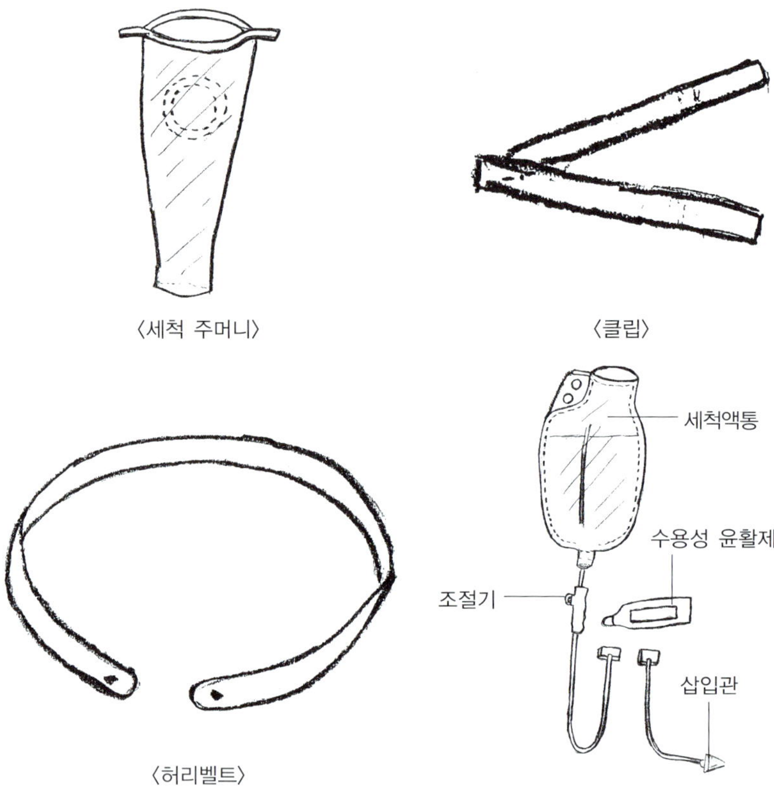

[그림 2-50] 장루 세척 용품

(2) 배뇨 관리

1 배뇨의 생리

소변은 신장의 각 네프론에서 사구체여과, 세뇨관 재흡수 및 세뇨관 분비의 세 가지 과정을 거쳐서 생산되어 요관 벽에 있는 평활근의 수축파에 의해 방광으로 이동된다.

이렇게 방광에 소변이 모이면 방광벽이 확장되면서 장력이 발생하고, 이 장력이 역치 이상으로 높아지면 배뇨 반사가 일어나 방광의 율동적 수축이 일어나게 된다. 그에 따라 방광 내압이 높아지고 수의근으로 이루어진 요도 조임근이 이완되면 소변이 배출된다.

성인의 경우 150~200mL 정도의 소변이 방광에 차게 되면 뇨의를 느끼게 된다. 배뇨 시 복벽의 근육들은 반사적으로 수축하여 복강 내 압력을 높여 배뇨를 돕고, 회음근과 외괄약근이 수축하여 긴장을 유지하여 소변이 새어나오지 않게 한다.

방광은 자율신경에 의해 지배되는데 교감신경은 배뇨에 대해 억제적으로, 부교감신경은 촉진적으로 작용한다. 실제로 배뇨를 하도록 하는 것은 부교감신경이고 척수에 있는 배뇨반사중추는 뇌에 있는 고위중추의 지배를 받고 있으므로 배뇨반사는 의식적으로 조절이 가능하다.

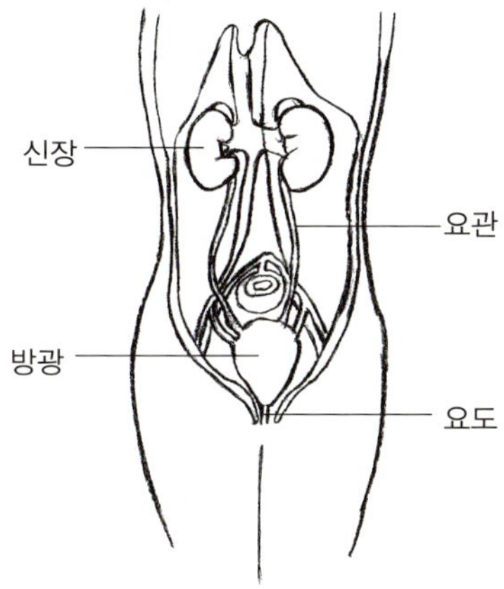

[그림 2-51] 비뇨기계의 구조

2 소변의 특성

- 정상 뇨는 볏짚색이다.
- 비뇨기 계통의 감염이나 결석이 있을 때 소변은 혼탁하다.
- 진한 갈색이나 검은색일 때는 급성 사구체신염을 의심할 수 있다.
- 수분 섭취 부족이나 급성 열성 질환, 구토나 설사 시에는 진한 황색이나 호박색의 농축된 소변을 본다.
- 적색이나 적갈색일 경우 출혈을 의심할 수 있다.
- 쇠고기는 소변의 색을 붉게 할 수 있다.
- 24시간 동안 소변의 양이 1,200mL 이하이면 수분 섭취 감소나 신부전을

의미한다.

- 점액성이고 끈적거릴 때는 감염 과정이라고 할 수 있다.
- 악취가 날 경우 감염을 의심할 수 있다.

3 배뇨 변화에의 영향 인자

- 배뇨 환경의 변화는 불안과 근육의 긴장도를 높여 배뇨를 어렵게 하기도 한다.
- 발열 시에는 발한으로 체액이 과다 소실되고, 체액과 전해질 균형을 유지하기 위해 소변 생성량이 줄어든다.
- 노인의 경우 사구체의 30% 정도가 감소되어 신장 기능이 저하되고, 혈관의 변화와 심박출량의 감소 때문에 신장을 흐르는 혈류량이 감소된다.
- 유치도뇨관을 장기간 사용 후 제거하면 방광 근육의 긴장도가 떨어져서 방광 근육이 잘 늘어나지 않고, 외요도괄약근 수축력의 변화로 배뇨 조절이 어렵게 된다.
- 남자 노인의 전립선 비대는 배뇨를 어렵게 한다.
- 항경련제나 항우울제, 항파킨슨 질환 약물 및 혈압강하제 등은 요정체를 일으킬 수 있다.
- 이뇨제는 신세뇨관에서 수분과 전해질의 재흡수를 방해함으로써 소변생성을 증가시킨다.
- 스트레스나 공포는 항이뇨 호르몬의 분비를 증가시켜 소변 생성량을 감소시킨다.
- 알코올은 항이뇨 호르몬의 생성을 억제하여 소변 배설량을 증가시킨다.
- 요로 감염이나 스트레스 시 빈뇨나 긴박뇨 또는 야뇨가 발생할 수 있다.
- 요로 감염 시 경우에 따라 혈뇨, 농뇨, 빈뇨 및 배뇨 곤란을 가져올 수 있다.
- 방광 근육의 긴장도와 수축력 저하로 인해 잔뇨가 증가하며 이것이 세균 성장과 감염의 위험도를 높인다.
- 신경계 손상으로 요실금이 나타난다.

4 배뇨 양상의 변화 평가

배뇨에 문제를 가진 대상자의 초기 면담 시에는 다음과 같은 사항을 점검한다.

- 배뇨 문제의 발생 시기
- 비뇨기 계통의 치료나 수술의 과거력
- 24시간 동안의 수분 섭취량 및 배설(배뇨)량
- 뇨의를 느낄 때 화장실까지 가는 데 방해 요인 유무
- 배뇨 간격
- 배뇨 시 통증의 유무
- 배뇨 시작 시에 어려움을 느끼지 않는가
- 배뇨 시 소변 흐름의 양상
- 기침이나 재채기 시 요실금 여부
- 배뇨 후에도 지속되는 하복부 팽만의 유무

5 배뇨의 양상 및 간호

- 빈뇨와 야뇨 : 요로 감염, 요도염, 당뇨병, 요붕증, 알코올 중독 등의 원인으로 하루 10회 이상 또는 밤에 2~3회 이상의 배뇨를 하는 경우를 말한다. 노인들의 경우 쉬거나 수면 시에 신장은 더 효과적으로 기능하므로 야뇨를 증가시킨다.
- 긴박뇨 : 노인 대상자의 경우 방광이 거의 가득 찰 때에야 급하게 뇨의를 느끼고 뇨의를 억제할 수 없어 실금으로 이어지기도 한다. 여자 노인의 경우 에스트로겐이 감소하여 요도 점막이 얇아져 긴박뇨를 일으킬 수도 있다. 이런 대상자들의 경우 뇨의를 느끼지 않더라도 일정 시간 간격으로 배뇨하도록 격려하고, 보행이 불편한 대상자는 이동식 변기를 가까운 곳에 준비해 두며, 하의는 빠른 시간에 입고 벗기 편한 옷을 입도록 한다.
- 배뇨 곤란 : 남자 노인의 경우 전립선의 비대, 여자 노인의 경우 잦은 분만으로 인한 골반 근육의 약화나 요도 협착이 배뇨 곤란의 원인이 될 수 있다. 원인에 따른 치료를 받도록 진료를 의뢰하며 골반저근 강화운동

(kegel 운동)을 하도록 교육한다.

- 요정체 : 신장은 소변을 계속해서 생성해 내지만 방광 경부의 부분 또는 전체적 폐쇄나 방광 자체의 소변 배출 능력의 감소는 방광 내에 과도한 소변이 축적되게 한다. 방광 내의 과도한 소변 축적은 방광의 근 긴장도를 약화 또는 상실시켜 잔뇨의 양을 증가시키고 감염의 원인이 될 수 있다.

6 요실금

가. 원인

- 방광이나 괄약근을 지배하는 말초나 중추신경계의 질환
- 기침, 재채기 또는 갑작스런 움직임같이 갑자기 복압이 증가되어 소변을 흘리는 경우
- 골반 내 근육 강도의 감소와 외괄약근의 강도 감소
- 지나친 방광 팽대의 경우 방광 내압의 증가로 소량의 소변이 흘러나오는 경우
- 방광의 용적 감소로 인한 소변 저장 능력의 감소
- 비뇨기계의 감염이나 장기간의 유치도뇨관 사용
- 감각을 둔화시키는 항우울제 등의 약물 사용
- 스트레스나 우울, 불안, 치매나 혼돈
- 정신 장애가 있는 경우

나. 간호 계획

- 정확한 원인의 진단이 필요하다.
- 실금을 했다고 해서 즉시 기저귀를 사용하게 되면 자존심이 상할 수 있다.
- 야간에는 침구 위에 방수천을 깔아 둔다.
- 소변의 흐름을 방지하거나 수집하는 장치를 사용(남자의 경우 보호용 외부도뇨관, 여자의 경우 생리대)하도록 한다.
- 처방에 따라 방광 기능에 영향을 주는 약물을 사용하도록 한다.
- 요실금 시 수분 섭취량 감소는 탈수의 원인이 되므로, 수분 섭취 시간과 배뇨 시간 조정으로 실금을 줄이도록 한다.

• 간헐적인 무균도뇨는 약한 배뇨 근육과 연관된 요정체나 요도 폐쇄, 척추 손상과 관련된 반사성 실금이 있는 경우 적용된다.

다. 요실금 대상자를 위한 간호의 실제

• Kegel 운동 : 소변 배설을 조절하는 데 관여하는 치골미골근의 수축력을 되찾기 위한 운동이다.
  - 인지 기능 손상이 없는 실금 대상자에게 적용한다.
  - 전신의 긴장을 푼 상태에서 다리를 벌리고 앉거나 선다.
  - 직장, 질, 요도 근육을 의지적으로 복부 안쪽 위로 잡아당기기를 5초 동안 한 후 이완시키기를 10회 정도 반복한다.
  - 위와 같이 하루에 5회 정도 하되 일정한 시간 간격을 유지하여 반복한다.
  - 배뇨를 시작하여 중간 중간에 위와 같은 근육 잡아당기기를 하여 요의 흐름을 중지한다.
  - 복부 내압이 증가하는 활동 시에 요실금 발생을 조절하는 자가훈련을 한다.

• 방광 조절 훈련
  - 조절 훈련이 가능한 경우라면 상황에 따라 규칙적인 배뇨 계획을 세우고 낮에는 1~2시간마다, 야간에는 3~4시간마다 계획대로 배뇨하도록 돕는다.
  - 급하게 배뇨하려 할 때는 스스로 억제하도록 격려하고 급뇨가 사라질 때까지 천천히, 깊이 호흡하도록 한다.
  - 낮 동안에는 규칙적으로 충분한 수분을 섭취하되 저녁 식후에는 가급적 수분 섭취를 금하여 밤 동안에 배뇨를 줄일 수 있도록 한다.
  - 알코올, 카페인 음료나 탄산음료 등은 방광을 자극하여 요실금을 자극하므로 가급적 금하게 한다.
  - 침요가 젖지 않도록 방수용 내의를 착용하게 하여 대상자의 자존감 유지를 돕는다.
  - 기저귀나 패드의 사용은 대상자로 하여금 요실금을 일부 허용하는 것으로 생각하게 하고 대상자의 긴장을 저하시킬 수 있으므로 불가피한 상황에서만 사용하도록 한다.
  - 기저귀는 하복부에 고정시키되 복부 압박을 피하기 위해 양손이 들어갈 정도의 여유를 두고, 서혜 부위는 손가락 하나가 들어갈 정도의 여유를 둔다.
  - 대상자의 노력에 격려한다.

• 보호용 외부도뇨관
  - 유치도뇨관을 사용함으로 발생하는 방광과 요도의 감염의 위험을 예방하기 위해 요도 내로 도뇨관을 삽입하지 않고 소변을 수집하도록 고안된 요수집 장치로 콘돔형

으로 제작되었다.

- 주기적으로나 도뇨관을 교환할 때마다 음경을 고정하기 위한 테이프로 인해 음경의 피부 손상이 발생하지 않도록 깨끗이 닦고 말리도록 교육한다.
- 착용하는 방법이나 주의사항은 기구 제작 안내서에 따르되 부착 시 소변이 새어 나오는 일이 없도록 주의한다.
- 음경 끝이 콘돔에 닿지 않도록 하고 콘돔이 꼬이지 않도록 한다.
- 배액 주머니는 대상자의 활동 정도에 따라 대상자의 다리에 혹은 침상에 고정시킨다.
- 배액 주머니는 3~4시간마다 비우고 비누와 물로 매일 세척한다.

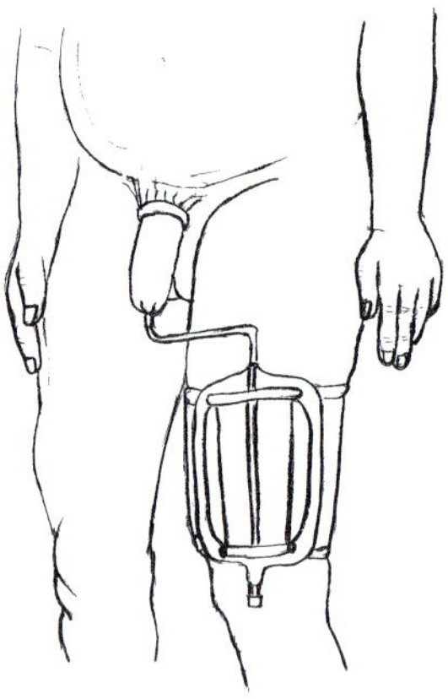

[그림 2-52] 보호용 외부도뇨관

7 도뇨(catheterization)

가. 단순도뇨

- 소변 검사물의 멸균적 채취와 잔뇨를 측정하기 위해 행한다.
- 정상적인 수분 섭취에도 불구하고 1회 배뇨량이 100mL 이하이거나 잦은 빈뇨가 있을 때에 요정체로 인한 감염을 예방하기 위해 단순도뇨를 하여 방광을 비운다.
- 정상적인 방광에는 잔뇨가 없으나 방광 근육의 긴장도가 저하되어 있거나 방광 출구가 부분적 혹은 전체적으로 폐쇄되어 잔뇨가 있는 경우에 시행한다.
- 도뇨 시 요도 손상을 피하도록 하는 것이 가장 중요하며 특히 남성의 경

우 요도가 길고 만곡되어 있으므로 음경을 몸체에 직각으로 세워서 요도를 해부학적으로 곧게 한 후 도뇨관을 삽입하도록 한다.

- 시술 중 멸균법을 지킨다.

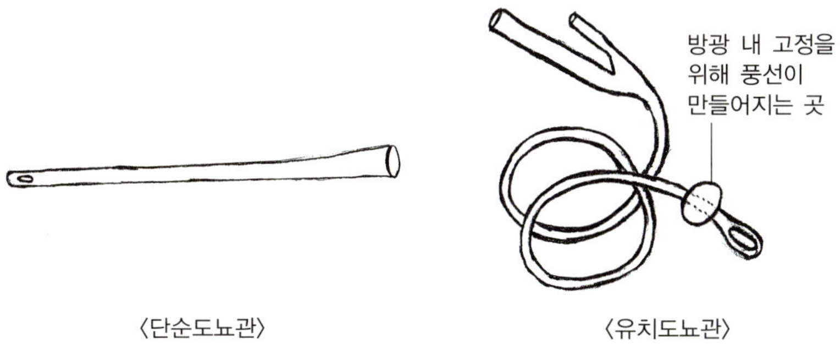

[그림 2-53] 도뇨관

나. 유치도뇨

- 계속적으로 배뇨를 할 수 없을 때 반복적인 단순도뇨를 피하기 위해 행한다.
- 전립선 비대나 요도 협착 및 혼수상태인 대상자 등 자의로 배뇨할 수 없는 경우 유치도뇨관을 삽입한다.
- 소변 배액기와 연결된 관 부분을 요도의 위치보다 낮게 하여 이미 배출된 소변의 역류를 막는다.
- 방광 근육의 긴장도가 저하된 대상자의 경우 도뇨관 제거 전에 2~4시간 간격으로 도뇨관을 결찰 후 풀어 주는 과정을 반복하는 방광 훈련을 위한 목적으로 적용할 수도 있다.

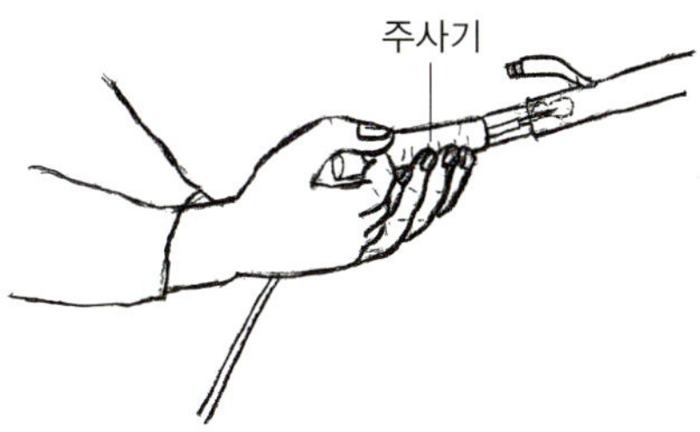

[그림 2-54] 유치도뇨관을 통한 무균적 소변 검사물 채취

다. 유치도뇨관 보유 대상자 간호

- 요정체로 인한 감염 가능성과 침전물의 생성을 줄이기 위해 충분한 수분 섭취로 소변을 희석시킨다.
- 배뇨관으로 혈액과 점액이 배출되지 않는지 관찰하고 필요시 보고한다.
- 유치도뇨관으로부터 무균 상태의 소변을 채취할 경우는 풍선으로 통하지 않는 관 부분을 철저히 소독한 후에 멸균된 주사기를 이용하여 소변을 채취한다.
- 수분의 섭취량과 배설량의 균형을 맞추도록 한다.
- 도뇨관 삽입으로 인한 감염을 예방하기 위해 회음부를 매일 1~2회 세척한다.
- 도뇨관이 꼬여 소변 배액에 문제가 있지는 않은지 자주 살핀다.
- 유치도뇨관 제거 후 요도의 부종으로 인한 불편감으로 요정체가 올 수 있으므로 방광을 자주 촉진한다.

05 수면

수면은 인간의 기본적인 욕구 중 하나로서 적당한 자극으로 깨어날 수 있는 의식 감소 또는 무의식 상태이며, 피로 회복을 위한 휴식 중 가장 좋은 방법으로 최소한의 육체적 활동, 의식의 다양한 수준, 신체의 생리적 과정의 변화, 외부 자극에 대한 반응 감소로 신체를 쉬게 해 주고 신체 기능을 재생시켜 주며 질병을 회복시켜 준다.

(1) 수면의 원리

수면은 빛과 어둠, 중력, 전자기적 자극의 영향을 받으며 신체 내에서 조절되는 복잡한 생물학적 리듬이지만 사람이 잠자는 시간과 깨어 있는 시간은 시계와 같이 일정하다. 이 수면 주기를 통하여 생명이 유지되는데, 주기의 반복은 외기의 환경조건, 사계절의 변화와 기온 변화, 화학적 변화에 의해 거의 영향 받지 않는다. 단지 햇빛이 주기를 결정하는 요소로서 주위 환경과 기온에 따라 24시간 주기에 변화는 있지만, 휴식과 활동의 주기는 계속 반복된다. 이것을 일주기리듬(circadian rhythm)이라 하는데 라틴어의 circa dies에서 나온 말로서 "대략 하루(about a day)"란 뜻이다.

수면은 신경중추가 각성을 능동적으로 방해하여 외계에서 오는 자극에 대한 반응이 느린 상태로서 쉽게 깨어날 수 있고, 반복해서 일어나며 자연스럽고 정상적인 반응이 현저히 줄어든 상태로, 수면 중에는 근육이 이완되고 긴장 상태가 줄어들며 목적 달성을 위한 행동이 없는 상태라고 볼 수 있다.

(2) 수면의 형태

뇌파 검사(EEG)에 의해 뇌의 에너지의 파동이 기록되는데, 이 뇌파 검사에 의한 수면의 형태를 서파(NREM) 수면과 안구 운동(REM) 수면으로 나눌 수 있다.

1 서파(NREM) 수면

자는 사람의 뇌파가 깨어 있거나 각성 상태인 사람의 뇌파보다 느리기 때문에 서파 수면이라고 한다. 뇌파의 형태와 수면의 길이에 따라 4단계를 거쳐 점차 깊은 수면에 빠져들어 간다. 이 기간 동안에는 외부의 자극에 대한 반응이 아주 느리고, 신체의 운동 범위는 수면이 1단계에서 4단계로 깊어짐에 따라 줄어든다. 3, 4단계의 수면은 깊은 수면으로 이 기간 동안은 외부 자극에 대한 반응이 아주 느리다. 이 중 4단계의 수면을 제거하는 수면 단축은 사물의 지각과 판단에 지장을 준다.

2 안구 운동(REM) 수면

안구 운동 수면은 뇌파 검사상 깨어 있는 것과 비슷하고 성인 수면의 약 25%를 차지한다. 서파 수면처럼 편안하지 않으며, 대부분의 꿈이 이 수면 상태에서 나타나는데 대부분 그 꿈을 기억한다. 이 수면에서는 노어에피네프린의 영향을 받아 뇌는 매우 활동적이며, 뇌의 대사량은 20% 정도 증가한다.

(3) 수면 주기

수면 동안 서파 수면과 안구 운동 수면 시간은 아주 다양하며 밤이 깊어질수록 수면자는 덜 피곤해진다. 3, 4단계의 서파 수면이 짧아지고 안구 운동 수면이 많아지면 꿈은 더 길어진다.

서파 수면과 안구 운동 수면의 비는 나이에 따라 다양하다. 노인들은 보통 하룻밤에 6시간 정도의 수면을 취하는데, 그 중 약 20~25%가 안구 운동 수면이며 4단계의 서파 수면 기간은 아주 짧다. 또한 밤에 자주 깨어나며 다시 잠이 들기까지 많은 시간이 걸린다. 4단계 수면의 부족은 신체의 피로 회복을 느리게 하며, 정신에도 영향을 미쳐 집중력과 판단력을 떨어뜨린다.

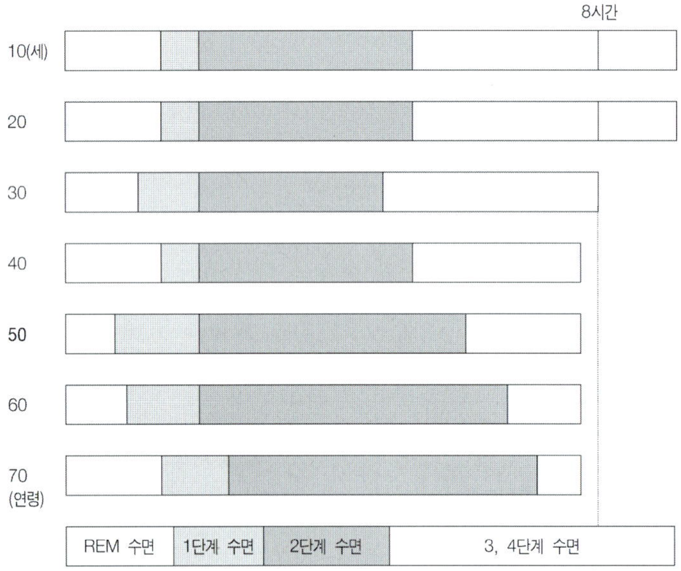

[그림 2-55] 연령에 따른 수면 양상의 변화

(4) 수면 장애

1 불면증

수면 장애 중 가장 흔한 형태로서 일정 시간 동안의 잠이나 깊은 잠을 취할 수 없는 것을 말한다. 선천적으로 신경이 예민하고 정서적으로 불안한 경우,

또는 근심 걱정, 충격 및 통증, 발열, 빈뇨, 잦은 설사 등의 신체적 장애나 치매, 조울증, 심한 흡연이나 습관적인 수면제 복용 및 소음이나 고온, 너무 밝은 조명, 시설 내의 시끄러운 환경 등은 불면증을 유발한다.

불면증의 양상도 다양하여, 수면 초기에 잠드는 것이 어려운 경우, 수면 도중 자주 깨거나 다시 수면을 취하기 어려운 경우 및 새벽에 일찍 깬 후 잠들지 못하는 등 여러 경우가 있다.

대상자들은 불면의 근본적인 원인을 제거하며 규칙적이고 절도 있는 생활 습관을 갖는 것이 필요하다. 낮 동안에 적당한 육체노동이나 운동을 권하고, 커피나 차 등 카페인 제품을 가급적 피한다. 취침 전 실내 환기로 신선한 공기를 호흡하며, 적당한 온도와 습도를 유지하고, 적절한 빛의 차단으로 스트레스 호르몬의 분비를 억제한다.

심한 불면증의 개선을 위해 37~38℃ 정도의 미온수욕을 하는 것은 신경과 정신을 안정시키며, 수면 전에 위장을 비우는 것도 숙면을 위해 필요하다.

야간에는 간호 직원들의 소리를 낮고 작게 하고, 운반 카트나 기구의 바퀴 소리 등을 제한한다. 또 침상 난간을 올려 주고 손이 닿는 곳에 호출 벨을 놓아 주어 안심하고 쉬도록 돕는다.

2 수면 과다

밤중뿐 아니라 깨우지 않으면 낮 시간에도 과다한 수면을 하는 경우로 이런 경우의 뇌파는 정상 수면 시와 같다. 뇌 저부의 손상이나 신장, 간 기능 장애, 당뇨로 인한 산증 또는 갑상선 기능 저하증 같은 대사 장애에 의해 올 수 있다. 대다수 건강하고 정상적인 다른 수면자보다는 심박동수 및 호흡수가 빠르다. 근본 원인을 확인하기 위한 검사가 필요하다.

3 수면 중 호흡 정지

수면 중 주기적으로 10초 이상 호흡이 정지되는 것으로 하룻밤에 50~600회 정도로 빈번히 발생한다. 편도선 비대, 비중격 이상, 비강 내의 기형 등 구강의 구조나 인두가 공기의 흐름을 막을 때 발생하는 폐쇄성 무호흡과 뇌간의 손상과 근 위축이 있을 때 올 수 있는 거의 치료가 불가능한 상태인 중추성 무호흡과 두 가지 유형이 함께 존재하는 혼합성 무호흡도 있다.

수면 중 호흡 정지는 코골기로 시작하여 호흡이 중단되고 호흡이 다시 시작되면서 심하게 코를 곤다. 이러한 무호흡 증상은 에너지를 소모시켜 피로를 가중시키므로 고개를 옆으로 돌림으로써 일시적으로 중단할 수 있으나 근본 원인을 제거하기 위해 전문 치료를 의뢰하여 합병증을 예방하도록 한다.

(5) 수면을 방해하는 요인

1 몽유증

서파 수면의 3, 4단계에서 일어나며 잠이 들고 나서 1~2시간 후에 일시적으로 일어난다. 몽유증은 특별한 인격 조화와는 관련이 없고 어떤 지능 수준에서도 일어날 수 있으며 감정적으로 불안한 증거가 거의 없을 때도 가끔 발생한다.

이런 대상자는 위험을 깨닫지 못하므로 특히 계단 같은 곳에서 손상을 입지 않도록 케어자가 동행할 필요가 있다.

2 악몽

악몽의 대부분은 생리적으로 안구 운동 수면과 수면 기간의 후반에 일어난다. 악몽이나 꿈의 내용은 거의 기억하는데 지나치게 죽음을 걱정하거나 두려워하는 경우 많이 나타난다. 대화를 통해 대상자의 공포와 불안의 원인을 확인하여 제거하며 정서적 안정을 찾도록 돕는다.

3 수면 박탈

알코올이나 진정제의 사용은 안구 운동 수면 박탈의 원인이 되어 통증에 대한 감수성을 증가시키며 불안정과 흥분, 초조, 혼란을 유발한다. 또한 갑상선 기능 저하증이나 우울, 호흡 장애, 수면 시 호흡 정지, 노화 등은 서파 수면 박탈의 원인이 되며, 판단 능력과 집중력을 감소시키고 시력을 약화시키며 두통을 겸한 심한 피로를 일으킨다. 정신적 혼란과 지남력 상실 및 시청각, 환각 장애로 인해 일상생활 수행을 어렵게 하기도 한다.

(6) 수면을 돕기 위한 일반적인 케어

① 낮에는 가급적 활동을 하도록 하여 낮잠을 제한한다.

② 낮 12시 이후에는 카페인이 포함된 음료를 피한다.

③ 알코올 음료 섭취는 일시적 수면을 유도할 수 있으나 수면 중 자주 깨어나게 하므로 피하는 것이 좋다.

④ 담배 또한 신경계통을 각성시키고 혈관을 수축시켜 이완을 방해하므로 수면 장애를 조장한다.

⑤ 식사는 적어도 취침 3시간 전에 마치도록 한다.

⑥ 경우에 따라 습관상 불을 켜야 자는 경우도 있지만 대체로 직접적인 조명은 피한다.

⑦ 시계 소리, 전화기 소리, 문을 여닫는 소리, 케어자의 발소리 등 소음, 잡음을 차단한다.

⑧ 실내 온도, 습도 등을 적절히 조절한다. 필요에 따라 가습기를 사용한다.

⑨ 너무 꼭 조이지 않는 가벼운 잠옷과 보온성이 있는 침구는 수면에 도움이 될 수 있다.

⑩ 취침 전의 미온수욕은 수면에 도움이 된다.

⑪ 정서적인 스트레스는 수면을 방해하므로 이완을 위해 등 마사지나 이완술 또는 심상요법, 명상, 요가 등을 적용한다.

⑫ 가능하면 취침 전에 배설을 끝내서 정신적인 이완을 도모한다.

⑬ 규칙적인 생활 리듬을 습관화하도록 하고 주야의 리듬이 바뀐 경우는 낮 시간을 무료하게 보내지 않고 가벼운 피로를 느낄 수 있을 정도의 체조나 산책 등 적절한 신체 활동을 하도록 권한다.

⑭ 경우에 따라 수면제가 수면 장애를 유발할 수도 있으므로 수면제 사용에 각별히 주의하며 의사의 처방 없이 용량을 늘리지 말고 약물의 효과가 나타나지 않으면 의사에게 의뢰한다.

06 노인의 약물 관리

노인 대상자의 경우 각종 만성 질환으로 약물 사용이 빈번한 데 반해 인체 장기의 기능 저하로 부작용 발생률은 젊은 연령층 비해 현저히 높다. 특히 처방된 약과 처방되지 않은 약 모두를 과용하는 경향이 있으므로 올바른 약물 사용이 필요하다.

1) 약물의 개관

(1) 약의 특성

① 약의 효과와 부작용은 개개인에 따라 다르다.

② 약은 유익함과 동시에 위험성이 내포되어 있다.

③ 인체에 전혀 해롭지 않은 약은 없으며, 어떤 약이든 개인의 반응과 관련되어 작용한다.

④ 대부분의 약물은 인체 내에서 배설되지만 그 속도는 각 개인에 따라 다르다.

⑤ 약물의 배설이 지연된 상태에서 계속 복용하면 약물이 축적되어 원치 않는 반응을 나타낸다.

⑥ 약물의 대사산물은 대부분 신장을 통해 소변으로 배설되고, 땀이나 타액, 모유를 통해서 배설되는데 휘발성 약물은 호흡기로 배설되기도 한다.

(2) 약물의 자원

약물은 식물, 광물, 동물 등 천연 원료나 실험실의 합성물로부터 얻어진다. 초기의 약물들은 주로 천연 원료로부터 추출되었으나 화학약물이 급격히 증가되었다.

(3) 약물의 형태

[1] 캡슐

• 자극성이 있는 약물을 젤라틴 주머니에 담은 것이다.

• 굳은 것은 액체 또는 분말이 담겨 있고, 부드러운 것에는 기름이 담겨 있다.

2 분말(산제)

약을 가루로 만든 것으로 복용하기 어려운 것은 오브레이트에 싸서 복용하거나 외용으로 사용한다.

3 환제(pill)

약에 어떤 점착성 물질을 섞어서 삼키기 쉽게 둥글게 또는 타원형으로 만든 약제이다.

4 정제

• 고체로 크기와 중량과 모양이 여러 가지로 되어 있으며 의약품이나 의약품과 다른 물질의 혼합물이다.
• 어떤 정제는 겉에 특수 처리를 해서 위에서는 흡수되지 않고 소장에서만 흡수되도록 되어 있어 부수어서 복용할 경우 효과가 달라질 수 있다.

5 볼 점막 투여제

뺨과 잇몸 사이의 볼에 물고 있어 점막의 혈관을 통해 환부에 흡수되도록 한다.

6 설하정

혀 아래에 넣어 자연스럽게 녹을 때까지 그대로 두어 직접 흡수되게 한다.

7 좌약

의약품을 균등하게 혼합하고 일정한 모양으로 만들어 항문, 요도, 질에 삽입하는 고형의 외용제로서 체온에 의해 서서히 용해되면서 약물이 유리된다.

8 함당정제(트로키제)

약을 점제와 설탕에 섞어서 작은 덩어리로 과자와 같이 만든 것으로 입 안에서 용해되면 효과가 나타나도록 되어 있고 주로 인후 질환 치료에 사용되는 약물이 이 형태를 취한다.

⑨ 연고

한 가지 이상의 약물이 혼합된 반 고형 약제로 광물성, 식물성 기름에 섞어서 만든 제제이다.

⑩ 피부 접착제, 패치

반창고 형태의 약제로 피부에 붙이면 피부를 통해 약물이 흡수된다.

⑪ 시럽

좋지 않은 맛을 없애기 위해 약을 설탕물이나 다른 당류 또는 감미료를 함유하는 의약품의 용액에 녹인 것이다.

⑫ 팅크제

식물에서 추출한 생약을 알코올 또는 알코올과 물에 녹인 것이다.

⑬ 세제(lotion)

외용을 위하여 약을 물에 섞은 것이다.

⑭ 스프레이

액체나 분말이 기압에 의해 얇은 막으로 침착되도록 만든 것이다.

(4) 약물의 관리

① 각 약물의 설명서의 지침대로 보관한다.
② 대부분의 약은 직사광선을 피하고 온도가 낮은 어두운 곳에 보관하는 것이 좋다.
③ 약품의 유효기간을 확인하고 기간이 지난 것은 폐기 처분한다.
④ 약의 변색, 악취, 투명한 약이 혼탁된 경우는 변질되었다고 본다.
⑤ 물약인 경우 라벨이 오염되지 않도록 하기 위해 라벨의 반대 방향으로 약을 따른다.
⑥ 모든 약제는 수거되는 즉시 대상자의 이름, 투여 시간, 투여 방법을 정확히 기입한다.
⑦ 약물은 아이들이나 치매 노인의 손에 닿지 않는 곳에 보관한다.

⑧ 가급적 노인이 가지고 있는 약을 전부 수거해서 개인의 약품 칸에 보관한다.

(5) 약물의 작용

약물이 인체에 작용하여 나타내는 반응을 말한다.

1 국소 작용

약물을 투여한 부위에 나타나는 약의 작용을 말한다.

2 전신 작용

한 부위에서 약물이 혈액으로 흡수된 후에 전신적으로 나타나는 효과를 말한다.

3 치료 작용

약물이 가지고 있는 여러 작용 중에서 질병 치료에 필요로 하는 작용을 말한다.

4 부작용

약물 투여 시 의도된 치료적 효과 외에 나타난 다른 작용으로서 약간의 부작용은 그 약물의 치료적 효과를 위해 감수해야 하지만 위험한 부작용인 경우 투약을 중단한다.

5 독작용

부작용 중 건강을 심히 해치거나 생명을 위협하는 작용으로, 과량 복용하거나 외용약을 내복한 경우, 대사나 배설의 문제로 체내에 약물이 축적되어 나타난다.

6 약물 알레르기

한 개인이 알레르기원이나 항원이 될 수 있는 약에 예민하게 되어 체내에 항체가 생긴 후에 다시 그 약에 접촉하게 될 때 나타난다. 증상은 개인에 따라 또는 투여한 약물에 따라 많은 차이가 있으나 대개 투여한 약물의 작용과 전혀 다르다.

7 내성

어떤 약물을 계속 사용할 경우 그 약물에 대한 생리작용이 저하되어 약효가 감퇴되고 같은 치료 효과를 얻기 위해 사용량을 증가시켜야 하는 현상이다. 마약성 진통제나 수면제, 니코틴과 카페인은 내성이 잘 생긴다.

8 약물 의존성

어떤 약물을 오랫동안 사용하여 투여를 중지하고자 할 때 약물을 복용하고자 하는 욕구나 의존성이 강한 것을 말한다. 약물로 인해 인체 내의 변화가 초래되어 조직들이 기능하기 위해, 그리고 정서적으로 안정되기 위해 그 약물을 필요로 하는 경우를 말한다.

(6) 약물 작용에 영향을 주는 요소

1 연령

노인의 경우는 위장관의 반응이 둔해지고 신장 및 간 기능이 저하되므로 용량을 감소시켜야 한다.

2 체중

체중이 적은 사람은 많은 사람보다 적게 투여한다.

3 성별

여성은 남성보다 체중이 적고 키가 작으므로 약 용량 결정 시 참고해야 하며, 여성은 남성보다 지방이 많으므로 남성보다 지방에 잘 녹는 약이 더 잘 흡수된다.

4 신체 상태

복부 수술을 요하는 징후가 있으면 하제(下劑) 사용은 금한다. 합병증의 우려가 있을 때에도 사용을 보류하고 진단이 확인된 후에 결정한다.

5 투약 방법

투약 방법에 따라 국소적 또는 전신적 효과가 나타난다.

6 약물의 배설

약물이 체내에 들어간 후 수 시간 후에 배설된다 할지라도 흡수는 빠르지만 배설은 느려 체내에 축적되기 쉬운 약물들이 있으므로 섭취 후 관찰을 요한다.

(7) 노인 대상자와 약물의 작용

노인은 성인에 비해 세포의 기능이 저하되어 연령의 증가와 더불어 약물 투여에 의한 사고가 많고 약물에 의한 질병으로 입원하는 빈도도 높다. 또한 건강 문제가 반드시 약물에 의해 치료되어야 한다는 노인의 약물에 대한 의존성이 약물 중독의 원인이 될 수 있다.

1 투약에 관련된 노인의 생리·심리적 특성

- 노인들의 경우 민간처방을 가지고 자가 투약하는 경우가 많다.
- 두 가지 이상의 질환에 대한 약물을 동시에 투여하는 경우가 많으며, 노인들이 약물을 스스로 관리할 경우 약물의 용량을 무시함으로 약물 중독이 야기된다.
- 신체 내의 지방 분포 비율이 증가하므로 지용성 약물이 체내에 쌓여 독작용의 발생 가능성이 높다.
- 위장관 내에서 약물의 흡수가 느리고 불완전하다.
- 간의 기능이 저하되어 약물 대사 능력이 저하되므로 약물의 체내 축적과 그에 따른 독성이 발생하기 쉽다.
- 신체 기관에 대한 반응이 변화되므로 치료 효과가 나타나기도 전에 부작용이 나타날 수 있다.

2 약물 중독이 일어나기 쉬운 노인의 조건

- 75세 이상
- 작은 키의 여성
- 알레르기성 질환의 과거력이 있는 사람
- 다양한 만성 질환의 소유자
- 다섯 가지 이상의 약물을 복용하는 경우

- 간이나 신장에 장애가 있는 경우
- 정신 상태가 불안정한 경우

(8) 약물에 대한 대상자 교육 내용

① 의사의 처방이 없이는 어떤 약물이든 위험하므로 사용하지 않도록 한다.
② 약품을 취급하기 전에 반드시 손을 깨끗이 씻는다.
③ 약물 섭취 시 사용할 모든 물품이 정결해야 한다.
④ 라벨이 잘 표시된 용기에 들어 있는 약물만을 사용한다.
⑤ 액체 약은 병을 옮겨 담아서는 안 된다.
⑥ 약을 너무 많이 따랐을 경우 약병에 다시 붓지 말고 버린다.
⑦ 정확한 약, 정확한 분량, 정확한 시간, 정확한 방법을 지킨다.
⑧ 정제의 경우 깨뜨려서 복용하여 흡수를 빠르게 할 수 있으나 특별한 목적으로 굳게 싼 것은 그대로 복용한다.
⑨ 진해제는 희석하지 말고 소량씩 자주 주되 복용 후에 반드시 물을 마시지 않게 한다.
⑩ 철분 제제는 차 종류, 음료수로 복용하면 효과가 감소된다.
⑪ 철제, 비소, 수은 및 옥도제는 희석해서 빨대로 마시게 하여 치아에 착색 또는 손상을 막는다.
⑫ 수면제는 취침 전에 준다.
⑬ 비타민과 광물질도 약품이므로 잘못 취하면 해가 된다.
⑭ 맛을 아는 신경의 말단 미뢰는 혀 밑과 양측 면에 많이 분포되어 있으므로 약 맛으로 인한 오심, 구토의 가능성이 있을 때에는 빨대를 사용하거나 투약 전 입에 얼음 조각을 물어 미각을 둔하게 한 후 섭취한다.
⑮ 무의식이나 연하 불능 환자에게는 내복약을 금한다.
⑯ 의식이 반만 있는 환자의 내복약은 액체에 한정하되 투약 시 특별히 주의하여 흡인을 예방한다.
⑰ 알코올은 약물의 흡수와 배설시간 및 약효의 지속시간을 단축시키고 적

정 혈중농도를 올려서 부작용이 생길 수 있다.

⑱ 하제는 식간이나 공복 시에 주며, 속한 효과를 위해서는 아침식사 전에, 오랜 효과를 위해서는 취침 전에 준다.

2) 투약 방법

(1) 경구 투여

① 대부분의 약물은 경구로 투여되며 가장 편하고 경제적인 방법이다.

② 피부를 손상시키지 않으므로 안전하다.

③ 경구로 투여된 약물은 위장관에서 흡수된 후 혈장으로 가고, 약물 복용이 중단되면 약물의 혈중 농도는 점차 감소된다.

④ 위가 비어 있을 때는 약의 흡수가 빠르고, 위 내용물이 많을 때에는 그 흡수가 늦으며 위에 대한 자극이 적다.

⑤ 약물을 음식물과 함께 복용해도 되는지, 식간에 투여해야 하는지 파악한다.

⑥ 코팅이 되어 있는 정제나 캡슐의 경우에는 절대 가루로 만들거나 캡슐을 씹어서는 안 된다.

⑦ 우유나 제산제는 다른 약물과 함께 복용하지 않는다.

경구 투여의 단점은 다음과 같다.

- 위 점막을 자극할 수 있다.
- 위액이 약에 작용해서 효과에 지장을 준다.
- 위장관에서의 약물 흡수가 느리고 불규칙하다.
- 위장관 운동이 저하되었을 때는 부적합하다.
- 위에 자극을 주는 약의 불쾌한 맛이나 냄새는 때로 오심이나 구토를 유발한다.
- 삼키지 못하거나 무의식 대상자에게는 부적합하다.

(2) 직장 투여

직장으로 약물을 투여하면 상부 위장관계의 자극을 피할 수 있고 직장의 정맥혈은 간을 거치지 않고 수송되기 때문에 약물의 혈중 농도가 더 높게 유지될 수 있는 장점이 있는 반면, 약물의 혈류로의 흡수율은 직장 내 대변의 존재 여부에 따라 달라진다.

① 진통, 해열 및 배변을 위한 목적으로 좌약의 형태로 투여한다.
② 좌약은 체온으로 녹을 수 있기 때문에 맨손으로 만지지 않는다.
③ 좌약은 냉장 보관했다가 끝 부분에 윤활제를 발라 삽입이 쉽게 한다.
④ 대상자를 좌측 옆으로 눕힌 후 오른쪽 다리를 가슴 쪽까지 끌어올린다.
⑤ 좌약을 삽입하는 동안 입으로 호흡하도록 하여 항문괄약근의 이완을 돕는다.
⑥ 확실한 약의 효과를 위해 좌약은 직장벽을 따라 삽입되어야 하고 대변 속으로 삽입되는 것을 막는다.
⑦ 만일 하제를 삽입한 경우에는 대상자가 참을 수 있는 한 오래 참고 있도록 격려한다.
⑧ 직장 투여의 단점은 흡수된 용량을 예측할 수 없는 것이다.

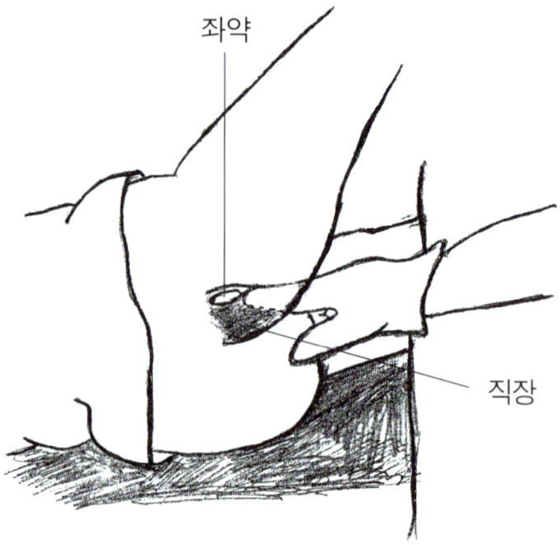

[그림 2-56] 삽입된 직장 내 좌약의 위치

(3) 질 내 투여

질의 불편감이나 감염 완화 또는 질 내 소양증이나 동통을 감소시키기 위함이다.

① 질 좌약 삽입에 대해 설명한다.
② 소변을 보게 하고 프라이버시를 지키기 위해 스크린을 친다.
③ 앙와위 상태에서 다리를 약간 벌리고 세운 자세를 취한 후 필요한 부분만을 노출시킨다.
④ 좌약의 끝 둥근 부분에 윤활제를 바른다.
⑤ 크림이나 연고, 젤리인 경우 피스톤에 짜 넣는다.
⑥ 감염 방지를 위해 장갑을 끼고 반대편 손으로 음순을 벌려 질구를 노출시킨다.
⑦ 질의 후벽을 따라 좌약을 8cm 가량 삽입한다.
⑧ 투입기인 경우 끝에 수용성 젤리를 발라 부드럽게 한 후 삽입한다.
⑨ 삽입 후 대상자의 둔부 밑에 베개를 대어 주어 30분 정도 둔부를 올린 상태로 누워 있게 하여 약이 빠져 나오지 않게 한다.
⑩ 필요하면 생리대를 대도록 한다.
⑪ 질 좌약은 질 내에서 충분히 작용하도록 취침 전에 삽입한다.

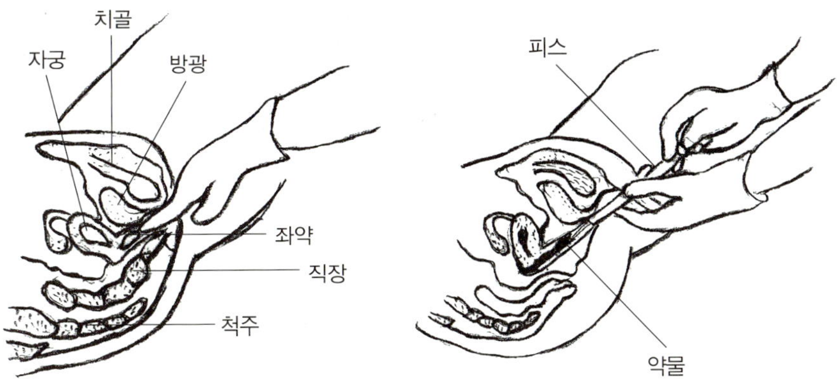

[그림 2-57] 질 좌약 및 연고 투여

(4) 눈의 국소 투약

눈의 감염 완화, 결막 자극 감소, 안압 저하, 안저 검사를 위한 준비 및 마취를 위해 약물을 투여한다.

① 약물 투여 시 무균술이 필요하지는 않다.
② 약물을 확인 후 약병을 두 손으로 굴려 실내온도 정도로 따뜻하게 한다.
③ 약물을 주입한다는 것을 대상자에게 알린다.
④ 대상자가 아픈 눈 쪽으로 고개를 약간 돌린 편안한 자세를 취하도록 돕는다.
⑤ 멸균 생리 식염수를 솜에 적셔 속눈썹을 닦는다.
⑥ 대상자는 천장을 올려다보게 한다.
⑦ 사용하지 않는 손의 엄지 또는 검지를 이용해 하부 결막낭을 노출시킨다.
⑧ 하부 결막낭의 외측 1/3 지점에 용액을 떨어뜨린다. 연고의 경우 1cm 정도를 하안검과 공막 사이에 바르되 점안 용기가 결막낭에 닿지 않게 한다(각막에는 약물이 닿지 않도록 한다).
⑨ 물약 점적 후에는 비루관이 시작되는 눈물샘 부위를 1분 동안 눌러 주어 약물이 비루관으로 유입되는 것을 막는다.

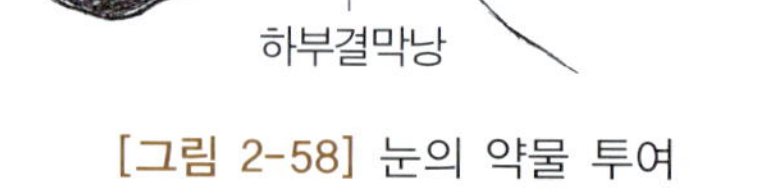

[그림 2-58] 눈의 약물 투여

(5) 귀의 약물 점적

① 대상자에게 귀의 약물 주입에 대해 설명한다.

② 대상자는 앉거나 누워서 아픈 쪽 귀를 위쪽으로 가게 머리를 돌리도록 한다.

③ 면봉으로 외이도를 닦는다.

④ 점적 기구에 약을 넣는다.

⑤ 만일 고막이 손상된 경우 반드시 외과적 무균술이 필요하다.

⑥ 성인이나 노인의 경우 후상방으로 귓바퀴를 당김으로써 외이도를 곧게 한다.

⑦ 외이도의 옆으로 정확한 양의 용액을 점적한다.

⑧ 외이도 내로 귀약이 다 흘러들어갈 때까지 귀를 계속 잡고 있도록 한다.

⑨ 귀 앞쪽 이주 부위를 안쪽으로 눌러 준다.

⑩ 약 10분간 그 자세를 유지하게 한다.

⑪ 15~20분간 외이도에 솜을 가볍게 삽입해 둔다.

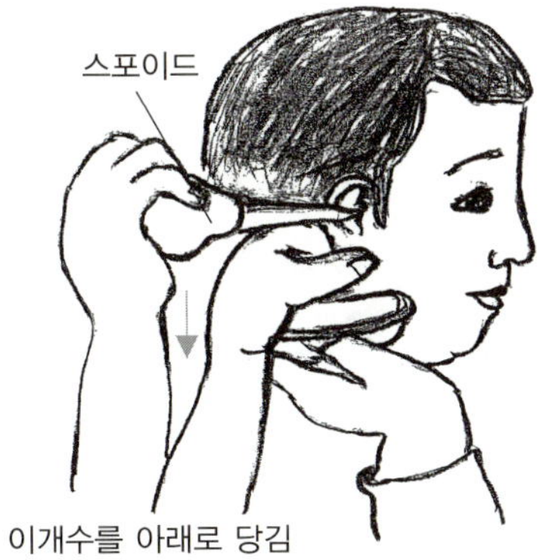

〈어린이〉

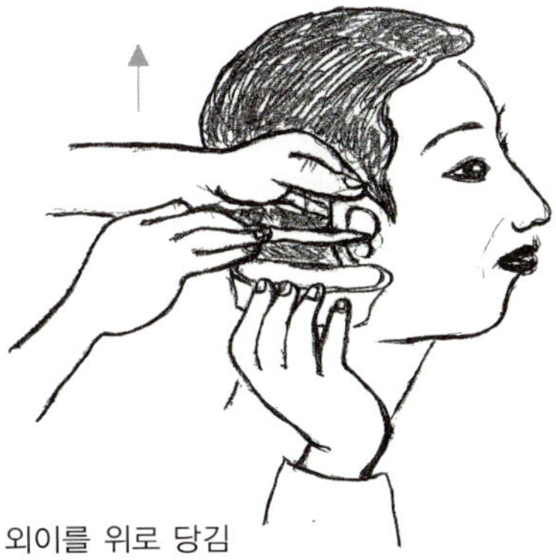

〈성인〉

[그림 2-59] 귀의 약물 점적

(6) 코의 약물 점적

코의 울혈을 경감시키거나 비강과 부비동의 감염을 제거하기 위함이다.

① 코를 몇 번 풀게 하여 코 안을 깨끗하게 한다.

② 적절한 체위를 취해 준다.

③ 약병을 손으로 비벼 약물을 따뜻하게 한다.

④ 용액을 확인하고 필요한 양을 점적기에 붓는다.

⑤ 점적기의 끝을 콧구멍 바로 위에 놓고 대상자에게 입으로 숨을 쉬도록 한 후 용액을 떨어뜨린다.

⑥ 사골동과 접형골동 치료 시에는 누워서 머리를 침대모서리 끝으로 떨어뜨리거나 어깨 밑에 베개를 대어 머리를 뒤로 젖힌다.

⑦ 상악동과 전두동 치료 시 바로 누워서 치료 방향으로 머리를 돌린다.

⑧ 만일 약물이 목으로 흘러내려 오는 경우에는 약물을 뱉고 다시 머리를 뒤로 젖힌다.

⑨ 대상자에게 5~10분 동안 그 자세를 유지하도록 한다.

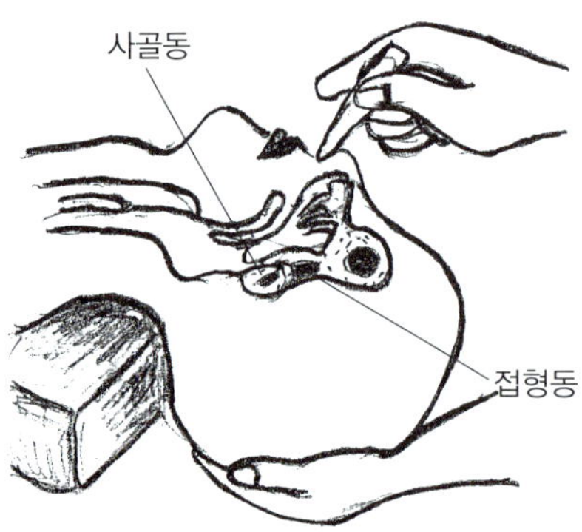

〈사골동과 접형동 점적 시〉

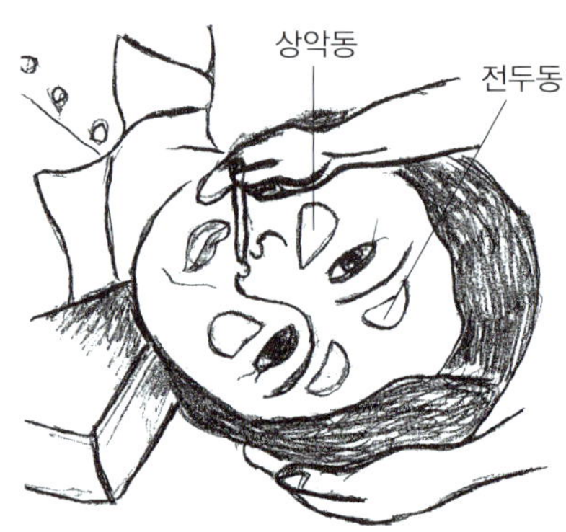

〈상악동과 전두동 점적 시〉

[그림 2-60] 코의 약물 점적

(7) 구강 흡입제

일반적 효과 또는 국부적 효과를 위해 분무기로 약을 분사하여 흡입시킴으로 호흡기계를 통해 약이 흡수되도록 한다. 구강과 호흡기 점막에 모세혈관이 많이 분포되어 약물이 신속히 흡수된다. 대상자가 의식이 없는 경우라도 투여가 가능하다.

① 대부분 개인용으로 사용하는 펌프형 분무 흡입기를 사용한다.
② 흡입기를 잘 흔들어 잘 섞이도록 한다.
③ 입술과 이로 마우스피스를 느슨하게 문다.
④ 머리를 뒤쪽으로 조금 젖히고 심호흡을 한번 한다.
⑤ 약병을 마우스피스 방향으로 힘 있게 밀면 약물이 분사되고 이때 폐가 깊은 흡식을 하도록 한다.
⑥ 마우스피스를 입에서 떼고 약 10초 동안 숨을 참는다.
⑦ 입술을 오므리고 천천히 호식한다.
⑧ 여러 번 흡입해야 하는 경우에는 약 2분 정도 기다린 후 같은 과정을 3~6회까지 반복한다.
⑨ 분무기는 적어도 하루에 한 번 정도 분리해서 따뜻한 물에 닦는다.

구강 흡입제의 단점은 다음과 같다.

- 국소 효과를 기대했던 약물이 전신적인 영향을 나타낼 가능성이 있다.
- 호흡기계에만 적용할 수 있다.

(8) 국부 도포

피부를 통한 화학 물질의 흡수는 느리지만 상처 부분의 치료를 위해서 국부적으로 분말, 로션, 크림, 페이스트 및 연고의 형태로 피부에 약물을 바른다. 약물을 도포하기 전에 피부가 깨끗하고 건조한지를 확인한다.

1 분말 제제

- 분말 제제는 피부를 건조하게 유지하고 자극을 예방한다.
- 분말 도포 시 고개를 반대쪽으로 돌려 분말이 폐로 흡인되지 않도록 한다.

2 로 션

- 로션은 소양증을 해소시키기 위해 넉넉하게 바르고 마르게 한다.
- 로션을 바르는 사이에 피부의 발적이나 쓰라림 혹은 가려움의 증상이 있

는지 확인한다.

③ 연고

연고는 얇게 펴서 바른 후 피부에 잘 문지른다.

④ 피부용 패치

- 패치를 피부에 적용하면 패치로부터 약물이 피부로 흡수된다.
- 패치를 부착할 때는 가능하면 피부의 털이 없는 부위에 부착한다.

⑤ 경피 흡수제

멀미약, 관절염 치료제, 에스트로겐 제제 등의 경피 흡수제는 반창고와 같은 형태로 피부에 붙임으로써 약물의 작용을 지속적으로 유지할 수 있어 약물을 안전하고 효과적으로 인체에 전달할 수 있다.

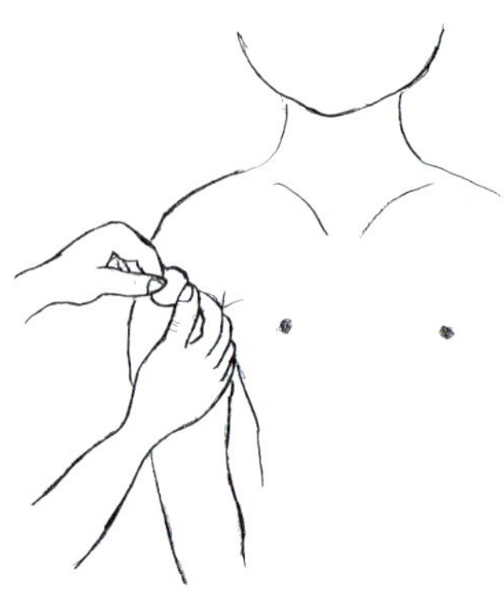

[그림 2-61] 피부용 패치의 적용

(9) 설하 투여

① 약물을 혀 밑에 넣어 점막을 통해 흡수될 때까지 계속 혀 밑에 둔다.

② 비교적 빠른 시간에 혀 밑의 혈관으로 흡수가 된다.

③ 설하 투여용 약물을 그대로 삼키면 위장 내에서 용해되지 않아 혈류로의 흡수가 감소되어 약효가 감소된다.

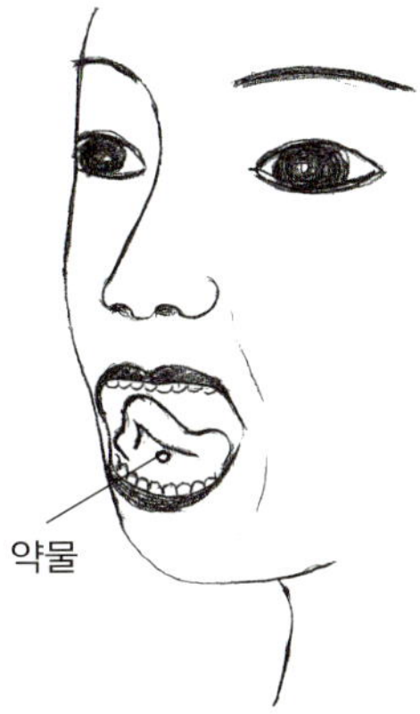

[그림 2-62] 설하 투여

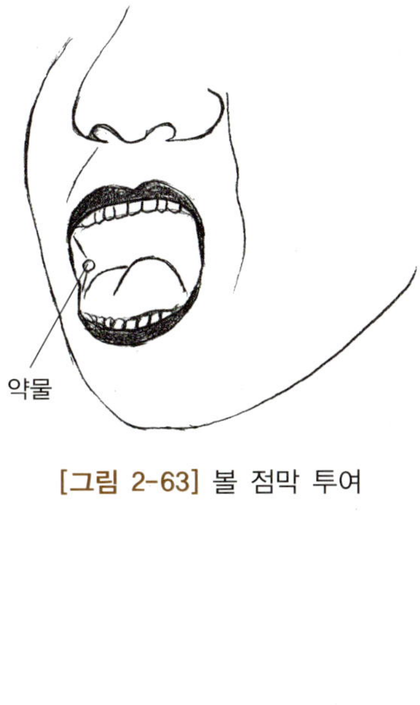

[그림 2-63] 볼 점막 투여

Chapter 02

질병 상황에서의 간호

학·습·목·표

- 시설 내 감염을 조장하는 요인들을 확인하여 제거하며 교차 감염을 예방할 수 있다.
- 질병으로 인한 통증에 영향을 미치는 요소를 이해하고 통증 완화를 위한 케어를 시행할 수 있다.
- 대상자의 상태에 맞는 간호를 함으로써 신체적·정신적 안위를 도모한다.

01 노인 질환의 특성

노인들은 신체 각 기관의 노화로 성인에 비해 질병 발생률이 높아 쉽게 질병에 이환되며, 그 질병 특유의 증상 대신에 식욕 부진, 허약감 등을 나타내기도 한다. 질병의 경과가 길고 재발이 쉬운 두 가지 이상의 만성 질환이 동시에 나타나 그 결과를 예측하기 어렵다. 따라서 특별한 증상이 없으며 불편감을 호소하지 않더라도 노인 건강은 자주 관찰하여 신체적·정신적 이상 유무를 조기에 발견하도록 한다.

또한 노인들은 생리적으로 활력이 저하되어 있는 상태이기 때문에 생리적 변화에 대처하기 어려우므로 만성 질환이 있는 노인에게 감염, 출혈, 빈혈, 혈압의 변화 및 수분과 전해질의 불균형이 더해질 때 더욱 치명적일 수 있다.

일상생활 수행능력이 저하되고 식사량이 줄었거나 열이 나는 등 평상시와 다른 증상이 나타날 때는 특히 주의 깊게 관찰하며 사소한 사항이라도 기록 후 인계·보고하도록 한다.

02 감염 조절과 상처 치유

수많은 미생물들이 자연계에 존재하는데, 그 중 질병을 일으키는 병원성 미생물의 감염은 대상자의 방어기전이 비효과적일 때 신체 일부분에 병원체가 침입하여 조직 손상을 일으킨 경우이다. 이는 국소적 혹은 전신적으로 일어날 수 있고, 증상이 독특하며 다른 상태와 뚜렷한 구별을 이룰 때 질병으로 진전된다.

1) 감염 조절

잦은 실내 환기와 공기 정화는 물론 정기적인 정수기 필터의 관리 등은 감염 예방을 위한 기본이며, 의료인뿐 아니라 대상자와 직원, 방문객 모두가 미생물 전파의 매개체로서 감염관리 대상이 된다.

(1) 정상 신체 방어

1 피부

피부의 각질층은 미생물에 의해 쉽게 분해되지 않는 단백질인 케라틴(keratin)으로 되어 있어 대부분의 미생물의 침입을 방어하는 물리적 장벽이 된다. 또한 땀이나 피지선의 분비물은 산성 pH를 나타내고 화학물질(지방산)을 함유하고 있어 항균작용을 나타내기 때문에 병원성 미생물을 제거하는 역할을 한다. 세균을 용해하는 효소인 라이소자임(lysozyme)도 피부 분비물에 존재한다. 따라서 상처가 없는 완벽한 피부는 미생물의 체내 침입을 막아낼 수 있으나 작은 상처라도 있는 경우에는 미생물의 체내 침입 경로가 될 수 있다.

② 점막

코, 비강, 인두, 후두 등의 기도나 여성의 질(vagina)에는 점액의 얇은 막이 표면을 덮고 있어 침입한 미생물들은 점막에 부착된 후 섬모 운동에 의해 몸 밖으로 내보내진다.

점막에 있는 점액은 세균의 이동을 막아 주는 역할을 하고, 코에 있는 비모와 기도의 섬모는 세균의 침입을 막고 재채기나 기침으로 객담을 배출시킨다.

③ 정상상재균총

구강이나 장내에는 병독성이 없거나 약한 세균이 많이 자라고 있어 다른 병원균의 부착 및 증식을 어렵게 하며, 여성의 질 내부는 유산 간균이 질 근육의 글리코겐을 유산으로 분해하여 질 내부를 산성으로 유지함으로써 대부분의 균들의 침입 및 성장을 억제시킨다.

정상상재균총에 의한 미생물의 방어기전은 다음과 같다.

- 숙주 세포의 표면 수용기에서 다른 균들과 경쟁적으로 작용한다.
- 정상상재균총이 숙주의 여분의 영양소를 섭취해 버리므로 다른 미생물의 증식을 억제한다.
- 정상상재균총의 대사산물이 독성 물질로 작용하여 다른 병원성 미생물 증식을 억제한다.
- 박테리오신이나 항생 물질과 유사한 물질을 생산하여 병원성 미생물 증식을 억제한다.

④ 국소 염증 반응

미생물이 신체 일부에 침입하여 염증을 일으키게 되면 백혈구는 식균 작용에 의해 미생물의 침입을 국소화시킨다. 또한 감염의 확산을 억제하기 위해 세동맥이나 모세혈관이 확대되어 혈장이 혈관 밖으로 스며나가 섬유소 주위를 둘러싸서 미생물이 주위로 확산되는 것을 막는다.

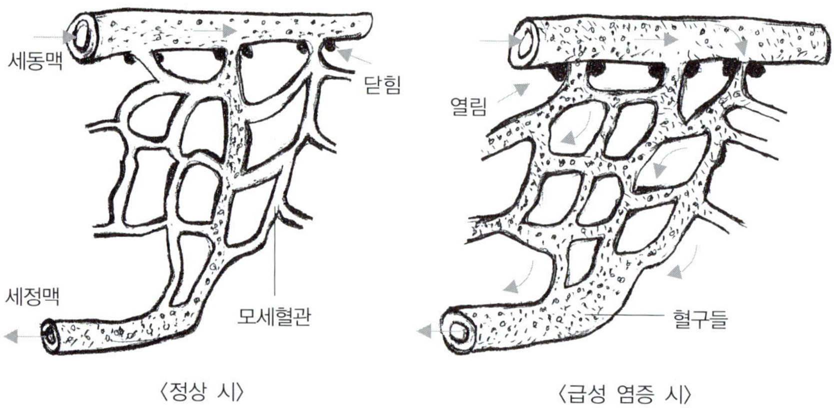

[그림 2-64] 급성 염증 시 혈관의 변화

5 림프계

피부나 점막을 뚫고 체내로 들어온 미생물은 그 자리에서 염증을 일으키기도 하고 림프를 통해 림프절로 가기도 한다. 림프계는 미생물을 처리하여 발병되는 것을 막는다.

백혈구 중 임파구의 일종인 자연 살생 세포는 암세포의 생성을 저지하며, 암이 신체의 다른 부위로 퍼지는 것을 막고 이미 생겨난 종양을 줄이거나 파괴시키므로 인체 방어기전에 기여한다.

6 위산

위산은 미생물 침입을 방지하기 위해 작용하는 또 다른 화학적 장벽이 된다. 소화 기관으로 침입한 대부분의 미생물은 위의 낮은 pH(1.0~2.0)에서 죽는다. 위를 무사히 통과한 미생물은 장내에 있는 담즙과 소화 효소에 의해 사멸된다.

7 배변 및 배뇨

사람이 배변으로 내보내는 세균의 수는 하루에 약 10^{12}개 정도이다. 약산성의 산도를 띤 소변은 비뇨기계의 감염을 예방하고, 소변의 배출은 비뇨기 상피세포에 세균이 정착·증식하는 것을 막는다.

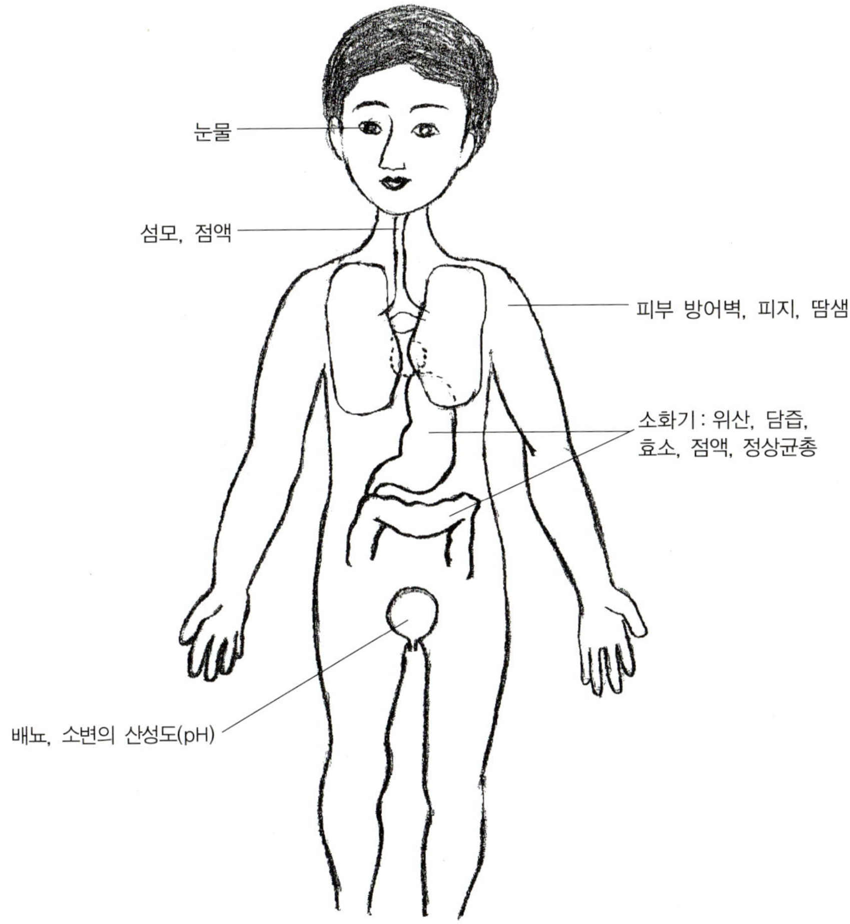

[그림 2-65] 인체의 정상 방어기전

(2) 감염원인 미생물

인체에 주로 감염을 일으키는 주요 미생물에는 박테리아, 바이러스, 진균 및 기생충 등이 있다.

1 박테리아(세균)

세균의 크기는 마이크로미터(㎛, 10-6m)로 측정하며 형태에 따라 구균, 간균 및 나선균으로 나뉜다. 생장할 수 있는 온도에 따라 저온성 균(16~20℃), 중온성 균(25~40℃), 고온성 균(55~60℃)으로 분류한다.

저온성 균은 바닷물이나 가정용 냉장고에서도 증식이 가능하나 약 25℃ 이상에서는 비활성 효소를 생성하므로 생존에 방해를 받으며 대표적인 것으로 리스테리아균이 있다. 중온성 균의 경우 인간의 체온 정도인 37℃에서 가장 잘 증식하는 균으로 대부분의 세균이 인체에 감염을 일으키는 이 중온성 균에 속한다. 고온성 균은 40℃ 이상의 고온에서 자라며 55~60℃의 최적 증식 온도를 갖는 균으로 온천 지역, 자동세탁기 배수구에서 발견된다.

세균을 수소 이온 지수(산도, pH)에 따라 분류할 수 있는데, pH 7.0을 중심으로 7.0 이하의 값은 산성, 7.0 이상의 값은 알칼리성으로 구분하며, 대부분의 세균들은 중성 pH에서 잘 증식하고, pH 5.0 이하의 산성과 pH 8.5 이상의 알칼리에서 파괴된다.

세균은 국소적으로 인체를 침범하여 독소를 생산하고, 이 독소들에 의해 침범하기 쉬운 환경을 만들어 질병을 일으킨다. 이에 대해 인체는 정상 신체 방어기전에 의해 세균의 침입을 제한한다.

2 바이러스

바이러스의 크기는 세포보다 작기 때문에 세균 여과기의 구멍을 통과하므로 전자현미경으로나 볼 수 있고, 가장 큰 수두 바이러스부터 가장 작은 소아마비 바이러스까지 다양하다. 미생물이 그 감염력을 상실하는 것을 불활성이라고 하는데 간염 바이러스를 제외한 대부분의 바이러스는 56℃에서 30분 동안 가열하면 불활성화된다. 그 외에 포르말린, 페놀, 승홍, 염소 등의 세균용 소독제로도 바이러스를 불활성화시킬 수 있다.

바이러스는 숙주 세포 내에서만 증식할 수 있는 유기체이다. 전형적인 바이러스 감염은 피부 표면을 국소적으로 침입하여 신경계 및 기타 기관에 감염을 일으키게 된다.

3 진균

진균류는 형태에 따라 곰팡이, 효모, 버섯으로 나눈다. 곰팡이는 열에 약하므로 보통 60~70℃의 습열에서 10~15분간이면 사멸한다. 대부분 사체에 기생하나 간혹 생체에 기생하는 것도 있다. 효모는 단세포이며 출아에 의해 증식한다. 열에 약하여 60℃에서 15분간 가열에 의해 거의 사멸한다. 진균은 인체 내에서 다음과 같은 감염을 일으킨다.

- 표재성 진균증 : 피부, 모발, 손톱 등 각질 성분 내에 국한되는 피부 사상균의 감염
- 피하 진균증 : 외상 후 피하조직에 만성 결절이나 궤양을 일으킬 수 있는 부패성 진균 감염
- 호흡기 진균증 : 급성 폐 감염이나 무증상의 폐 감염을 일으키거나 육아종성 병변을 일으키는 토양 부패균 감염
- 칸디다 감염증 : 피부, 점막의 표재성 혹은 전신성 감염을 일으키는 편재성 공생성 칸디다 감염

4 기생충

기생충은 인체 내에서 인체를 파괴하지 않고 증식하고 공생하므로 대개 기생충 감염은 만성화된다. 대부분의 기생충에 감염되면 비장이 커지고 면역이 억제되는 경우가 있다. 일부 원충류는 인체 세포 내에 기생할 정도로 크기가 매우 작지만, 대개의 기생충은 세균이나 바이러스보다 훨씬 크다. 기생 원충류는 장관, 혈액, 적혈구, 대식세포, 간, 비장, 근육 등에 기생한다.

(3) 감염원의 전파 경로

병원소로부터 병원체가 탈출한 후 전파 수단을 이용하여 다른 숙주로 가서 감염을 시키면 비로소 병원체의 성장 및 증식이 가능하다. 탈출한 병원체가

새로운 숙주에게 감염시키기까지의 전파 형태는 다음과 같다.

① 직접 전파

병원체가 매개체 없이 새로운 숙주로 직접 전파되는 것으로 다양한 방식의 신체적 접촉으로 발생하는 성병 및 피부병 등과 환자의 재채기나 기침 등 비말 전파에 의해 발생하는 호흡기계 질병 등이 있다.

② 간접 전파

간접 전파는 배출된 병원체가 매개체를 통해 새로운 숙주에게 운반되어 전염이 성립되는 것으로 비활성 전파와 활성 전파가 있다.

가. 비활성 전파

병원체가 의류, 식품, 물, 생활용구, 수술기구 등의 무생물 매개체를 통해 전파되는 것을 말하며 혈액도 매개체가 될 수 있다.

나. 활성 전파

생물에 의한 매개로 전파되는 것을 말하며, 파리, 모기, 이 등이나 조류나 진드기 및 패류나 담수어와 같은 중간 숙주에 의한 것이 있다.

③ 공기 전파

숙주의 입이나 코에서 재채기나 기침, 대화 시에 탈출한 비말의 일부나, 흙이나 생활환경으로부터 확산된 비말핵이 공기 중에 떠 있다가 이에 민감한 숙주(감염의 위험이 있는 사람)의 비강을 통해 기관지나 폐 등에 감염을 일으키는 경우를 말한다.

(4) 감염 예방 및 감염 경로의 차단

대상자 관리 시 교차 감염과 감염 경로를 차단하기 위해 다음 사항을 살펴본다.

① 손 씻기

미생물의 전파를 예방하기 위해 식사 전, 배변, 배뇨 후 및 객담이나 상처 분비물과 같은 체액의 접촉 후 반드시 손을 씻도록 한다. 매 대상자의 간호 전

후에 교차 감염을 예방하기 위해 반드시 손을 씻어 대상자의 감염을 막는다. 면역기능이 약화된 대상자 간호 시는 항균 비누나 손 소독용 소독제와 브러시를 사용하되, 시계와 반지를 빼고 양손과 손목, 손가락 사이와 손톱 밑을 충분히 비벼 닦고 말린 후 시행한다.

2 청결

미생물의 성장을 억제하기 위해 기구나 설비의 세척, 건조 및 실내 환경을 청결하게 유지한다. 시설 내에 진균이나 세균들이 장기간 다량으로 존재하게 되면 인체 내 감염으로 연결될 수 있다. 눈에 보이는 오염 물질뿐 아니라 마루나 벽, 바닥 등도 정기적으로 소독제를 사용하여 청결하게 함이 필요하다.

3 소독과 멸균

소독(disinfection)이란 인체에 유해한 미생물의 생활력을 파괴하여 감염력을 제거하는 것으로 비교적 약한 살균작용을 말한다. 멸균(sterilization)이란 병원성이나 비병원성 미생물의 생활력 및 그 자체를 없애는 것을 말한다. 방부(antisepsis)는 병원성 미생물의 발육과 그 작용을 제거하거나 정지시켜서 부패나 발효를 방지하는 것이다.

가. 소독의 실제

- 점막이나 상처에는 접촉하지 않고 손상이 없는 피부에만 사용했던 대상자의 린넨류, 가구, 탁자, 침대 등은 약한 소독을 해도 무방하다. 매트리스나 린넨류는 일광 소독을 겸하면 더 안전하다.
- 균에 심하게 오염된 의류나 나무 제품 및 전염병 사체는 소각한다. 소독법 중에서 가장 완전한 방법이다.
- 자외선은 보통 불투명한 물질을 침투하지 못하므로 소독 효과를 얻기 위해서는 반드시 미생물이 자외선에 직접 노출되도록 해야 한다.
- 자비 소독은 소독할 물품을 깨끗한 물 속에 완전히 담근 후 30분간 끓인다.

나. 멸균의 실제

- 압력을 대기압보다 높이면 수증기의 온도를 100℃ 이상으로 올릴 수 있

다. 거의 모든 균과 미생물을 사멸시키는 방법인 고압 증기 멸균은 기구, 방포, 용액 등 열과 습기에 강한 물품의 멸균에 이용하며 가장 안전하고 경제적인 멸균법이다.

- 의약품의 용기나 의료용 기구 등 멸균 후에도 건조 상태로 있어야 하는 물품은 150~170℃의 건열 멸균기 내에 1~2시간 정도 두면 멸균된다.
- 간혹 시설 내에 EO(Ethylene Oxide) 가스로 멸균한 제품이 있다면 통풍이 잘 되는 곳에 보관한다.
- 멸균품들은 유효기간에 한해 보관되어야 하며 유효기간이 지난 것은 비멸균품으로 간주한다.
- 멸균품이 담긴 포장이 젖거나 구멍 난 경우 비멸균으로 간주한다.

4 격리

다양한 질환의 대상자들이 병원균을 서로에게 전파시키는 것을 예방하기 위해 만들어진 조치를 격리라고 한다.

가. 표준 격리

진단명이나 감염 유무에 관계없이 모든 대상자들의 케어 시에 적용하며, 혈액, 체액이나 분비물, 손상된 피부, 점막 등에 접촉 시에 항상 표준 격리를 적용한다.

- 모든 대상자에게 적용한다.
- 혈액, 체액, 분비물, 배설물 및 오염된 기구와 접촉하기 전 청결한 장갑을 착용한다.
- 장갑을 착용한 후 오염되지 않은 물건이나 표면과 접촉하기 전에는 장갑을 벗는다.
- 혈액, 체액, 분비물이나 배설물이 튈 것으로 예상되면 마스크, 보안경 또는 안면 가리개를 착용한다.
- 혈액, 체액, 분비물 또는 배설물이 튈 것으로 예상되면 케어자 자신의 가운을 보호하기 위해 깨끗한 비멸균 가운을 착용한다.

- 케어 후 오염된 가운이 다른 사람에게 미생물을 전파하지 않도록 조심스럽게 벗고 손을 씻는다.

나. 공중 격리

홍역, 수두, 결핵 등 5마이크로미터(㎛) 이하의 공중 비말핵에 의한 전염 질환이 의심되거나 진단된 대상자들에게 적용된다.

- 가능한 한 대상자를 1인실에 두거나 같은 병명의 대상자들끼리 함께 방을 사용하도록 한다.
- 원발성 결핵으로 진단되었거나 의심되는 대상자의 방에 들어가는 경우 특수 마스크를 착용한다.
- 대상자는 외부 출입을 삼가고, 필요시 출입할 때는 마스크를 착용케 한다.

다. 비말 격리

연쇄상구균성 인후염, 플라그성 폐렴, 마이코플라스마 폐렴 같은 5마이크로미터(㎛) 이상 크기의 입자에 의해 전염된 대상자에게 적용하는 격리이다.

- 대상자는 1인실을 사용하도록 하되, 1인실을 사용할 수 없는 경우 같은 병명의 대상자들과 같은 방을 사용하도록 한다.
- 대상자로부터 1미터 이내에서 작업하는 경우 마스크를 착용한다.
- 대상자는 외부 출입을 삼가고 꼭 필요한 외출시에는 마스크를 착용케 한다.

라. 접촉 격리

위장관, 호흡기, 피부 또는 상처 감염이나, 대장균(E.coli) 시겔라 등에 의한 장출혈, A형 간염, 단순 포진 바이러스, 농가진, 이 기생증, 옴과 같은 전염성이 높은 피부 감염 같은 직접 접촉 또는 대상자 주변의 물품들과의 접촉을 통해 쉽게 전염되는 중증 질환이 의심되거나 진단된 대상자들에게 적용되는 격리이다.

- 대상자는 1인실을 사용하도록 하되, 1인실을 사용할 수 없는 경우 같은 병명의 양성인 대상자들과 같은 방을 사용하도록 한다.

- 표준 격리에 준해 장갑을 착용하고, 감염 물질과 접촉 후에 장갑을 교환한다.
- 대상자의 방을 나서기 전에 장갑을 벗고 즉시 손을 씻되 항균 비누를 사용한다.
- 대상자의 체액이나 분비물 또는 그것들이 묻은 기구나 물품과 접촉 가능성이 예상될 경우 대상자의 방에 들어설 때 가운을 착용한다.
- 케어 후 대상자의 방에서 덧가운을 벗는다.
- 대상자의 외부 출입을 가능한 한 금한다.

마. 격리 대상자 케어 시 유의점

- 격리된 대상자들은 외부로부터 고립되고 특별한 케어를 받음으로 인해 자존심의 저하를 보인다.
- 대상자에게 온화하고 수용적인 태도를 보인다.
- 감염에 대해 설명하고 격리가 일시적인 것임을 설명한다.
- 격리가 계속되면 권태, 무기력, 불안 및 공포를 느끼기도 한다.

2) 상처의 치유

상처는 대부분 피부의 노출 부위에 많이 생긴다. 대부분의 상처가 자연적으로 치유되나, 오염되면 자연 치유가 지연되고 부작용이 발생할 수 있다.

(1) 상처의 유형

1 정한 상처

상처에 병원균이 없는 것을 말한다. 공기 중에 있는 유기체를 완전히 제거한다는 것이 불가능하므로 피부를 완전히 소독할 수는 없으나 외과적 조치가 필요하여 피부를 철저히 소독 후 무균적 방법에 의하여 절개한 경우 그 상처는 정한 상처라고 간주한다.

2 오염된 상처

정한 상처에 비하여 상처 내에 유기체의 수가 많은 것을 말하며, 사고로 생긴 모든 상처는 오염된 상처가 된다.

③ 부패된 상처

질병을 일으키는 미생물에 의해서 감염된 상처로, 침범된 부위의 조직을 파괴한 수많은 유기체가 있다.

(2) 염증

염증은 신체 조직에 상처나 병원균의 침범에 대한 반응으로 생긴다.

① 염증의 증상

- 발적 : 분비된 염증성 화학 물질들이 병원균의 침범 부위에 혈관 부종과 혈액 보급을 증가시킴으로 나타난다.
- 열감 : 염증 반응은 국소적일지라도 그 반응이 확대되어 혈액량의 증가로 인한 체온 상승이 있다.
- 부종 : 확대된 혈관벽을 통하여 적혈구 및 백혈구와 혈청이 삼투됨에 따라 조직 내로 체액이 이동되어서 부종이 발생한다.
- 동통 : 염증에 의한 부종으로 신경 또는 신경 말단이 압박되고 세균 독소의 자극과 영양분의 결핍 및 통증을 유발시키는 프로스타글란딘에 의해 발생한다.
- 탐식 작용 : 탐식 작용은 백혈구가 병원균과 싸워 파괴시키는 것을 말하며, 그 과정에서 자신도 파괴되어 농을 형성한다.

② 상처의 치유

상처는 감염되지 않으면 속히 치유되며, 상처의 깊이에 따라 조직의 피해도 좌우된다.

- 초기 치유 : 상처가 속히 치유될 때에 첫 번 유합에 의해 상처 가장자리가 서로 가까워져 오염의 가능성이 줄어들게 된다. 아주 작은 육아 조직과 약간의 좁은 흔적이 생기고, 상처 위에는 상피세포가 덮인다.
- 이차적 치유 : 상처가 넓게 벌어졌을 경우 다량의 육아 조직이 생기고 보

통 감염이나 큰 흠집 또는 기형을 초래한다.

- 상처 세척 : 감염이 생기면 세균 번식에 의한 부산물을 제거하기 위해 상처를 깨끗이 씻어냄으로써 배농과 치유를 촉진한다.
- 배설관 : 깊은 상처에서 삼출물이나 액체 등의 배설을 유도해 내기 위한 고무로 된 관이나 모세관 압력에 의해 배설물을 잘 흡수하는 거즈 등을 삽입하고 안전핀으로 고정시킬 수 있다.

3 염증과 감염 시의 간호

- 개인위생을 철저하게 해 주어 정결과 안위를 도모한다.
- 신체적·정신적 휴식 및 충분한 수면을 취하게 한다.
- 혈장의 양을 늘려 독소를 희석시키며, 소변과 땀을 통한 독소의 배출을 증가시키기 위해 충분한 수분을 섭취하도록 한다.
- 고열량, 고비타민 식이를 제공한다.
- 치료 시에 필요하면 처방에 따른 진통제를 사용한다.

4 상처에 대한 대상자 교육

- 사고로 인해 생긴 상처는 곧 소독한 것 또는 정한 것으로 덮어야 한다.
- 손으로 깨끗한 상처를 만지면 오염 또는 감염된다.
- 염증이 생긴 신체 부위는 높게 올려 준 후 쉬게 한다.
- 상처 치료가 반드시 아픈 것은 아니다.
- 수술 후 봉합 부위는 거의 터지지 않음을 알려 준다.
- 드레싱 부위를 대상자가 만져서는 안 되며, 깨끗한 물이라도 묻으면 오염됨을 교육한다.
- 드레싱 후 모든 오염물은 종이에 싸서 버린다.

(3) 드레싱

드레싱이란 멸균된 거즈나 물품을 수술이나 상처 부위에 적용하여 보호하는 것이다.

1 드레싱을 위한 준비

- 방문객에게 나가 있도록 양해를 구한 후 대상자 주위에 스크린을 적용한다.
- 대상자에게 드레싱에 관한 설명을 하여 신체적·정신적 준비를 하게 한다.
- 밝은 조명으로 환부를 잘 볼 수 있도록 하고 필요하면 손전등을 준비한다.
- 공기 중의 세균은 상처가 노출된 때에 침입하기 쉬우므로 맞바람이 치지 않도록 창문을 조절하고 드레싱이 끝난 후에는 환기를 시킨다.
- 드레싱 부위에 따라 침구와 가운을 조정하여 환부를 노출시키고 필요하면 목욕담요를 덮어 주어 춥지 않게 한다.

2 손 씻기의 기초

- 손에는 많은 균들이 있어 올바른 방법으로 자주 세척함으로써 교차 감염을 예방할 수 있다.
- 손 씻기 전에 시계나 반지는 미리 빼 두고 손톱은 짧게 깎는다.
- 흐르는 물을 사용하고 필요시는 손 소독용 브러시를 사용한다.
- 냉수보다 온수는 표면장력을 낮게 하여 세척의 효과를 높일 수 있다.
- 깨끗한 피부에 병원균이 포함된 비눗물을 흘리지 않도록 한다.
- 손을 씻은 후에는 깨끗한 수건으로 닦되 손끝부터 팔의 순으로 한다.
- 물은 병원균이 상주할 수 있는 배지를 마련한다.
- 싱크대나 손잡이는 오염된 것으로 간주한다.

3 멸균 장갑 끼는 법

심하게 오염된 것을 만져야 할 경우나 저항력이 약한 대상자를 감염원으로부터 보호하기 위해서 케어자 자신이 장갑을 착용한다.

- 무균적 처치를 해야 할 경우 멸균 장갑을 착용한다.
- 멸균 장갑을 착용하기 전에 시계나 반지를 제거하고 철저하게 손을 씻는다.
- 반대쪽 손의 엄지와 검지로 장갑 손목의 접힌 부분을 잡고 들어올려 잘 쓰는 손에 먼저 낀다.

• 장갑 낀 손은 무균적으로 유지하면서 반대쪽 장갑 접힌 부분의 안쪽에 손을 넣고 바깥쪽만 닿도록 하면서 장갑을 끼고 장갑의 손목 부분을 내린다.

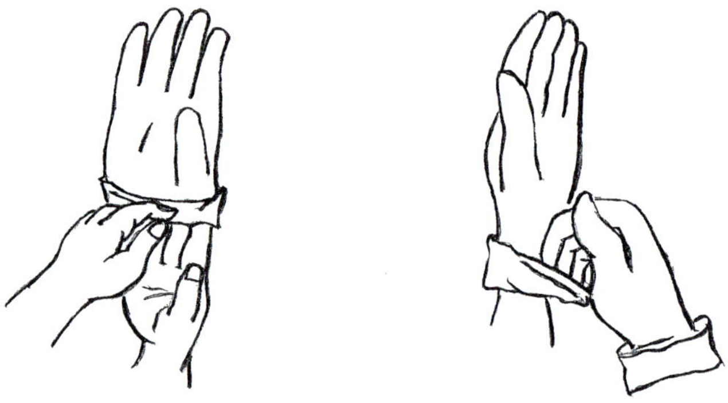

〈오른손 장갑〉 〈왼손 장갑〉

[그림 2-66] 멸균 장갑 착용법

4 덧가운 입는 법

• 가운의 오염된 쪽에 손이 닿지 않도록 한다.
• 가운 뒤의 허리끈은 오염된 것으로 간주하며 오염된 대상자의 방에서 나오기 전에 풀도록 한다.
• 목 뒤의 끈은 오염되지 않은 것으로 생각한다.
• 격리실 밖에 가운을 걸어 놓을 때는 오염된 부분이 안으로 들어가게 하고 격리실 안에 걸어 놓을 때는 오염된 부분이 밖으로 나오게 걸어 둔다.

5 마스크 착용

• 덧가운을 입기 전에 마스크를 착용한다.
• 전염병 대상자 방 안에서 케어자의 피부에 닿지 않는 마스크의 면은 균에 의해 오염된 것으로 간주하여 만지지 않도록 한다.
• 마스크를 벗을 때는 오염원으로부터 자신을 보호하기 위해 가운을 벗고 손을 씻은 후 벗도록 한다.

⑥ 대상자 보호

드레싱 시 정도가 심한 대상자 상처에 각종 균이 전달되는 것을 막기 위함이다.

- 대상자의 가족이나 상주하는 케어 보조자에게 손 씻기, 덧가운 입기, 마스크 착용하는 법의 시범을 보이면서 교육시킨다.
- 케어자의 유니폼은 오염된 것으로 간주하며 대상자의 방으로 들어가기 전에는 멸균된 덧가운을 입는다.
- 대상자의 방문은 가급적 닫아 두어 공기를 통한 병원균의 유입을 막고, 간접 환기나 중앙 공급 공기 여과기로 실내를 환기시킨다.
- 케어자의 호흡기 비말은 병원균을 포함하고 있다고 간주하여 마스크를 착용한다.
- 장갑을 착용하여 손 씻기로 제거되지 않은 균이 대상자에게 유입되는 것을 막는다.
- 화상이 심한 대상자를 케어할 때는 멸균 가운을 착용하며 무균법을 지킨다.

(4) 붕대의 적용

① 목적

- 상처에 응급처치를 할 때 사용한다.
- 드레싱을 제자리에 고정시킨다.
- 수술 부위의 감염을 예방한다.
- 부종을 예방하거나 감소시킨다.
- 붕대를 고르게 감아 압박을 균일하게 하면 지혈이 된다.
- 골절 시 관절이나 사지를 고정한다.
- 부목을 제자리에 있게 해 준다.

② 붕대 적용시의 일반 원칙

- 대상자가 편한 자세를 취한 상태에서 적용해야 한다.

- 인체 말단에서부터 체간을 향하여 감는다.
- 적용할 부위는 반드시 정결하고 건조한 상태여야 한다.
- 뼈가 두드러진 부위는 붕대하기 전에 솜을 덧댄다.
- 구부러진 관절 부위는 억지로 펴지 말고 구부러진 채로 감는다.
- 피부의 두 부분이 서로 맞닿는 부위에는 탈지면을 사이에 끼워 넣어 땀이 날 때 흡수할 수 있게 한다.
- 상처가 난 부위는 드레싱을 한 후 붕대를 적용한다.
- 상처 바로 윗부분에서 붕대를 시작하거나 매듭이 지어지지 않도록 한다.
- 붕대를 적용한 부위는 가능한 한 체간보다 높게 하거나 올려서 정맥 울혈과 부종을 경감시킨다.
- 손가락이나 발가락은 전체를 덮어야 할 필요가 없는 한 끝부분은 노출시켜 순환장애의 유무를 관찰할 수 있게 한다.
- 적어도 하루에 두 번 붕대를 풀었다가 다시 감아서 혈액 순환 유지를 돕는다.
- 붕대를 고르게 적용하여 각 부위의 압력이 일정하게 함으로 순환 장애가 있지 않도록 한다.
- 습식 드레싱 후 붕대를 적용하면 드레싱이 건조되면서 수축하여 압력이 변할 수 있으므로 주의한다.

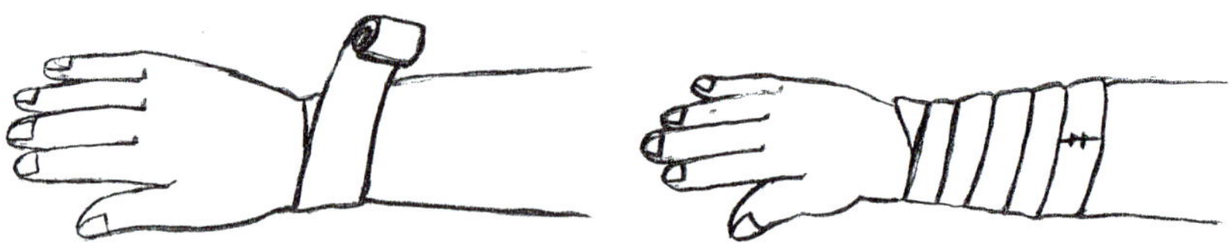

〈환행대〉 〈나선대〉

[그림 2-67] 붕대법

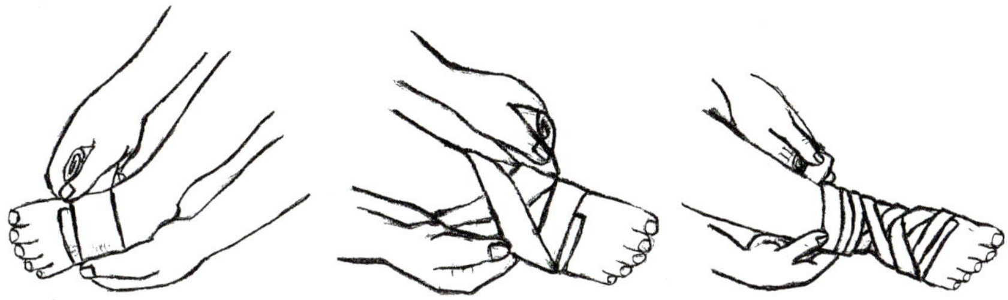

〈발의 붕대 시작〉 〈8자 붕대〉 〈8자 붕대 마무리〉

[그림 2-67 계속] 붕대법

3 붕대 제거 방법

- 붕대를 풀 때 대상자가 불편해하거나 붕대가 더러워졌을 경우 또는 오염의 위험이 있을 때에는 가위로 잘라낸다.
- 붕대를 가위로 잘라낼 때는 환부의 반대편에서 붕대 감은 것의 전 길이를 잘라 열어 놓고 필요하면 핀셋으로 집어내어 상처의 배출물로 다른 곳이 오염되지 않도록 한다.
- 심하게 오염되어 재생이 불가능한 경우나 전염병 대상자의 것은 가급적 소각처리 하도록 한다.
- 풀어낸 붕대를 다시 사용하고자 할 때는 완전히 세탁하여 고압 멸균이나 자비소독을 한 후 다시 말아서 보관한다.

4 복대

두꺼운 면제품이나 융으로 된 직사각형의 복대로 복부를 둘러 마주 겹쳐 몸에 맞도록 하여 복부 부위의 상처를 지지해 주기 위해 적용한다.

- 복대의 윗면은 허리에, 아랫면은 대퇴에 두어 신체 밑에 부드럽게 놓는다.
- 대상자가 너무 쇠약하여 장골능 부위가 돌출된 경우 압박을 줄이기 위해 부분적으로 패드를 적용한다.
- 복대와 대상자의 복부 피부 사이에 두 손가락이 들어갈 정도로 여유를 두어 고정한다.
- 안전핀은 앞쪽에 적용한다.

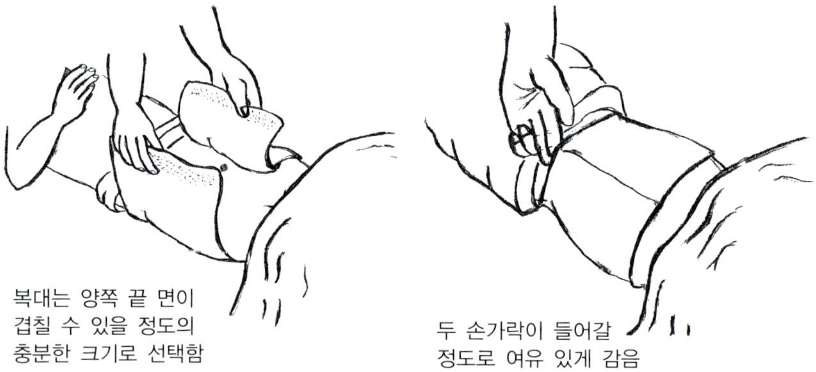

[그림 2-68] 복대의 적용

03 통증의 관리

통증과 통증으로 인한 불편감이 노화 과정에 반드시 수반되는 것은 아니지만 통증 발생 시 이를 최소화함으로써 대상자들의 삶의 질을 향상시킬 수 있다.

1) 통증에 영향을 미치는 요소

(1) 신체적 요소

신체 부위에 따라 통증을 느끼는 데 영향을 미치는 요소가 차이가 있을 수는 있으나 모든 사람들은 거의 비슷한 정도의 통증을 느낀다. 그러나 통증에 견디는 힘은 사람에 따라 차이가 있다.

(2) 심리적 요소

① 노인은 신경계의 퇴화로 비교적 통증에 잘 견디나 인지 양식이나 대처 방안 사용에 따라 차이가 있을 수 있다.

② 통증에 대한 두려움이 있는 사람은 통증에 견디는 힘이 줄어들 수 있다.

③ 심장과 같은 신체 주요 부위의 통증은 더 심하게 지각된다.

④ 통증을 경험하는 사람들은 불안뿐 아니라 우울, 분노, 적대감, 공포 등의 심리적 상태를 경험한다.
⑤ 어떤 경우는 불안이 통증의 근본적인 이유일 수 있다.
⑥ 내성적인 사람들은 사소한 자극도 확대해서 받아들일 수 있으므로 통증에 더 민감할 수 있다.
⑦ 통증에 대한 생각과 정서는 현재의 통증에 대해 어떤 예측을 하게 하므로 관련지어 해석하게 한다.
⑧ 통증 조절 능력이 부족한 경우는 통증의 의미를 심각한 질병이나 죽음을 예고하는 것으로 받아들일 수 있다.

(3) 사회·문화적 요소

① 의식 수준이 통증 인지나 반응에 영향을 미친다.
② 진통제의 투여는 통증 자극 자체를 없앤 것이 아니라 통증을 지각하지 못하게 하는 것이다.
③ 비뇨 생식기계 같이 노출을 꺼리는 신체의 특정 부위의 통증은 거의 드러내지 않으며 통증이 있어도 호소하기를 꺼려한다.
④ 남성보다 여성은 잘 참아야 한다는 교육을 받고 성장하나, 통증 표현은 여성이 보다 자유롭다.

(4) 환경적 요인

① 다른 질병과 달리 암을 가진 대상자에게는 통증 표현을 최대로 하도록 허용하는 경향이 있다.
② 기온이 낮고 습도가 높을 때는 근육 긴장으로 통증이 더 심해지는 경향이 있다.
③ 야간에는 활동이 정지되어 지각되는 통증에만 신경을 쓰게 되므로 통증 지각이 높아진다.

2) 통증이 대상자에게 미치는 영향

(1) 생리적 변화

① 통증으로 혈압 및 심박동수의 변화, 창백함, 발한 등이 있을 수 있다.

② 급성 통증 시 오심과 구토는 이차적으로 전해질 불균형을 유발할 수 있다.

③ 오심을 동반한 만성 통증은 체중 감소와 전신 쇠약을 초래할 수 있다.

(2) 심리적 변화

① 불안과 통증은 비례하므로 불안을 감소시켜 통증도 경감시킬 수 있다.

② 우울이 치료되면 통증이 줄어들고, 통증이 줄어들면 우울이 완화될 수 있다.

(3) 태도 및 표정의 변화

① 정서적으로 불안함을 보이며 불안정한 행동이 나타나기도 한다.

② 통증 표현의 양상들로 신음, 울음, 안면 표정의 변화가 나타난다.

③ 몸의 뒤틀림은 근육 강직이나 경련을 예측하게 한다.

④ 통증으로 인하여 움직일 수 없는 부위가 생길 수 있고 특유의 통증자세를 취할 수 있다.

⑤ 대상자는 아픔을 잊기 위해 보통 때보다 수면 시간이 연장될 수도 있고 심한 통증으로 잠을 이루지 못할 수도 있다.

⑥ 급·만성 통증으로 인해 식욕의 저하가 올 수 있다.

⑦ 통증을 적절히 표현할 수 없어 좌절감을 맛보기도 한다.

3) 통증 사정의 방법

① 대상자의 언어나 서면을 통한 통증의 강도, 원인, 과거 통증의 유무 등 주관적 통증 보고를 이용할 수 있다.

② 통증에 의해 나타나는 대상자의 행동 양상을 관찰한다.

③ 혈압이나 맥박, 발한 등 자율신경계 증상을 측정한다.

④ 기타 통증 측정 도구나 척도들을 이용할 수 있다.

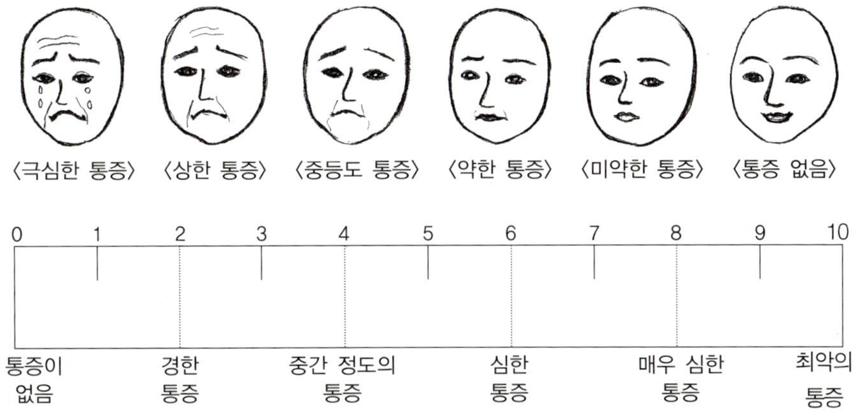

[그림 2-69] 통증 평가 척도

4) 통증의 간호

(1) 일반적 방법

- 대상자가 통증이 있는 동안 함께 있어 준다.
- 아픈 순간에는 통증을 표현하도록 한다.
- 통증을 감소시키는 방법을 스스로 찾아내도록 도와준다.
- 금기가 아닌 경우 마사지는 통증 완화에 도움이 될 수 있다.
- 통증을 느끼는 부위나 약한 부위를 조심스럽게 다룬다.
- 근육통은 자세를 적절히 변화시킴으로 경감시킬 수 있다.
- 관절 통증은 관절을 약간 구부리면 줄어들 수 있다.
- 종창이 있는 경우는 환부를 높여 줌으로써 통증을 줄일 수 있다.

(2) 이완 및 전환요법

- 심호흡이나 근육 이완을 통해 통증을 감소시킨다.
- 실내의 적절한 조명, 쾌적한 실내온도 등의 환경 조성으로 이완을 유도할 수 있다.

- 긍정적인 청각 자극은 마취성 물질의 일종인 엔돌핀의 분비를 유도한다.
- 유머나 코미디 같은 자극에 주의를 전환시켜 불안과 긴장을 감소시킨다.
- 마사지를 통한 이완은 모세혈관 순환을 증진시켜 전신 순환을 돕는다.
- 필요에 따라 손과 발 마사지만으로도 이완 1효과를 볼 수 있다.
- 근육 이완을 통해 정신적 이완과 진정 효과를 꾀한다.
- 대상자가 세심하고 정성어린 케어를 받고 있다고 느낄 때 엔돌핀 분비가 자극될 수 있다.

(3) 온·냉요법

가. 온요법

- 혈류 증가를 통해 국소 염증을 감소시키고 근육 경련의 결과로써 생긴 대사 산물과 유산을 통증 부위로부터 제거할 수 있다.
- 근육 운동의 흥분이나 긴장을 감소시켜 근육 경련을 완화시킨다.
- 관절의 강직을 완화시키고 평활근을 이완시켜 장운동을 감소시킨다.
- 감각 상실이 있거나 의식수준이 낮은 경우는 화상의 위험이 있으므로 피한다.
- 종창의 위험이 있는 경우나 급성 관절염이 있을 경우는 피하도록 한다.

나. 냉요법

- 혈관을 수축시키므로 출혈이나 부종의 가능성이 있을 경우 효과적이다.
- 위궤양이나 위장관계의 경련, 말초혈관 질환이 있는 경우는 손상을 가중시킬 수 있으므로 피하는 것이 좋다.

(4) 약물요법

- 진통제로 통증 완화의 최대 효과를 얻기 위해서는 일정한 시간 간격을 둔다.
- 비마약성 진통제는 소염, 진통, 해열 작용이 있으므로 심한 염증 상태에 사용한다.
- 마약성 진통제가 중등도 이상의 통증에 사용될 경우 뇌척수액에 있는 마

약 수용기에 결합하여 중추신경계 수준에서 통증이 억제된다.

- 마약성 진통제 사용의 부작용으로는 변비, 요정체가 올 수 있다.
- 통증을 완화하기 위해 위약(placebo)을 복용하는 경우 엔돌핀이 생산되기도 하고 화학적으로 통증이 경감되기도 한다.
- 장기간 통증으로 지친 대상자의 통증이 조절되면 신체 에너지 회복을 위해 충분히 수면을 취하도록 돕는다.

04 질병 중에 있는 대상자의 간호

노화가 반드시 질병이나 장애를 가져오지는 않는다. 그러나 대부분의 노인들에 있어서 만성 질환의 발생률은 증가하여 신체 기능이 제한되며 환경 변화에 대처하는 능력이 저하된다.

1) 호흡기계 질환자의 간호

노화로 인해 신체 다른 부위의 근육처럼 호흡근도 약해지고 기관과 기관지 안에 있는 섬모의 숫자가 감소되어 반복적인 호흡기 감염을 일으킨다. 노인들은 기능적 사강(死腔)이 매 호흡 시 1/3에서 1/2까지 증가하여 실제 가스 교환이 이루어지는 부피는 감소하게 된다. 따라서 들이마신 공기를 교환하고 방출하지 못하여 폐의 잔기량이 증가하므로 흡기량이 적어져 호흡 기능이 감퇴한다. 이에 따라 노인에게는 호흡기계 질환이 많이 발생한다.

- 실내 습도를 평상시보다 높은 60~80%로 유지하되 가습기를 사용할 경우 물통을 매일 세척하여 세균의 서식을 막는다.
- 호흡기 질환을 악화시킬 수 있는 요인인 음주, 흡연, 오염된 공기, 알레르기원 등을 피하도록 권한다.

- 천식은 알레르기원에 접촉되거나 날씨의 변화, 냄새, 스트레스와 같은 자극원에 노출될 때 발생된다.
- 호흡기 질환이 심한 경우 교차 감염 예방을 위해 마스크를 사용하며 자주 손을 씻는다.
- 만성 기침은 전신 면역 상태 악화의 원인인 수면 방해를 유도하므로 약물 치료를 한다.
- 탈수는 기도 분비물을 진하게 하여 기도를 폐쇄시키므로 충분한 수분을 섭취한다.
- 기관 분비물은 대상자가 스스로 뱉어낼 수 있도록 하며, 필요하다면 대상자의 등에 진동을 가해 배출을 도울 수 있다.
- 누워 있는 대상자는 분비물 배출을 용이하게 하기 위해 자주 체위를 변경해 준다.
- 대상자의 호흡기계 상태를 고려한 운동은 전반적인 폐 기능에 중요한 역할을 하며 호흡 기능을 향상시킨다.
- 호흡 곤란이 심한 대상자의 식사는 조금씩 자주 공급하여 호흡 곤란의 악화를 막고 충분한 열량을 공급하도록 한다.

2) 심맥관계 질환자의 간호

심맥관계의 노화는 심맥관계 기능의 변화뿐 아니라 전신 기능에 변화를 가져오므로 대상자의 건강을 안녕 상태로 유지 및 증진시킬 수 있도록 심혈을 기울여야 한다. 이를 위해 대상자 자신이 자신의 질환에 대해 잘 이해하면서 적절한 생활 습관을 지니도록 하는 것은 필수적이라고 하겠다.

- 실내 공기를 신선하게 유지하되 갑자기 찬 공기에 노출되지 않도록 한다.
- 처방된 약물을 지시대로 정확히 복용한다.
- 스트레스와 불안, 분노와 고혈압과의 관계를 설명하고 스스로 감정을 잘 조절하도록 한다.

- 대상자는 혈압을 조절하기 위해 염분과 수분 섭취를 제한해야 한다.
- 장기간 체중 증가, 특히 1주일에 500~1,000g 이상 증가하면 위험하다.
- 고밀도지단백은 간대사를 통해 콜레스테롤을 제거하는 역할을 하여 죽상경화증을 예방할 수 있으므로 고밀도지단백을 생성할 수 있는 식사를 하는 것이 좋다. 포화 지질보다는 식물성 기름의 섭취를 권하며, 콜레스테롤이 많은 곱창, 달걀노른자, 알젓류, 새우, 오징어 등의 식품을 제한하도록 교육한다.
- 배변 동안 긴장은 심근 활동량의 증가를 예방하기 위해 피해야 한다.
- 심맥관계에 가해지는 무리한 자극을 피하기 위해 금주, 금연하도록 한다.
- 무리한 운동은 심장에 가해지는 스트레스를 피하기 위해 조절되어야 한다.
- 갑작스런 흉통이 발생할 경우를 대비하여 눈에 띄는 곳에 약물을 둔다.
- 규칙적으로 의사를 방문하여 치료요법 이행에 대한 확인을 받고, 질병의 상태와 투약에 대해 기록한 팔찌를 착용해야 한다.
- 휴식 시에는 하지를 상승시켜 심장으로의 혈액 귀환을 돕고 부종을 예방하며, 정맥혈전증을 예방하기 위해 탄력 스타킹이나 붕대를 사용한다.

3) 소화기계 질환자의 간호

소화기계 질환은 꼭 노화 과정과 관련되어 발생한다고 할 수는 없으나 노인으로 하여금 위장관계 기능에 관련된 증상들을 호소하게 한다. 체중 감소, 연하 곤란, 소화불량, 가슴앓이, 구토, 식욕 변화, 배설 습관의 변화는 관심을 가져야 할 경고 증상이다.

- 구강 간호와 치아 관리는 케어자가 기본적으로 체크해야 할 사항이다.
- 노인의 다양한 소화기계 문제에 대한 기본은 소화기계 기능을 유지하여 필요한 열량 및 영양소를 인체가 흡수하며 적절한 배설을 유지하도록 돕는 것이다.

- 규칙적으로 가벼운 활동을 하도록 하고 식사량이 적을 경우에는 소량씩 자주 공급한다.
- 일반적으로 노인들은 약간의 구토, 설사 등의 증상으로도 체중 상실과 영양 결핍의 위험이 있다.
- 음식 섭취의 장애 요인이 되는 구강 건조를 예방하기 위해 세심하게 충분한 수분 섭취를 권장하며, 필요하면 인공 타액을 사용하도록 한다.
- 식도의 종양으로 인한 폐색이 있는 경우 연하 곤란으로 인해 삼켜지지 않는 침을 계속 닦아내면 피부에 과도한 자극이 되므로 적절한 용기에 뱉도록 한다.
- 오심, 구토가 악화될 경우는 일단 금식하도록 하고, 증상이 호전되면 처방에 따른 균형 식이를 하도록 한다.
- 위궤양이 있는 노인의 경우 대화를 통해 걱정과 불안 등 자극원을 찾고 대처 방법을 규명하며 신체적·정신적 휴식을 취하도록 한다.
- 설사의 경우 원인 질환을 치료하되 충분한 수분 보충과 전해질 균형을 유지하며 배변의 횟수와 무른 정도를 조절한다.
- 결장에 게실이 있는 경우 고섬유 식이로 장의 잔류량을 증가시켜 배변 시 불필요한 복압을 감소시키고, 금기가 아니라면 하루에 2L 이상의 수분을 섭취하도록 한다.
- 소화기 계통의 암이 있는 노인의 경우는 흡연, 음주, 뜨거운 음료 및 자극적인 식이 등을 금하도록 한다.
- 노인들이 여러 가지 약물을 사용하는 것과 약물 사용량이 늘어나는 것은 약물로 인한 간 질환의 경향을 증가시킬 수 있음을 교육한다.
- 간 질환이 있는 노인의 경우는 지속적인 피로감 완화를 위해 가급적 침상 안정을 시키도록 한다. 소양증의 완화를 위해 전분 목욕을 하도록 하고, 적당량의 단백질과 탄수화물을 포함한 저지방 식이를 소량씩 나누어 공급한다.
- 간경화증이 있는 노인은 수분과 영양 상태의 균형을 유지하기 위해 섭취

량과 배설량 및 체중을 매일 측정하며, 복수와 부종이 있을 경우는 수분과 염분 섭취를 제한한다. 또한 출혈의 경향이 크므로 낙상이나 타박상을 입지 않도록 보호하고 부드러운 칫솔을 사용하게 하여 잇몸 출혈을 예방한다.

4) 근골격계 질환자의 간호

근골격계 질환은 외관상 변화를 가장 잘 감지할 수 있으며 노인의 기능 및 활동 범위를 축소시키는 가장 중요한 원인이 된다. 노인에게 만성 근골격계 건강 문제가 흔한 이유는 뼈의 구성 성분 중 유기질은 감소하고 무기질이 증가하며 골 밀도가 감소되는 것이다. 따라서 관절염이나 골다공증이 많이 발생함으로 인한 운동 및 활동의 저하는 근육질량의 현저한 감소를 부추기고 근 긴장도를 저하시켜 근육 기능을 변화시키고 각종 질환을 일으킨다.

대상자의 질병의 악화와 안전사고 예방에 역점을 두어 일상생활에 장애나 다른 합병증이 발생하지 않도록 하는 것이 중요하다.

- 근골격계 문제를 가진 노인의 케어는 스스로 자신을 관리할 수 있도록 교육을 시행함으로 합병증을 예방한다.
- 노인의 상태에 따라 능동 및 수동적 관절범위 운동으로 더 이상의 근·관절의 경축을 예방한다.
- 골다공증의 경우 골질 상실이 더 이상 진전되지 않도록 규칙적 운동, 적절한 칼슘 및 비타민 D 섭취를 강조한다.
- 근골격계의 문제로 인한 통증은 온·냉요법, 마사지, 이완요법 등을 시행하되, 더운물 주머니를 적용할 경우는 온도에 주의하고 적용할 부위를 마른 타월로 먼저 감싼 후에 적용한다.
- 근골격계 질환자가 낙상을 입는 경우 쉽게 골절되므로 낙상 위험 요인을 제거한다.
- 관절염이 있는 노인의 경우 관절에 무리가 되지 않도록 더 이상의 관절

손상을 예방하기 위하여 잘 맞고 탄력성 있는 신발창이 달린 신을 신도록 한다.

- 대상자의 관절에 가해지는 압력을 줄이며 일상생활 동작을 돕기 위해 보행기나 지팡이 등의 보조기구를 이용하도록 한다.
- 대퇴근육을 강화시키고 관절 통증과 근육 긴장을 완화시키며 근 강도를 증가시키기 위해 규칙적이고 단계적 운동을 하도록 한다.
- 운동이나 활동 시 에너지를 효율적으로 활용할 수 있도록 단계적인 계획을 세워 서서히 시행한다.
- 류마티스성 관절염은 만성 퇴행성 질환이므로 적절한 휴식과, 피로를 예방하면서도 관절 기능을 유지하기 위해 관절에 가해지는 압력을 감소시키는 것이 필요하다. 이를 위해 신전 운동, 지구력 훈련이 포함된 운동을 지속적으로 하여 일상생활 활동의 제약을 최소한으로 하도록 하고, 통증, 불구, 신체상 변화로 우울이 올 수 있으므로 정서적 지지를 하도록 한다.

5) 신경계 질환자의 간호

신경계 질환은 인지 기능 및 뇌의 통합 기능과 운동 기능에 영향을 미친다. 따라서 운동 및 감각, 언어 및 사고 기능의 저하가 있을 수 있으므로 일상생활 관리는 중요한 부분이다. 적절한 의사소통의 유지, 스트레스 관리, 부정적 사고의 관리에 중점을 두고 대상자와 가족을 돕도록 한다.

- 신경 세포의 상실, 신경 연접 부위의 변화, 뇌와 신경 세포 구성 성분의 변화로 신경계 기능에 변화가 초래되는데, 신경 세포는 대사와 산소 공급에 민감하므로 이를 저해하는 술, 담배를 금하도록 교육한다.
- 기억력에 변화가 올 수 있으므로 잘 관찰하며 필요시 메모 노트를 활용하도록 돕는다.
- 신경계통의 충분한 휴식과 회복에 중요한 서파 수면이 감소되므로 수면 환경에 방해가 되는 요인을 제거한다.

- 적절한 운동은 안전사고를 예방하기 위해 신체 균형과 올바른 자세를 유지하는 데 도움이 된다.
- 정서의 위축, 통제 장애 등의 징후가 있는 경우 대상자 혼자 있지 않도록 한다.
- 언어 장애가 있는 경우 의사소통을 위해 필요한 카드를 만들어 노인을 돕는다.
- 규칙적이고 지속적인 관절범위 운동을 하도록 하여 운동 범위를 넓히고 더 이상의 위축이 발생하지 않도록 한다.
- 일상생활활동 보조 시 노인의 잔존 능력을 충분히 활용하도록 하고, 재활을 위한 노인의 수행에 대해 긍정적인 강화를 제공한다.
- 스트레스는 증상을 악화시키므로 환경 내의 감각 자극을 최소화한다.
- 뇌졸중의 경우 지방 섭취를 제한하며, 연하 곤란이 있는 노인의 경우는 식사 시 바로 앉히고 삼키기 쉬운 반고형 식이를 제공하되 천천히 식사하도록 돕는다.
- 뇌졸중 노인은 급성기가 지난 직후 재활 전문 팀에게 의뢰하여 불구를 최소화하고, 가족이 너무 지치지 않도록 지역사회 도우미와 연계하도록 한다.
- 파킨슨병이 있는 노인은 보행 시 넘어지지 않도록 케어자의 도움이 필요하다.
- 파킨슨병의 특별 치료 식이는 없으나 단백질이 많이 함유된 식이는 약물 흡수를 방해하므로 피하도록 교육한다.

6) 감각기계 질환자의 간호

시각이나 청각 및 피부 감각은 질병에 따라 차이가 있고 유병률은 연령의 증가와 비례한다. 유해한 환경으로부터 인체를 보호할 능력이 저하된 대상자들에게 안전한 환경을 조성하고, 일상 활동에 주의를 기울여 사고를 예방하고 건강을 유지·증진하는 데에 역점을 두도록 한다.

- 노인성 난청은 가장 흔한 청각 장애로 고음에 대한 청력 저하가 먼저 오고 서서히 저음에 대한 청력도 저하된다. 노인이 보청기를 사용하더라도 얼굴을 마주보며 정확한 발음과 입 모양으로 천천히 이야기하며, 필요하면 시각 자료를 병용한다.
- 청력의 상실은 정상적인 노화 반응의 하나가 아니라 병적인 변화이므로 확실한 진단 검사를 필요로 한다.
- 전도성 청각 장애가 있는 경우는 외이도의 청결을 유지하고 주기적인 진료를 받도록 한다.
- 소음에 계속 노출되지 않도록 하고 소음에 예민한 반응을 보이는 대상자는 필요시에 소음 방지용 귀마개를 사용하도록 한다.
- 시력 저하가 심한 경우는 질병으로 인한 것인지 전문의에게 의뢰한다.
- 백내장으로 인한 시력 장애는 수술로 치료받도록 한다.
- 망막이 박리된 경우 즉시 수술로 치료해야 한다.
- 망막 질환이 있는 대상자가 시력 감퇴, 분비물, 섬광, 통증을 호소하는 경우 안과의사에게 의뢰한다.
- 녹내장이 있는 대상자는 일생 동안 약물 치료와 의료 관리가 필요함을 알린다.
- 시각 장애 노인의 경우는 노인의 요청에 따라 스스로 할 수 없는 부분을 도와주는 것뿐 아니라 주변 상황을 알기 쉽게 설명해 주고 함께한다.
- 시각 장애 노인에게 케어자는 반드시 자신의 이름을 알려 준다. 식사 시에는 시계 방향으로 음식의 종류와 위치를 미리 알려 주고 형태와 색깔을 설명하도록 한다.
- 촉각이 둔화된 노인의 경우는 너무 차거나 뜨거운 것에 의해 피부 손상을 입지 않도록 한다.
- 후각에 문제가 있는 대상자의 경우 연기나 가스, 악취를 감지하지 못함을 기억하여 필요시 안전한 곳으로 대피시킨다.
- 후각과 미각의 상실은 노인의 식욕에 영향을 미칠 수 있으므로 음식의 색

깔, 모양 등을 고려하여 식욕을 잃지 않도록 한다.

7) 내분비계 질환자의 간호

내분비계는 노화에 의해 큰 변화가 없지만 내분비선 조직의 변화, 호르몬 분비의 증감에 따라 대사에 문제가 발생한다. 대표적인 내분비계 질환으로 당뇨병과 갑상선 기능 저하증이 있으며, 대상자의 독립적인 일상생활 기능을 유지하는 데에 역점을 둔다.

- 당뇨병이 있는 대상자는 철저한 당뇨 식이, 혈당 조절을 위한 투약의 수행이 중요하다.
- 당뇨 식이 중 부피가 많은 섬유질을 충분히 섭취하여 장내에 오래 머물게 하여 공복감을 덜 느끼게 함과 동시에 섭취한 당분이 서서히 흡수되어 혈당치가 급상승하지 않도록 한다.
- 땀 흡수를 위해 면양말을 신도록 하고 신은 약간 큰 것을 신어서 부종 시 혈액 순환 장애나 발에 상처가 생기지 않도록 관리한다.
- 당뇨병 대상자의 발 관리 시에는 알코올을 함유하지 않은 로션이나 윤활제를 이용하여 발이 건조되거나 갈라지는 것을 예방한다. 발에 상처가 생겼을 때는 즉시 병원에 의뢰한다.
- 혈당과 요당, 혈압 및 체중을 주기적으로 체크하여 기록한다.
- 규칙적으로 걷는 운동은 혈당을 낮추고 고밀도지질을 증가시켜 혈관계 합병증을 예방한다.
- 저혈당 증상 시 대처할 수 있는 당분과 ID 카드를 소지하도록 교육한다.
- 갑상선 기능 저하증이 있는 노인의 경우는 신진대사가 감소되므로 저열량 식이, 규칙적인 운동으로 체중을 조절하도록 한다.
- 갑상선 기능 저하증에서는 기분 저하, 우울의 경향이 증가하므로 정서적 지지가 필요하며, 일상적인 온도에도 다른 노인들보다 더 추위를 호소할 수 있어 보온에 유의한다.

8) 비뇨기계 질환자의 간호

연령 증가에 따른 신장 네프론 수의 감소, 사구체와 세뇨관막의 기능 저하가 신장의 항상성 유지를 방해하고, 방광 평활근과 탄력 조직의 변화는 스트레스, 질병, 염분과 수분 섭취의 변화 및 다양한 약물의 사용과 함께 비뇨기계의 문제를 일으킨다.

비뇨기계의 질환이 있는 대상자들은 주로 빈뇨나 실금, 배뇨 곤란 등으로 일상생활에서 어려움을 겪으며, 대인 관계에서도 위축될 수 있고, 비뇨기계의 문제가 치료되지 않고 지속될 때 생명을 위협하는 문제로 진전될 수 있다.

- 내의의 청결 등 개인 위생을 철저히 하되, 여자 노인의 경우는 특히 배변·배뇨 전후 손 씻기 및 회음부 청결법을 교육하고 강조한다.
- 남자 노인의 경우 배뇨의 흐름이 자주 끊기거나 약해질 경우 비뇨기과 진료를 받도록 한다.
- 배뇨 곤란이 있는 경우는 따뜻한 물로 샤워나 목욕을 함으로 이완을 도모하며 배뇨를 돕는다.
- 방광을 충분히 비우지 못한 느낌이 있는 경우 복압을 이용하여 잔뇨를 충분히 배출시키도록 한다.
- 방광 팽만, 수분의 섭취량·배설량을 정확히 측정하고, 배뇨 시 작열감이나 빈뇨, 체온 상승, 혈뇨, 농뇨 등 비뇨기계 증상과 정도를 관찰하여 보고한다.
- 비뇨기계의 염증성 질환이 있는 경우 적절한 진료를 받도록 하고, 수분 섭취를 충분히 하여 소변 농축으로 방광이 자극되어 유발되는 요실금을 예방한다.
- 방광에 자극성이 있는 알코올과 카페인 음료를 제한한다.
- 대상자는 화장실과 가까운 방을 배치하고 배뇨 시 벗기 쉬운 의복을 입도록 한다.
- 도뇨관을 삽입하고 있는 경우 무균술을 이용한 도뇨관 관리 및 회음 간호

를 적용하여 상행성 감염이 발생하지 않도록 한다.

05 와상 대상자의 간호

가족 중 와상 노인이 있을 경우 가족 전체의 기능 및 생활 전반에 변화를 초래하고, 노인은 정서적으로 우울하고 고독하며 불안한 일상생활을 스스로 해나갈 수 없으므로 가급적 노인이 혼자 있지 않도록 함이 필요하다. 여기서는 질병이나 부상으로 와상 상태가 된 노인의 일반적인 변화와 욕창의 관리에 대해서 살펴본다.

1) 와상으로 인한 대상자의 변화

① 움직임의 저하로 근육이 약해지고 근력이 저하된다.
② 식욕의 저하로 인해 체중이 감소되고 저항력의 감퇴가 온다.
③ 타액이나 음식물의 기도 흡인으로 기관지염이나 폐렴이 자주 발생한다.
④ 호흡의 수와 깊이에 변화가 오고 기침 및 객담이 증가한다.
⑤ 와상 상태로 인한 운동 저하로 장 기능이 변화되어 변비가 오기 쉽다.
⑥ 관절의 부동이 계속될 때 관절 경직이 오고 움직일 때 관절 통증이 온다.
⑦ 뼈의 탈칼슘화로 인해 밀도가 약해져서 골다공증이 진행되고 골절이 오기 쉽다.
⑧ 비뇨기계 염증이 쉽게 발생하고 부동으로 인해 신장과 요관 및 방광에 결석이 발생하기 쉽다.

2) 와상 대상자의 일반적인 간호

① 활력 징후 변화 관찰 시 감염의 증상인 발열, 발한, 사지의 혈액 순환을

살피며, 호흡 시 기침이나 객담의 유무를 관찰한다.

② 구강 섭취를 하는 경우 식사의 양, 식욕의 변화, 수분 섭취 정도를 점검한다.

③ 치아의 상태, 구강 내의 통증, 연하 능력을 살핀다.

④ 배뇨 상태는 소변의 횟수, 양, 색깔, 배뇨 곤란 유무를 관찰한다.

⑤ 대변의 횟수와 양 및 설사, 변비 등을 관찰한다.

⑥ 신체 부분의 동작, 움직임의 양상 및 관절의 부종 유무를 확인한다.

⑦ 비록 와상 상태에 있더라도 잔존 능력을 활용하여 부분적으로 자신이 할 수 있는 것은 스스로 하도록 격려한다.

⑧ 적어도 매 2시간마다 체위 변경과 함께 마사지를 시행한다.

⑨ 밤낮의 수면이 바뀌지 않도록 낮의 침상에서의 생활 및 밤의 수면 환경을 적절히 조성한다.

⑩ 말을 할 수 없거나 들을 수 없는 대상자의 경우는 적절한 의사소통 대책을 마련하거나 잘 관찰하여 필요한 케어를 한다.

3) 욕창 예방

와상 노인의 경우 욕창이 발생하면 치유되기까지 상당한 시간과 노력이 소요된다. 치유가 지연되면서 발생할 수 있는 감염은 대상자의 움직임을 제한할 뿐만 아니라 2차적인 욕창을 발생시키기도 한다.

(1) 욕창의 발생 원인

- 체위를 스스로 변경하지 못하고 누워 있는 노인의 경우 한 부위에 가해진 압박을 스스로 제거할 능력이 결여되어 욕창이 발생할 수 있다.
- 영양 불균형 상태가 계속되면 근육 위축, 피하지방층의 감소가 일어나게 되고, 저단백으로 인한 부종은 모세혈관으로 하여금 세포 내의 산소와 영양 공급을 방해하여 욕창을 발생시킨다.
- 요실금이나 잦은 배변으로 인한 피부 표면의 자극은 지속적으로 피부를

젖게 하고 결과적으로 피부 통합성을 파괴하여 감염의 가능성을 높인다.

- 신경계 이상이나 마비가 있는 대상자의 경우 피부 감각의 소실로 인해 욕창 발생의 가능성이 높다.
- 발열이 있는 대상자의 경우 증가된 신진대사의 결과 많아진 산소 요구량을 감당할 수 없어 욕창 발생률이 증가하고 쉽게 감염된다.
- 노화에 따른 감각 기능의 감소와 피지 분비 저하로 인한 피부 건조, 피부 탄력성 감소는 욕창의 발생 원인이 된다.

(2) 욕창의 단계

1 1단계

피부 손상은 없으나 발적과 부종이 있다. 압박이 제거되어도 발적이 지속된다.

2 2단계

피부색이 변하고 수포가 생기며 표피와 진피의 부분적 손실이 있고 표면적인 궤양이 생기고 부종과 통증이 심하다.

3 3단계

피하조직의 손상 및 괴사가 있으나 근육막까지 침범되지는 않고, 통증은 심하지 않으나 냄새 나는 녹황색 분비물이 나온다.

4 4단계

하부 조직까지 파괴되어 골격에까지 도달된다. 궤양 부분에서 냄새 나는 부패된 분비물이 나오며 표면에는 검은색 가피가 형성된다.

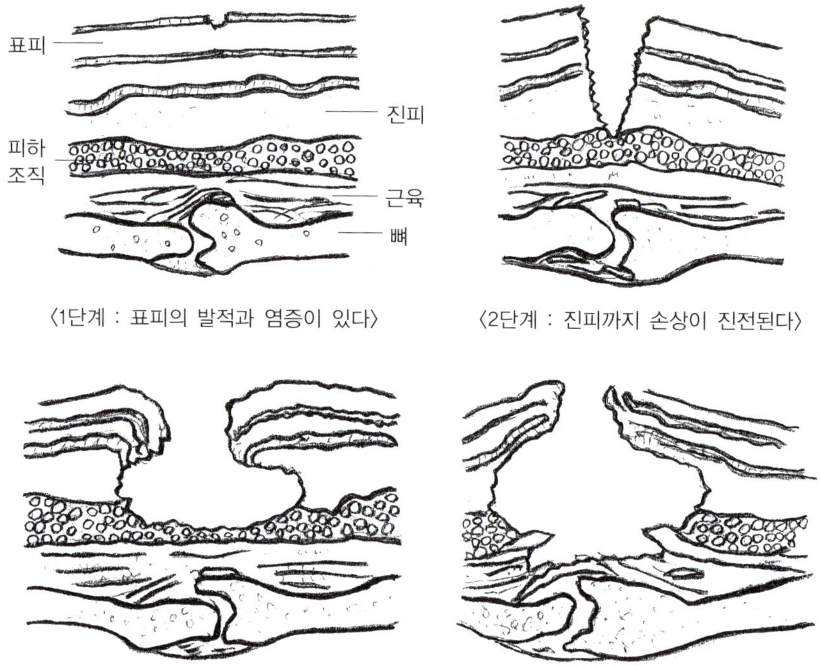

〈1단계 : 표피의 발적과 염증이 있다〉 〈2단계 : 진피까지 손상이 진전된다〉

〈3단계 : 피하조직까지 손상된다〉 〈4단계 : 근과 골격까지 손상이 진전된다〉

[그림 2-70] 욕창의 단계

(3) 욕창의 예방을 위한 간호

1 욕창 예방을 위한 피부 간호

- 안위나 청결을 위해 대상자의 상태에 맞는 목욕을 시키며 규칙적으로 피부를 관찰한다.
- 피부색이 옅어진 부위는 혈액 공급이 원활하지 않음을 말하며, 부분적인 마사지로써 혈액 공급을 회복시킨다.
- 와상 대상자에게는 하루에 적어도 2회씩 등 마사지를 적용한다.
- 찰과상이나 피부가 벗겨진 곳이 없는지 관찰한다.
- 적어도 하루에 한 번씩 돌출 부위 피부의 수포나 발적 등과 같은 조기 증상을 관찰한다.
- 피부를 깨끗하고 건조하게 유지하되 필요에 따라 파우더를 적용하거나

건성용 로션을 사용한다.

- 자극성 있는 비누, 알코올, 뜨거운 물은 피한다.
- 욕창의 호발 부위에는 반창고를 붙이지 않는다.
- 변실금이나 요실금이 있는지 관찰하고 실금이 있는 경우 즉시 닦아 내고 세심한 피부간호를 하며, 조절이 되지 않으면 흡수성이 좋은 패드를 사용하되 자주 교환하고 크림이나 연고로 피부를 보호한다.

2 체위 간호

대상자의 체위를 적어도 매 2시간마다 변경해 주되 하이 파울러씨 체위는 피하고 가능한 한 침상 머리는 낮게 잠깐씩만 올린다. 누워 있는 대상자를 옮길 때는 마찰을 감소시키기 위해 끌기보다는 대상자를 들어올린다.

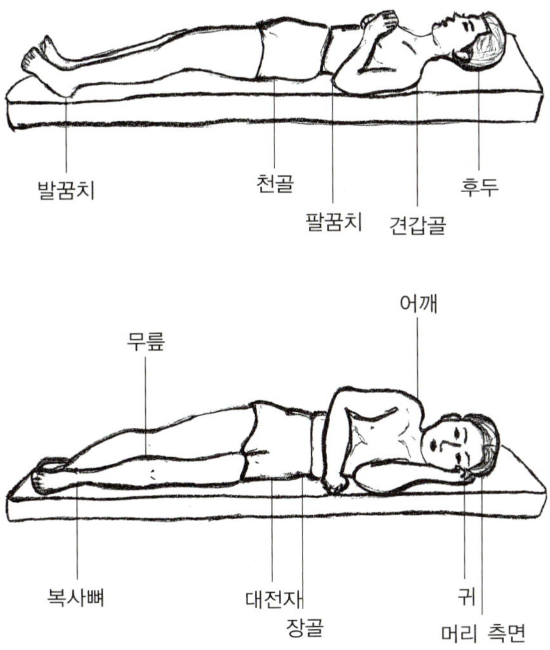

[그림 2-71 계속] 체위에 따른 인체 압박 부위

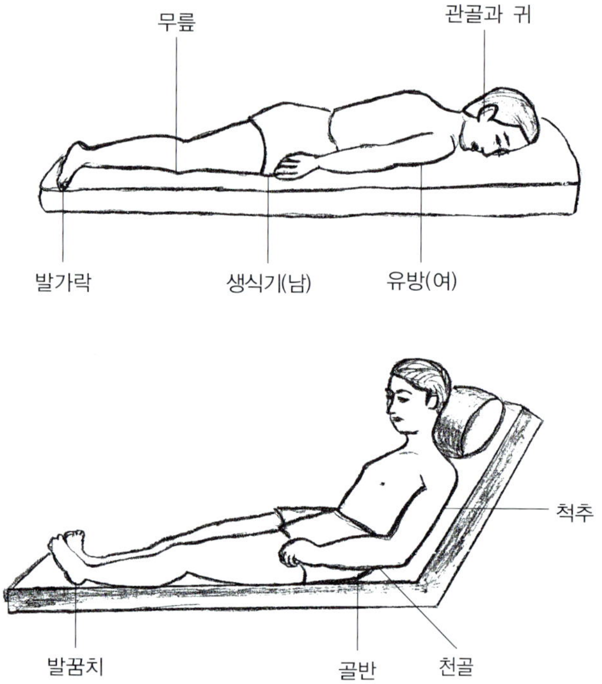

[그림 2-71] 체위에 따른 인체 압박 부위

3 침구 및 보조도구의 사용

- 침구는 건조하고 깨끗하며 구김이 없어야 한다(만일 땀을 심하게 흘리는 대상자라면 고무포와 반홑이불 사이에 담요를 깔아 준다).
- 욕창 호발 부위에 패드나 쿠션을 적용한다.
- 누워 있는 대상자의 경우 서로 닿는 무릎이나 발목에는 베개를 대어 준다.
- 양 모피나 스펀지를 압박이 가해지는 부위 밑에 깔아 주며, 물침대, 공기 매트리스, 교대 압력 매트리스 등 압박 완화 기구를 사용하여 압박을 줄여 준다.

4 영양 공급 및 기타 주의사항

- 충분한 양의 수분과 균형 식이를 공급한다.
- 흡연은 혈액의 헤모글로빈 농도를 낮추고 말초혈관을 수축시켜 피부에 산소 공급을 저하시키므로 금연을 권한다.

06 에이즈 감염 대상자의 간호

에이즈(AIDS)란 후천성면역결핍증후군(Acquired Immune Deficiency Syndrome)의 약어로서 인간면역결핍바이러스(HIV, Human Immunodeficiency Virus)의 감염으로 발생한다.

HIV는 인체 내에 침입하게 되면 원인 바이러스의 독성 때문에 사망하는 것이 아니라 면역 세포인 T 임파구에 잠복해서 증식하므로 결국에는 T 임파구가 기능할 수 없게 되어 각종 감염이나 암으로 사망하게 된다.

1) 에이즈 발병 단계

(1) 급성 감염기

인간면역결핍 바이러스(HIV) 감염 3~6주 후 발열, 근육통, 림프절 증대 등 독감과 유사한 증상이 1주일 이상 지속되다가 특별한 치료를 받지 않아도 소실된다. 이런 증상은 50~80%의 감염자에게서 나타난다.

(2) 무증상기

① 일부 감염자에서는 전신 쇠약, 식욕 부진 등의 증상이 나타나나 에이즈 관련 증후군이 나타나기까지 수년간 아무 증상이 없이 정상인과 같은 생활을 할 수도 있다.

② 항체 검사상 양성으로 나타난 이외에 특별한 증상이 없다.

③ 이 시기에도 바이러스 증식과 면역 기능 감소, 바이러스의 전파는 계속 진행된다.

(3) 에이즈 관련 증후군

① HIV 감염 후 수년간의 무증상기가 지나면 에이즈로 이행하기 얼마 전에 나타나는 증상들을 에이즈 관련 증후군이라고 한다.

② 발열, 오한, 설사, 체중 감소, 수면 중 발한, 불면증 등을 경험하게 된다.

③ 심한 피로감, 무력감, 식욕 부진 같은 증상도 경험한다.

④ 지속적으로 전신 림프절의 증대 등의 변화가 온다.

⑤ 건망증, 집중력 소실, 평형 감각 소실, 기억력 감퇴 등의 신경계통의 증상이 동반되기도 한다.

(4) 에이즈

① 8~10년이 지나면 에이즈 환자로 이행된다. 수혈로 인해 전염된 경우에는 더욱 빨리 진행되어 3~4년 후 에이즈로 이행되며, 정상인에게서는 흔치 않은 각종 병원체에 의한 질환이 발생한다.

② 전신 임파절 종대, 아구창, 구강 백반, 대상 포진, 단순 포진, 혈소판 감소증, 전염성 연속증 등이 나타날 수 있다.

③ 사지의 말단부 특히 발가락 또는 발에서 시작되는 적청색 또는 갈색의 유연한 결절 및 종양인 카포시육종, 임파종과 같은 악성 종양이 유발되기도 한다.

④ HIV가 뇌를 공격해 들어가게 되면 치매, 건망증, 운동 및 행동 장애 등의 신경 증상을 보이기도 한다.

2) HIV의 전파 경로

① HIV는 피부로 흡수될 수는 없지만 HIV 또는 HIV 감염 세포가 상처를 통해 체액 내로 들어가서 전염된다.

② HIV는 혈액이나 환자 몸에서 분비되는 모든 체액에서 발견된다.

③ 가장 강력한 감염원은 정액으로, 아무런 대책 없이 HIV 감염자와 성관계시 질점막이나 직장 점막의 작은 상처들을 통해 체내로 침투하며, 반대로 질 점막이나 직장 점막에 산재되어 있는 HIV가 상처 난 음경으로 들어가 감염을 일으키기도 한다.

④ HIV에 감염된 혈액이나 혈액 제제도 감염원일 수 있다.

⑤ 감염된 여성의 질 분비물도 남성의 정액만큼이나 HIV 농도가 높다.

⑥ HIV에 감염된 엄마가 임신, 출산, 수유를 통해서 전염시킨다.

⑦ HIV 감염자에게 사용했던 문신을 위한 도구나 전자 침, 이(耳)침 등을 소독하지 않고 다른 사람에게 사용 시 감염될 수 있다.

3) 에이즈 감염 예방 대책

HIV가 의료진과 대상자들에게 감염되지 않기 위해서 다음과 같은 사항에 유의한다.

- 사용한 주사기와 바늘 및 면도날은 구멍이 나지 않은 쓰레기통에 넣어 시설의 규정대로 처리한다.
- 주사기를 사용할 때는 소독 장갑을 사용하는 것이 안전하다.
- 바늘에 찔리거나 감염을 예방하기 위해 사용한 주사바늘 뚜껑을 다시 씌우려 한다거나 의도적으로 구부리지 않도록 한다.
- 재사용할 기구는 사용 후 즉시 기구에 묻은 혈액이나 체액을 미온수 및 소독제에 세척하여 단백질을 제거한 후 따로 구분하여 소독 처리하도록 한다.
- HIV 감염자가 사용한 시트나 가운은 물이 베어들지 않는 플라스틱으로 된 주머니에 따로 구별한 후 세탁실로 보낸다.
- 유리 온도계는 비누와 찬물로 씻고 70~90%의 알코올에 30분간 담근 후 흐르는 물에서 헹구어 다시 사용할 수 있다.
- 환자의 혈액과 체액은 감염력이 높으므로 에이즈 환자의 처치 전후에는 손 세척을 철저히 한다. 환자의 혈액이나 체액이 묻었을 때는 소독수로 소독한다.
- 혈액이나 체액이 묻은 곳 또는 흘린 곳은 소독수로 철저히 닦고 포르말린 등을 뿌려 놓는다.
- 혈액이나 체액을 버릴 때는 변기에 직접 버리고 물을 흘려보낸 후 소독수를 부어 놓는다.
- 혈액이나 체액에 오염된 도구를 다룰 때는 반드시 장갑, 가운, 마스크를

착용 후 하도록 한다.

- HIV 감염자나 환자 간호사 케어자는 자신의 몸을 만지지 않도록 한다.
- 환자가 기침이 심해 체액이 튈 가능성이 있을 때는 마스크를 씌워 주고 케어자도 덧가운과 마스크를 착용한다.
- 환자 방이나 화장실 바닥을 청소한 걸레는 희석된 표백제 용액에서 5분 정도 소독 후에 물은 양변기 아래로 붓는다.

9) 에이즈 감염자나 환자 및 가족을 위한 간호 지침

- 감염자나 환자의 수명을 연장시키고 외부로부터의 감염을 줄이기 위해 환경을 깨끗이 유지하며 외부로부터의 감염 증상이 있으면 곧 의료진에게 연락한다.
- 감염에 대한 방어 능력 강화를 위해 적절한 영양 균형을 유지하되 신선한 과일과 야채를 충분히 섭취하게 한다.
- 감염자나 환자를 돌보기 전 후 철저히 손 세척을 하되 만일 손에 상처가 있으면 장갑을 끼도록 한다.
- 감염자나 환자가 사용한 휴지 등은 구별하여 처리한다.
- 감염자나 환자가 집에서 주사를 맞는 경우는 사용한 주사기와 바늘을 빈 깡통을 이용하여 통 안에만 버리도록 하고 뚜껑은 닫아 두었다가 일정량 모아지면 끓인 후 뚜껑을 닫아서 봉투에 넣고 묶어 버린다.
- 감염자나 환자의 면도기, 치솔, 타월 및 개인 용구는 오염된 것으로 간주하고 혼자만 사용하도록 한다.
- 대상자의 식기는 다른 가족용과 별도로 구별할 필요는 없다.
- 감염자나 환자의 세탁물은 따로 구별해서 표백제, 살균제 또는 세제를 이용하여 삶아 빤다.
- 감염자나 환자의 체액, 분비물, 목욕물 등이 바닥에 묻으면 표백제와 물을 섞어 닦는다.
- 성생활 시에는 반드시 콘돔을 사용하고, 항문 성교는 피한다.

Chapter 03

보완·대체요법의 적용

학·습·목·표

- 각 보완요법 및 대체요법의 작용, 부작용을 이해하고 말할 수 있다.
- 대상자들이 어떤 보완요법 및 대체요법을 사용하고 있는지 관심을 갖는다.
- 기존 약물이나 치료와 병용 시 발생할 수 있는 상호작용, 역작용에 대해 이해한다.

노인 대상자들의 경우 여러 가지 기존의 의학적 치료를 받으면서도 이러한 보완·대체요법들을 병용하고 있다. 일반적으로 쉽게 적용할 수 있는 보완·대체요법에 대해 간단히 알아본다.

01 활성탄(Activated Charcoal)의 사용

숯이란 "신선한 힘"이란 뜻을 가진 우리말로서 나무를 600~900℃에서 일차적으로 탄화시킨 것(C_{12})이다. 맛과 냄새가 없고 탄화 과정에서 작은 구멍들이 생기게 되는데, 숯의 효과를 높이기 위해서는 이 작은 구멍들이 많이 있어야 한다. 그래서 다시 600~900℃의 온도에서 같은 공정을 한 번 더 거치게 되는데 이 과정을 활성화라고 하며 이런 공정을 거친 숯을 활성탄이라고 한다. 우리가 시중에서 구할 수 있는 대부분의 숯은 재래식 숯가마에서 활성화시키기가 거의 불가능하므로 탄화 과정만을 거친 것이고 숯을 의학적 목적으로 활용하기 위해서는 활성화시켜야 한다.

1) 활성탄의 작용기전

활성탄의 작용기전은 흡착력으로 설명될 수 있다. 활성탄은 제조 과정에서 형성된 작고 수많은 구멍으로 되어 있고 넓은 표면적을 특징으로 한다. 이 작은 구멍들은 크기가 다양하고 여러 가지 물질을 흡착하고 결합시킬 수 있는 장소(binding place)를 제공하므로 활성탄이 흡착력을 가지게 된다. 1g의 활성탄을 아주 곱게 부수면 모든 입자의 총 표면적은 약 1,200m^2나 된다. 이 상상을 초월하는 넓은 표면적이 모든 종류의 물질과 결합할 수 있는 장소를 제공하게 된다. 활성탄이 가지고 있는 이 작은 구멍은 크기와 모양이 다양하며, 활성탄이 활성화될 때 형성되는 내표면의 화학적 특성은 미세공을 채울 수 있는 어떤 분자가 있으면 끌어당긴다는 것이다. 이것이 활성탄이 가지는 흡착력이다.

활성탄은 인체에 부작용이 없다. 그것은 활성탄이 가지고 있는 구멍에 분자량이 같은 크기의 물질이 흡착되고 이것을 다시 순수한 물에 넣으면 결합하였던 두 물질이 서로 분리되기 때문이다. 다시 말해서 활성탄은 다른 물질과 결합하여 제3의 물질로 변하는 것이 아니라 결합된 상태로 있다가 상황이 변하면 다시 분리되기도 한다는 것이다.

활성탄의 효과를 나타내는 또 다른 요소는 탄소 성분과 미네랄이다. 활성탄의 주성분인 탄소는 전기 에너지를 모으고 축적·유지하여 바로 자신의 전자(electron)를 남에게 내어 주어 산화를 방지하는 역할을 한다. 또 나무가 오랫동안 땅에서 흡수한 미네랄을 가지고 있어 태워도 없어지지 않고 활성탄에 그대로 남아 있게 된다. 활성탄에 포함된 대부분의 미네랄은 칼륨과 칼슘이며 인체에 유익하고, 고온에서 구운 활성탄의 미네랄은 친수성이 높아 물에 녹기 쉬워 체내로 잘 흡수된다.

체내로 흡수된 활성탄은 단백질 찌꺼기나 지방 알맹이를 흡착시키고, 야채나 과일에 잔류할 수 있는 농약 성분이나 중금속들을 흡착한다. 또한 식품의 인공 색소나 식품 첨가제, 조미료 등을 흡착하여 위장계를 깨끗하게 함으로써 체내의 혈액과 체액을 깨끗하게 하는 데 기여한다. 1개 단위의 분말 활성탄가루는 80개 단위의 암모니아 가스를 빨아들일 수 있어 장내의 독성 가스가 혈액으로 흡수되기 전에 신속하게 흡수하여 배출시킨다.

활성탄의 대표적인 특징은 먹고 난 뒤 1분 이내에 신속하게 체내의 독성분, 불순물을 흡착하는 것이다. 피부에 바르거나 복용하거나 인체에 무해하며, 발암 물질인 벤조피린(benzopyrene) 같은 물질을 흡수한다고 보고되었다.

활성탄은 진통 작용, 해열 작용, 공해 물질인 담배의 니코틴 제거, 자동차 배기가스 제거, 농약 성분 제거에 탁월한 효과가 있고, 위염, 위궤양, 간염 치료와 예방에 유효하다.

2) 활성탄의 사용례

① BC 1550년경의 이집트 파피루스에 여러 종류의 활성탄이 의학용으로 사용되었던 기록이 있다.

② 북미 인디언들은 미대륙에 사람들이 이주하기 오래 전부터 활성탄을 가스로 인한 복부 팽만을 치료하기 위해 사용해 왔다.

③ 수 세기 동안 의사들은 치료제로서 나무 활성탄을 많이 사용했다.

④ 1793년에 D.M.Kehls는 썩은 궤양의 나쁜 냄새를 제거하기 위해 하루에 여섯 번 활성탄가루 1/16온스를 내복하도록 추천했고, 담즙 이상에도 물에 탄 활성탄가루로 입을 헹구게 했다.

⑤ 동종 요법 의사들은 200여 년 전부터 활성탄을 사용해 왔다.

⑥ 1820~1840년에 Touery라는 프랑스 약학자는 활성탄가루로 동물 실험을 했으며, 1831년에는 프랑스 의학협회 회원들 앞에서 치사량의 10배가 되는 스트리키닌을 활성탄가루 15그램과 함께 먹음으로써 활성탄의 효능을 공개했다.

⑦ 우리나라에서 아직도 전해 오고 있는 풍습으로 간장독 속에 숯을 띄워 놓는 예를 볼 수 있다.

⑧ 1980년 이후로 활성탄가루의 안정성, 유효성이 알려졌으며 여러 형태의 독극물과 약물, 공해 물질, 농약의 흡착성에 대한 논문이 발표되었고, 미국 식약청(FDA)은 안전성 및 효과 면에서 활성탄을 독물 중독 치료를 위한 제 I 범주로 분류했다.

3) 활성탄에 의해 흡착되는 물질들

① 대장균, 박테리아, 바이러스
② 약물류를 포함한 화학 물질들
③ 수은, 염소, 철분, 납, 은, 인산류의 무기물이나 중금속
④ 벤조피린 같은 발암 물질

4) 활성탄에 의해 잘 흡착되지 않는 물질들

산, 알칼리, 염류 등은 일반적으로 잘 흡착되지 않는다.

5) 활성탄의 적용

① 섭취된 약물은 코브라의 독이나 다른 독들과 마찬가지로 활성탄가루로 제거될 수 있다.

② 활성탄가루 정제를 20~30분간 입에 물고 있으면 구취의 원인 물질이 위장관으로 배출되어 체외로 제거됨으로 냄새를 예방할 수 있다.

③ 암 환자에서 경험되는 빈혈은 대개 암에 의해 생성되는 독소 때문인데, 이 독소들은 용혈성이 있고 경구로 투여하는 활성탄에 의해 흡착될 수 있다. 또한 암에 의해 자주 발생되는 통증이 활성탄가루 반죽에 의해 조절되는 경우를 본다.

④ 결장루나 회장루를 가진 환자들의 경우 하루 3회 활성탄가루 적용으로 대변으로 인한 냄새 제거가 가능하다.

⑤ 안면, 눈꺼풀과 귀의 봉와직염은 활성탄가루 반죽에 효과적으로 반응한다.

⑥ 복부팽만 시 활성탄의 사용으로 좋은 효과를 볼 수 있다. 신경성 설사나 경련성 대장으로 인한 설사 시 4~8캡슐의 활성탄을 3~4회 투여한다. 소화 불량에는 활성탄가루를 약간의 올리브유와 섞어 저어서 복용한다. 소화성 궤양이나 위장관이 예민한 경우도 활성탄가루와 섞은 물을 마심으로 통증이 진정된다.

⑦ 활성탄은 박테리아, 바이러스, 박테리아의 독소들을 흡착하며 상처 분비물, 알레르기 생산 물질 등을 흡착하므로 상처 드레싱에 사용된다.

⑧ 신생아 황달에서 활성탄가루는 십이지장액으로부터 빌리루빈을 흡착하여 혈중 빌리루빈 농도를 떨어뜨린다.

6) 활성탄 페이스트 만들기와 적용 방법

① 활성탄가루, 곱게 갈아 둔 아마씨(flax seeds) 가루, 얇고 촘촘한 거즈, 얇은 비닐, 반창고를 준비해 둔다.

② 거즈와 비닐은 만들려고 하는 크기의 페이스트(반죽)를 충분히 둘러쌀 정도로 잘라 둔다.

③ 적절한 용기에 활성탄가루와 아마씨 가루를 3:2 정도로 넣어 섞는다.

④ 끓는 물을 ③에 조금씩 부으면서 저어서 말랑말랑할 정도의 페이스트를 만든다.

⑤ 준비한 비닐 위에 ④를 놓고 비닐을 사방으로 접어 둘러싼 후 눌러서 편

평하고 납작한 모양을 만든다.

⑥ 준비한 거즈를 펴놓고 ⑤에서 비닐을 벗기면서 페이스트만을 옮겨 놓는다.

⑦ 페이스트가 놓여진 거즈의 사면 끝을 접고 적용하려는 부위에 거즈의 얇은 면이 닿도록 놓는다(페이스트가 덮여진 얇은 거즈를 통해서 이물질을 흡착하며 통증을 경감시킨다).

⑧ 반창고로 가장자리를 고정시키고 필요하면 붕대를 적용한다.

⑨ 활성탄 페이스트는 12시간 간격으로 교환한다.

7) 활성탄 사용 시 주의점

① 해독제로 사용할 경우는 활성탄가루를 물에 타서 빠른 시간에 마시되 물을 많이 마신다.

② 활성탄을 외용으로 사용 시에는 가루를 상처에 그냥 닿게 하면 문신이 되므로 반드시 페이스트로 만들어 사용한다.

③ 활성탄가루를 복용할 경우 약물과 병용하면 약물이 활성탄가루에 흡착되어 약의 효과를 거의 볼 수 없으므로 약물 복용 시간과의 간격을 두어 공복 상태에서 복용한다.

④ 최토제 상용 시 활성탄과 혼용하면 구토를 일으킬 수 없다.

⑤ 활성탄은 만병 통치제나 영양제가 아니므로 장기간 복용하지 않는다.

02 약초(Herb)요법

약초 의학은 식물의학으로 알려져 있고, 유럽에서는 식물요법 또는 식물의학으로 알려져 있다. 약초라는 말은 약이나 음식의 양념 또는 비누 제조용 향기름 및 향기를 만드는 데 사용된 식물이나 식물의 부분을 의미한다. 약초는 성분, 냄새, 향 등이 의학적 가치가 있는 식물이라고 할 수 있으며 잎, 꽃, 줄기, 씨, 뿌리, 열매, 나무껍질 또는 의약이나 음식 조미료 또는 방향성 물질을 위해 사용된 식물의 다른 부분이 될 수 있다.

치료제로서 약초를 사용하고 있다. 기존 의학에 대한 불만족 때문에 많은 사람들이 약초 쪽으로 관심을 돌리고 있다. 특히 노년층들은 지속적으로 약초를 사용하고 있는데, 유익한 것은 약초요법이 다양하고 복잡한 상태로부터 회복을 증진시키는 데에 유용하기 때문이다.

국제적으로는 세계보건기구(WHO)가 건강의 필요를 충족시키기 위해 약초요법의 중요성을 인식한 바 있다. 대중매체나 여러 책자들에서 약초에 대한 갖가지 광고, 선전 등이 범람하는 시대이므로 약초에 대해 묻는 대상자들을 많다.

여러 문헌들이나 대중매체가 약초 제품에 대한 여러 장점들을 서술한다 할지라도 대상자들이 이해해야 할 것은 "약초는 실제로는 희석된 약품이며" "약초가 신비스런 특성을 갖고 있지 않다는 것이다. 또한 다른 약품과 마찬가지로 그것들이 적절한 용량으로 적절한 시기에 좋은 효과를 낼 뿐 약초 하나하나가 서로 다르며, 안전한 것이 있는 반면, 부작용을 가진 것도 있음"을 알려주어야 한다.

오늘날도 약물학적 제제의 1/4 정도가 식물 자원으로부터 추출된 활성 성분의 적어도 한 가지를 포함하고 있으며, 수천 가지 약물 중 잘 알려진 몇 예들이 근본적으로 식물로부터 발견되었는데 강심제인 디지탈리스(digitalis:폭스글로브에서), 아스피린(aspirin : 버드나무 껍질에서) 및 에페드린(ephedrine : 기관지 확장제로 마황에서) 등이 그것들이다.

미국인의 약 1/2 이 약초를 사용하고, 과거 몇 년간 약초 산업의 성장은 굉장한 것으로 드러났다. 대부분의 사람들이 자신들이 약초를 사용하고 있다는 것을 그들의 의사에게 이야기하지 않았고, 또 이야기하지 않을 것이라고 했다. 약초와 약물, 약초와 약초 및 약초와 비타민 사이의 상호작용들이 있으므로 사람들에게 그들이 사용하고 있는 약초에 대해 의료진에게 알릴 필요가 있음을 강조하는 것은 중요하다.

1) 약초에 대한 일반 상식

① 약초들이 서서히 완만히 작용한다는 통념들이 꼭 사실만은 아니다.
② 부적절한 용량의 사용, 저품질의 약초, 약초의 부정확한 선택 등으로 역작용들이 발생할 수 있다.
③ 약초는 잠재적으로 심각한 부작용을 가진 약물들보다 안전하며, 약초사용과 연관된 질환들은 비교적 흔치 않고 사망도 거의 없다. 그러나 가장 안전한 약초라 할지라도 위험성은 가지고 있으므로 분별해서 사용되어야 한다.
④ 인삼은 불안, 초조, 긴장이 심한 수준의 환자에게나 심한 염증이 있을 때 사용해서는 안 된다
⑤ 감초 뿌리는 고춧가루와 병용 시 특정인에게 수분저류 현상이 나타날 수 있다.
⑥ 심장병이나 출혈 질환에는 약초 제품을 사용하지 않도록 한다.
⑦ 대상자들이 사용하는 약초뿐 아니라 약초요법이 건강을 해치거나 악화시킬 수 있기 때문에 투약력(medication history)을 조사할 때 약초 사용 여부를 꼭 체크할 필요가 있다.

2) 약초와 약물 병용 시 부작용

다음은 흔히 사용되는 약초와 기존 약물과의 사이에 나타날 수 있는 부작용의 몇 예이다.

• 인삼과 비타민 C를 함께 복용 시 인삼 흡수가 감소된다.
• 인삼과 커피, 차, 콜라를 병용 시 카페인의 작용이 상승된다.
• 인삼과 스테로이드 및 경구용 피임약 병용 시 스테로이드의 부작용은 증가되고, 경구용 피임약의 효과는 감소된다.
• 인삼과 항당뇨약물 병용 시 혈당에 영향을 미친다.

- 인삼과 항정신약물 병용 시 떨림, 두통, 불면이 증가된다.
- 은행과 아스피린이나 비타민 E(1,200 IU↑/일)를 병용 시 혈소판 점도를 감소시키고, 출혈성 경향을 증가시킨다.
- 감초나 인삼을 디곡신(강심제)과 병용 시 디곡신의 효과를 방해하거나 격렬하게 한다.
- 감초와 스테로이드 계통의 약물병용 시 스테로이드 배설 방해로 부작용, 독작용을 증가시킨다.
- 감초와 항고혈압약물 병용 시 혈압 조절을 방해할 수 있으므로 장기간 병용해서는 안 된다.
- 익모초나 인삼과 진정제를 병용 시 최면 효과가 증진된다.

3) 약초요법 적용 시 주의점

① 어떤 종류의 약초(건강 보조제, 약물 보조제)든지 사용하고 있는 약초에 대해 보고하도록 한다.
② "자연적인(natural)" 것이 항상 안전한 것은 아니다.
③ 부작용이나 이상 증상이 계속되면 사용하고 있는 약초를 중지하고 의료진에게 알린다.
④ 약초와 약물 사이의 상호작용들이 발생하고 그것이 심각할 수 있으므로 의료진에게 약초와 약물의 병용 가능성에 대해 자문을 구하라.
⑤ 표준화된 약초 제품을 구입하라. 구입 시 라벨을 확인하고 약초의 과학적인 이름, 약초가 과학적인 실험을 거쳤는지, 제조일과 유효기간, 공급자의 주소 등을 확인하라.
⑥ 약초를 어디서 구입해야 할지 자문을 구하고 공적으로 허가된 곳에서 구입하라.
⑦ 정해진 용량 이상, 정해진 기간 이상을 사용하지 말라.
⑧ 노인 대상자의 경우는 전문인의 처방 없이 약초를 사용하지 않도록 하라.

03 간단한 수치료(Hydrotherapy)

자연 치료의 일부분인 수치료는 고대 바벨론과 그리스 등 수많은 나라와 문화권에서 사용되어 오고 있다. 기원전 450년경 고대 그리스의 히포크라테스(Hippocrates)도 질병을 치료하는 데에 뜨거운 물을 사용하였다고 한다.

수치료의 많은 효과 중 통증 완화의 원리를 보면, 덥고 찬 온도로 말초신경을 자극할 때 그 자극이 척수신경을 통하여 뇌의 감각피질까지 이르게 된다. 이 통로는 열을 전달하는 열선과 통증을 전달하는 동통선이 같이 가게 되어 있기 때문에 너무 뜨겁거나 찰 때 아픔을 느끼는 것과 같이 적당히 덥고 차게 해 주면 오히려 통증을 완화시킨다는 것에 초점을 둔다.

1) 수치료 시 숙지할 기본 사항

① 한기가 드는 것을 예방하기 위해 실내온도가 따뜻하고 바람이 들어오지 않도록 한다.
② 대상자의 눈에 직접 빛이 비쳐서 긴장하는 일이 없어야 한다.
③ 치료실의 가구나 침구에 습기가 스미지 않도록 처리되어 있어야 한다.
④ 사용하고자 하는 물건을 순서대로 준비하되 여분의 타월이나 시트도 준비한다.
⑤ 치료를 시작할 때는 대상자의 몸이 따뜻해야 한다.
⑥ 필요 이상으로 대상자의 몸을 노출시키지 않도록 한다.
⑦ 치료 중에는 면으로 된 얇은 가운을 준비하여 사용한다.
⑧ 더운 것과 찬 것을 적용할 때 대상자에게 미리 말해 주어 놀라지 않도록 한다.
⑨ 치료 중 대상자의 곁에 있거나 호출이 가능하도록 한다.
⑩ 치료 중 대상자에게 이상 증상이 나타나는지 확인한다.
⑪ 치료 후 대상자에게 안정한 시간을 주도록 한다.

2) 수치료의 장점

① 다른 치료법에 비해 매우 싸고 효과적이다.
② 열이나 냉을 국소적으로 적용하더라도 혈액의 흐름은 증가하거나 감소되어 효과를 볼 수 있다.
③ 치료 온도의 조절이 쉽고 간편하다.
④ 부력을 이용하거나 저항을 이용하여 운동 치료가 가능하다.
⑤ 물을 여러 가지 형태(증기, 물, 얼음)로 쉽게 바꾸어 적용할 수 있다.
⑥ 정수압을 이용하여 물리적 효과를 볼 수 있다.
⑦ 청결의 효과가 있다.

3) 수치료의 금기

① 만성 당뇨병이나 신경 질환으로 감각이 둔하거나 감각이 없는 대상자
② 심한 저혈당증, 무의식 대상자, 심한 고혈압, 뇌출혈의 가능성이 있는 대상자
③ 급성 심장병이나 폐결핵 대상자
④ 급성 충수돌기염이나 농이 심한 축농증 등에서는 염증이 곪아 터져도 농이 체외로 유출되지 못하고 체내에서 문제를 일으키므로 금한다.

4) 수치료의 종류 및 효과

(1) 온열요법

사우나, 증기 목욕, 더운 습포 및 더운물을 다양하게 적용한다.

효 과 - 혈관과 한선을 이완시킨다.
- 열이 적용된 부분의 세동맥과 모세혈관을 확장시켜 순환을 증가시킨다.
- 근육의 혈액 공급 증가는 통증을 완화시키고 결체 조직의 신장도

(extensibility)를 증가시켜 이완시킨다.

- 구축된 관절의 탄성(elasticity)을 높여 경직을 감소시키고 이완시켜 비활동적 근육을 자극한다.
- 열은 항체를 생산하는 면역계를 자극하여 백혈구의 탐식 작용을 증가시킨다.
- 혈액 순환 속도의 증가 및 한선의 이완은 체내에 쌓인 노폐물이나 독성 물질을 땀이나 소변을 통해 배출되도록 한다.
- 온열은 근 경련 감소로 통증을 완화시키며, 전신 이완 효과로 통증이 감소된다.
- 신체에 장시간 적용된 열은 내부 장기의 혈행도 자극한다.

주의점 - 더운 목욕이나 사우나, 통 목욕으로 표피의 말초혈관이 이완되어 현기증, 어지러움, 경한 두통 등의 저혈압 증상을 호소하는 경우 치료를 중단하고 침상 안정하도록 한다.

- 더운 목욕이나 증기 목욕 시에는 화상이나 낙상에 주의한다.
- 사우나를 하는 경우는 20분을 넘지 않도록 하며, 머리에는 찬 물수건을 적용한다.
- 급성 염증, 외상, 출혈, 무감각 부위, 심맥관계 질환에는 금한다.

(2) 고온 족욕(hot foot bath)

발과 발목을 39.4~43.3℃의 물에 10~30분간 담그는 침수욕의 하나이다.

효 과 - 국부 순환을 자극하고 국부 염증을 소실시킨다.

- 충혈성 두통이나 흉부와 골반의 울혈을 완화시킨다.
- 휴식과 안정, 감기 예방 및 치료에 적용한다.

주의점 - 족욕을 시작할 때에는 물의 온도를 체온과 비슷하게 하고 점차 더운 물을 조금씩 부어서 대상자의 발이 열에 적응하도록 돕는다.

(3) 찜질(fomentation)

습포에 열을 가하여 신체 피부에 적용하는데, 3~5분간의 적용으로 자극 효과를 볼 수 있고, 6~10분간 적용으로 진정효과가 나타난다. 고온 족욕을 병행하고 머리와 목 부분에 찬물 습포를 적용한다.

효 과 - 국소 염증 시 화농을 촉진하고 배농을 돕는다.
- 신경과 관절의 통증, 근육 긴장에 적용한다.
- 감기나 기관지염으로 발생하는 흉부 울혈을 완화시킨다.
- 신경과민, 발한을 완화시킨다.
- 마사지 치료의 준비 단계로 적용하기도 한다.

(4) 냉요법

찬물과 냉습포, 얼음, 얼음주머니의 적용으로 혈관 수축, 혈류의 감소, 국소적 신진대사를 저하시켜 나타나는 효과를 이용하는 것으로 진통, 항염, 발열 억제에 사용한다.

효 과 - 찬 것이 직접 혈관벽에 작용하여 혈관을 수축시키며 혈액을 밀어내는 경향이 있으므로 다른 부위의 혈액 순환을 증가시킨다.
- 국소적인 혈액의 유출을 감소시킨다.
- 찬 자극은 엔돌핀을 생산하고 통증 역치를 높이므로 진통 작용을 하기도 한다.
- 적용된 부위의 혈관을 수축시켜 순환 감소 후 염증과 부종, 출혈을 감소시킨다.
- 찬물은 근육을 수축시킴으로써 약화된 근육의 긴장도를 증가시킨다.
- 얼음은 항상 부분적으로 적용해야 하며, 긴장, 염좌, 감염 완화에 사용된다.

주의점 - 찬물이나 얼음의 적용은 혈관부전, 마취, 찬 것에 과민한 경우, 감각이 저하된 대상자와 같이 혈관 수축에 의해 악화되는 질병상태에는 금한다.

- 피하의 온도가 10~25℃까지 내려가면 체단백질의 변성이 일어나므로 장시간의 사용은 위험하다.

(5) 열과 냉의 교대 적용

45℃ 정도의 온수와 16℃ 정도의 냉수에 교대로 신체의 일부나 전체를 담그는 목욕으로, 보통 온수에 10분간 담근 후 냉수에 1~3분간 담그기를 4회 정도 반복한다.

효 과
- 내분비 기능을 자극한다.
- 피하 혈관의 이완과 수축이 교대로 일어나게 한다.
- 염증과 울혈을 감소시킨다.
- 장기 기능을 증가시킨다.
- 류머티스 관절염이나 견관절 경직에 적용한다.

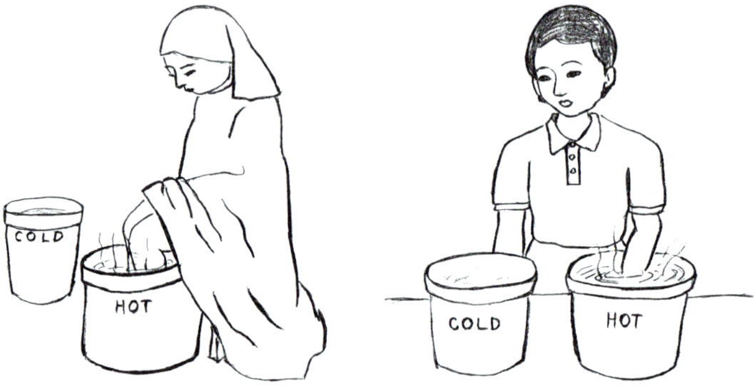

[그림 2-72] 열과 냉의 교대 적용

(6) 와류(Whirlpool) 목욕

덥지도 차지도 않은 물을 힘 있게 회전 및 분사시켜 순환시키는 열 목욕으로 마사지, 표피 괴사 조직의 제거에 이용된다.

효 과 - 손상된 근육과 관절의 재활을 돕는다.
- 분사되는 물은 근육을 부드럽게 마사지해 준다.
- 피부 욕창이나 감염된 상처에 사용된다.
- 신체의 부분적 마비로 위축된 경우에 근육의 순환을 증가시키기 위해 적용한다.

(7) 미온수욕

체온과 비슷한 온도의 물에 전신을 완전히 잠근다.

효 과 - 신경계를 안정시키므로 신경 쇠약, 신경과민에 적용한다.
- 감정적인 장애나 수면 장애를 완화시킨다.

(8) 좌욕(Sitz Bath)

골반 부위를 더운 물 속에 완전히 잠근다.

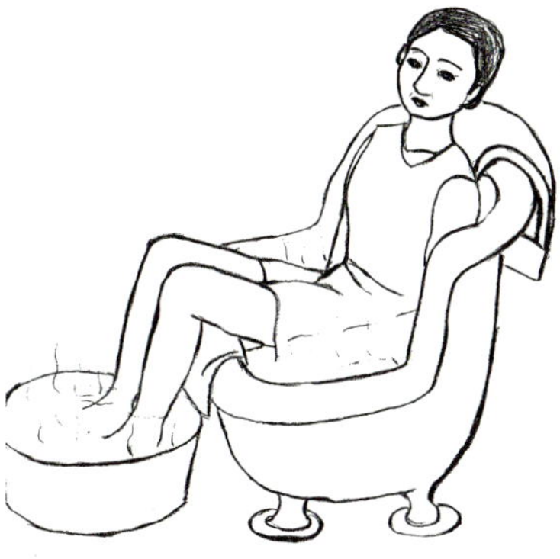

[그림 2-73] 좌욕

효 과 - 회음부 통증, 부종 및 불편감을 완화시킨다.
- 복부 또는 골반 내의 충혈 및 방광 내 소변 정체를 완화 또는 제거한다.
- 순환을 증가시켜 하복부의 불쾌감을 감소시킨다.

(9) 러시안 목욕(Russian bath)

의자에 앉아 열에 강한 비닐 시트를 덮고 15~20분간 체온을 상당히 상승시킬 수 있는 100%의 증기를 계속 공급한다.

효 과 - 가슴의 울혈을 완화시켜 준다.
- 호흡기계의 분비물을 적게 해 준다.
- 상부 순환기 감염을 완화시켜 준다.
- 류마티스성 관절염, 저혈압을 완화시킨다.

주의점 - 치료 후에는 찬물로 샤워를 하여 이완된 표피 혈관을 수축시켜 저혈압을 예방한다.

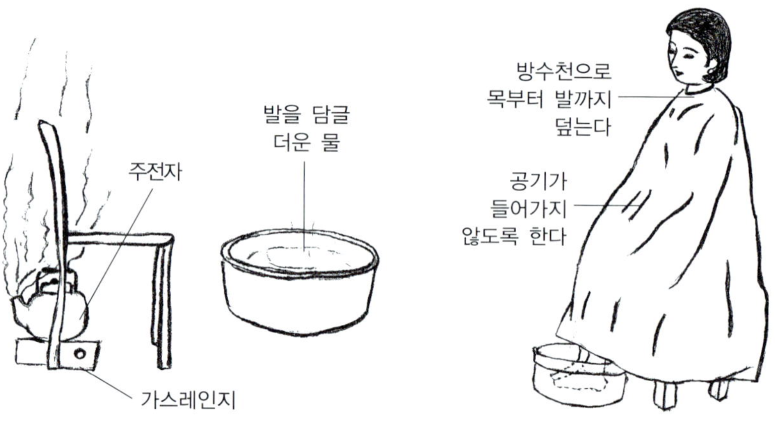

[그림 2-74] 러시안 증기욕

(10) 증기 흡입(steam inhalation)

질병을 치료하거나 건강 유지를 위해 뜨겁거나 찬 액체 성분이나 증기 성분 또는 얼음 성분의 물을 사용하는 치료법이다. 따뜻하거나 차고 습한 공기를 충혈된 점막에 30분 또는 1시간 정도씩 하루 2~3회 적용한다.

더운 목욕, 사우나, 통 목욕은 임산부, 어린이, 노인, 당뇨병, 다발성 경화증, 고혈압, 저혈압 대상자들에게 권하지 않는다. 가벼운 두통, 어지럼증, 현기증을 느끼면 치료를 멈추도록 한다. 대상자들은 20분 이상 사우나를 하지 않도록 하고, 과잉 열을 피하기 위해 차가운 천으로 자주 얼굴을 덮도록 한다.

찬물 적용은 혈관수축에 의해 악화되는 상태의 대상자들에게는 금기이다. 격렬한 형태의 수치료는 경험 있는 치료자들이 관찰할 수 있는 임상 상황에서 수행하는 것이 좋다.

효 과 - 만성적인 기침을 완화시킨다.
- 비강, 인두, 후두 및 폐의 충혈을 완화시킨다.
- 호흡기의 건조 상태 및 진한 분비물을 묽게 하여 쉽게 배출시킨다.

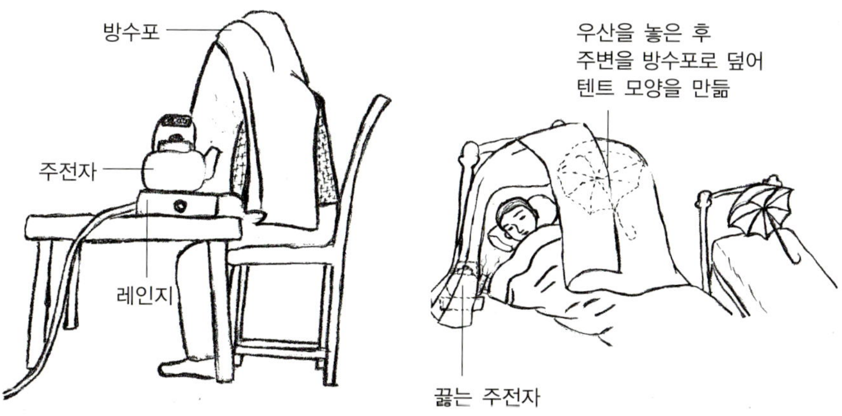

[그림 2-75] 증기 흡입

04 마사지

일반적으로 마사지는 손이나 손가락을 사용하여 피부를 통해 조직을 자극하여 말초순환을 자극하는 것으로 어원은 불명확하지만, 아라비아의 mash(가볍게 누르다), 그리스의 massein(안마하다), 프랑스의 masser(머리 감기다)에서 온 것으로 보인다.

1960년대 이래 현대 의학은 고도의 기술과 약물에 치중하였고, 실무자와 환자의 연계, 전인적 건강과 자아 증진에 대한 개념은 희박해졌다. 1970년대 이후 건강증진에 대한 관심이 증대되었고 다양한 마사지 방법이 연구되었다.

1) 마사지의 종류

전통적 유럽식 마사지는 해부생리학에 대한 지식에 기초하여 연조직을 조작하는 것으로 경찰법, 유날법, 마찰법, 경타법, 진동법 등을 사용한다. 서구 현대식 마사지는 개인의 성장, 정서적 이완을 증가시키고, 신체적·정신적·영적 균형을 위해 다양한 기법을 사용한다.

신경근육요법은 신경계와 근골격계 간의 조화를 통해 기능부전과 통증을 완화시키기 위해 연조직을 조작한다. 심부조직 마사지는 만성적인 근육 긴장을 완화시키고, 조작의 결과 반대 방향으로 하되 좀 더 센 압력으로 손가락과 팔꿈치를 이용한다. 스포츠 마사지는 운동선수와 뇌졸중, 상처 치유에 사용하며, 젖산 제거와 운동 범위를 증가시킨다.

여기서는 전통적 유럽식 마사지의 방법만 간략히 소개한다.

- 경찰법 : 손바닥으로 허리에서 목을 향하여 길게 밀어 올리다가 양 옆으로 날개를 펴듯이 원을 그리면서 마사지 한다. 다시 위에서 아래로 길게 내려 온 다음 양쪽 골반 위치에서 안으로 원을 그리면서 마사지한다. 다시 처음처럼 목줄기를 향하여 길게 올라갔다가 양 옆으로 원을 그리면서 마사지를 하고 허리 쪽으로 길게 내려와 양 골반을 원을 그리면서 마사지 하기를 8회 정도 반복한다.
- 유날법 : 양쪽 등을 손바닥으로 반죽하듯이 움켜쥐었다 놓기를 반복한다. 전체를 약 2회 정도 반복한다.
- 지압법 : 목부터 시작하여 척주선을 따라 엄지손가락으로 꾹꾹 누르면서 내려가기를 2회 반복한다.
- 경타법 : 손을 모로 하여 때리는 법, 컵 모양으로 손을 만들어 치는 법, 손

끝으로 치는 법, 주먹으로 치는 4가지의 방법 중 한 가지를 선택하여 2회 반복한다.

- 경찰법 : 마무리 과정으로 경찰법을 8회 반복한다. 소요되는 시간은 약 5분이며 피부가 손상된 곳이나 발적된 곳은 주의하여 조심스럽게 마사지 한다.

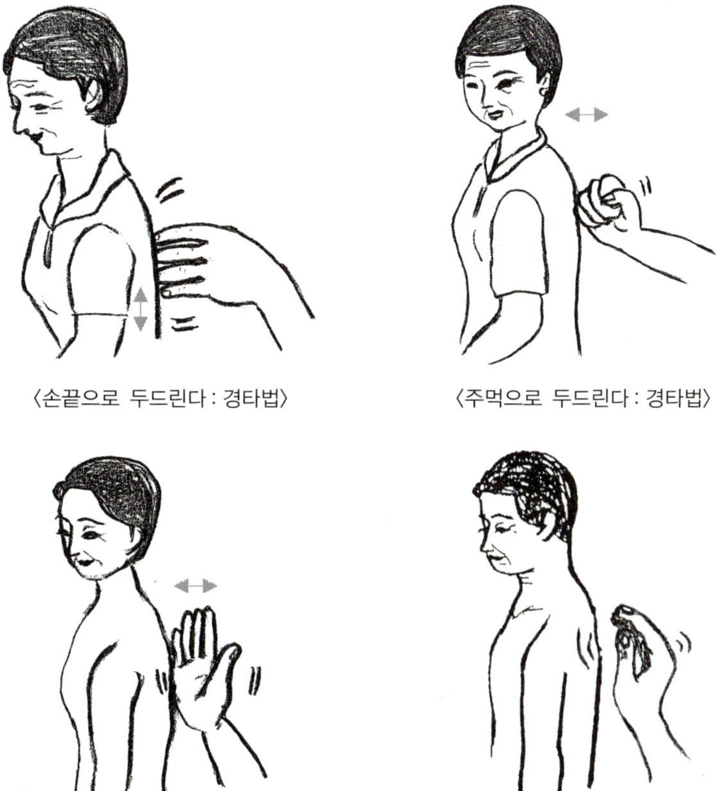

〈손끝으로 두드린다 : 경타법〉 〈주먹으로 두드린다 : 경타법〉

〈손을 모로 하여 두드린다 : 경타법〉 〈손을 컵 모양으로 만들어 두드린다 : 경타법〉

[그림 2-76] 마사지 방법

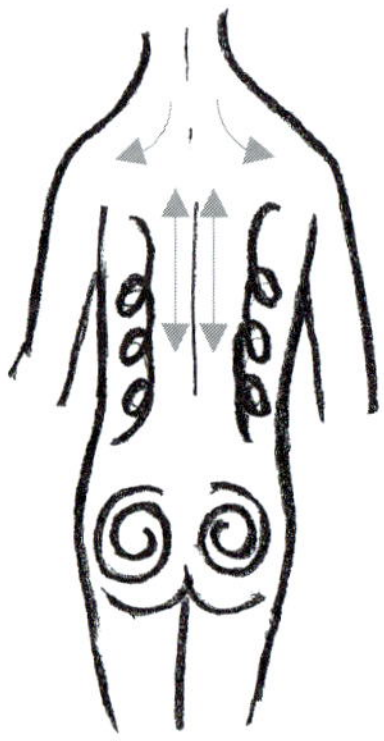

〈경찰법〉

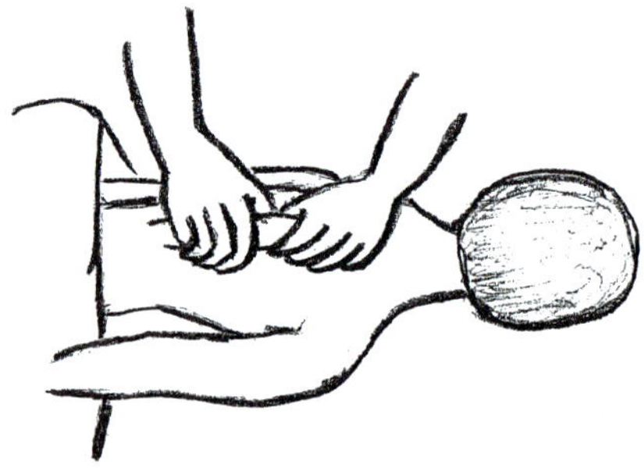

〈유날법〉

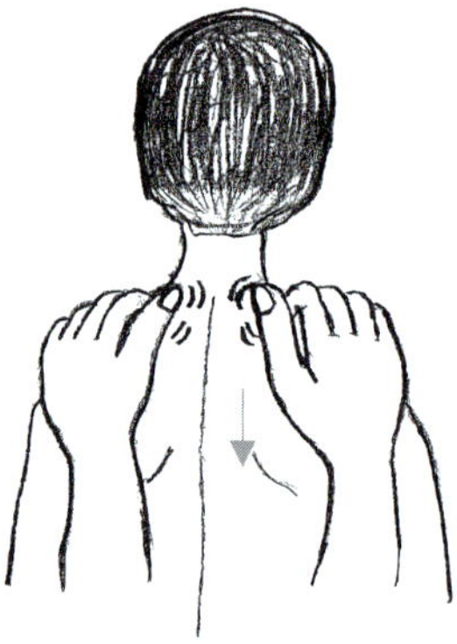

〈지압법〉

[그림 2-76 계속] 마사지 방법

2) 마사지의 효과

(1) 반사적 효과

① 말초의 피부 자극이 부교감신경을 자극하여 근육을 이완시키고 모세혈관을 확장 또는 수축시켜 순환을 촉진한다.

② 말초의 자극은 척수를 지나 대뇌까지 전달되어 이완감을 느끼게 한다.

③ 큰 변화 없는 일정한 자극이 규칙적으로 반복되어 진정 작용을 나타낸다.

④ 근 이완은 근 긴장과 경련을 감소시켜 동통 예방과 감소의 효과를 가져온다.

⑤ 피부 표층에의 자극이 반사적으로 선, 기관, 장기의 기능을 조절한다.

(2) 기계적 효과

① 마사지의 기계적 압력 때문에 정맥 또는 림프액의 순환이 증진되어 모세혈관 울혈이 방지된다.
② 증가된 혈액 순환은 부동 대상자의 욕창을 예방한다.
③ 기계적 압력은 조직 세포 사이의 이물질을 감소시킨다.
④ 조직 내에 쌓인 젖산이나 신진대사 결과 생긴 노폐물을 빨리 제거하므로 피로를 회복시킨다.
⑤ 경타법의 사용은 기관지나 폐의 분비물을 분리해 낼 수 있어 효과적이다.

(3) 정신적 효과

① 치료자와 대상자의 피부의 맞닿음은 엔돌핀을 분비시켜 통증을 감소시키고 이완을 유도한다.
② 치료자와 같은 공간에 있으므로 불안이 감소되고 정서적으로 안정된다.

(4) 마사지의 적응증

긴장성 요통, 마비된 근육의 혈액 순환 증진 유도, 과도한 운동으로 인한 근육 수축, 만성 관절염 시에 적용할 수 있다.

(5) 금기증

① 저체온증인 경우 체표 순환을 증가시켜 심부 체온을 저하시킬 수 있으므로 금한다.
② 전염성 질환이나 급성 감염, 골절 및 저혈압, 협심증, 심부전 등의 불안정한 심혈관계 질환에는 금기이다.
③ 호흡부전, 심부 혈전증이나 정맥류, 정맥염, 혈소판 수가 적거나 멍이 쉽게 드는 경우는 금한다.
④ AIDS, 피부 질환 환자, 류마티스성 관절염이나 골관절염 환자도 금한다.
⑤ 암 환자나 진단되지 않은 덩어리가 있는 경우는 마사지로 인해 암이나

비정상 덩어리가 전이될 수 있다.

⑥ 진단되지 않은 요통인 경우는 원인을 밝힌 후에 적용 여부를 검토한다.

05 음악요법

소리의 진동으로부터 뿜어져 나온 공명은 신체의 자연적인 리듬을 복구시켜 치유를 돕는다. 이는 뇌가 심박동, 호흡수 및 혈압을 낮게 하는 신체 기능을 조절하고 근육 긴장을 감소시키기 위한 명령을 보내는 소리의 파동에 활동하며, 소리의 자극에 반응하여 고통을 완화시키고 감정을 상승시키는 엔돌핀을 방출하기 때문이다. 이로 인하여 전체적으로 이완되어 가능한 한 스스로 신체를 치유하게 할 수 있다. 단순히 청취자로 하여금 행복한 기억을 연상하게 하는 것에 의해 효과를 낼 때도 있다. 이러한 기억들은 안녕의 느낌을 증진하고 스트레스를 감소시키는 긍정적인 정서를 유발한다.

이런 효과로 음악이 질병이나 장애를 가진 환자의 육체적·정신적 그리고 인지적 문제를 향상시키는 데에 사용되고 있다. 일반병원, 정신병원, 정신건강센터, 재활시설, 양로원과 너싱 홈, 호스피스, 주간보호센터 및 약물 남용 클리닉 등에서 정신과적 장애(정신적 퇴행, 정신 건강 이상, 불안감, 우울증, 알츠하이머병, 약물 남용), 만성 통증, 화상, 말기 암, 뇌 손상(뇌성마비, 뇌졸중), 파킨슨병 환자, 조산아 및 분만하는 산모에게 보완요법으로 사용되고 있다.

음악요법 시행 시 음악 선정이 중요하다. 음악에 따라서 불쾌한 기억이나 경험을 이끌어 내기도 하므로 대상자의 나이와 음악 선호도에 맞는 음악의 선택이 중요하다. 헤비메탈과 같은 폭력적인 음악은 대상자에게 좋지 않은 영향을 미칠 수도 있다.

PART 03 응급상황 시의 간호

Chapter 01

응급상황에 대한 준비와 노화

학·습·목·표

- 대상자의 가정에 구급상자를 구비한다.
- 구급상자에 구비할 물품들을 실제로 갖춘다.

01 구급상자

노인 대상자가 있는 곳은 어디든지 구급상자를 구비할 필요가 있다. 응급약품이나 물품을 사용한 후에는 항상 다시 사용할 수 있도록 보충해 두어 응급상황에 즉각적으로 대처할 준비를 해 두는 것이 좋다.

02 구급상자 내 구비품

1) 약품류

(1) 내복약 및 좌약류

- 소화제
- 해열진통제
- 해열제좌약
- 지사제
- 변비약
- 기침약
- 감기약
- 항히스타민제(알레르기 반응시)
- 멀미약
- 활성탄

(2) 외용 약품

- 소독약(알코올, 베타딘 용액, 과산화수소 등)
- 암모니아수
- 항히스타민계 로션
- 물파스 및 파스
- 바셀린 연고

2) 의료 용구

- 가위
- 핀셋
- 체온계

- 얼음주머니
- 스푼(용량을 측정할 수 있는)
- 멸균 바늘

3) 용품류

(1) 의료 용품

- 설압자
- 소독된 거즈
- 소독된 붕대
- 탄력붕대와 안전핀
- 삼각건
- 일회용 반창고(일회용 밴드)
- 반창고
- 소독된 솜
- 소독된 면봉

(2) 기타 용품

- 비닐봉지(사용 물품 처리용)
- 일회용 장갑
- 종이컵
- 면도칼
- 티슈
- 메모지 및 펜
- 소금, 설탕

4) 응급처치법 책자

Chapter 02

응급처치

학·습·목·표

- 다양한 응급상황에 대한 올바른 지식을 갖는다.
- 응급상황 시 대상자의 상태를 신속히 평가하고 상황에 따른 우선순위를 정할 수 있다.
- 주어진 상황에서 간단한 응급처치를 시행할 수 있다.

갑작스런 사고로 인한 응급상황이나 만성 질환자의 예기치 않던 위급한 상황은 대상자의 생명을 위협하거나 회생 불가능한 장애를 가져오며 주변 사람들을 당황하게 한다. 긴급한 상황에 대한 올바른 지식을 가지고 바른 판단으로 신속히 대상자의 상태를 평가하고 대처함은 필수적이라 하겠다.

01 정의

불의의 사고로 부상을 당했거나 위급한 상태의 대상자에게 사고 현장에서 실시하는 즉각적이고 일시적인 처치를 말한다.

02 목적

- 응급상황에 대한 올바른 지식으로 대상자의 상태를 신속히 사정한다.
- 신체 손상이 발생한 경우 신속한 처치로 생명을 구출·유지하고, 고통을 경감시키며, 상처를 보호하여 손상이나 질병이 악화되는 것을 방지한다.

03 응급상황 시 일반 원칙

사고를 당한 대상자이거나 위급한 질병으로 인한 대상자이든지 다음 사항을 지킨다.

- 침착하고 신속하게 상황을 파악하여 대처하라.
- 생명이 위급한 대상자부터 우선순위를 정하라.
- 부상의 정도 및 상태를 잘 관찰하라.
- 속히 구급차를 부르거나 의료 요원에게 연락하라.
  - 대상자가 있는 곳, 사고 경위, 대상자 상태, 발견 시간, 응급처치 실시 상황, 주위 환경 및 여건, 대상자에게 필요한 기구 및 장비 등을 알려 줄 것
- 대상자를 무리하게 움직이지 말고 편안한 자세를 취해 안정시켜라.
- 대상자에게 부상 부위를 보이지 말라.
- 체온 유지에 힘써라.
- 부상 부위가 오염되지 않도록 주의하라.
- 심한 출혈, 복부 손상, 무의식, 수술을 요하는 경우 음료수를 공급해서는 안 된다.
- 심신의 위안을 얻도록 돕는다.
- 변이나 구토물 등의 증거품을 보존한다.
- 구조자 자신이 조난당하지 않도록 주의하라(예, 익수나 전기 쇼크).

- 가장 적절한 운반 방법을 모색하되 불필요한 이동을 금하고 쇼크를 예방한다.
- 대상자의 기본적인 인적 사항을 확인한다.

04 각종 응급상황의 시정 및 처치

1) 창상

(1) 창상의 분류

- 찰과상 : 바닥이나 물체의 표면에서 미끄러지거나 거친 물건으로 피부 표면에 마찰을 일으켜 피부 또는 점막 표면이 떨어져 나간 상태이다. 피부가 벗겨지고 출혈이 있으나 심하지 않고 감염되기 쉽다.
- 열상 : 끝이 둔한 기구 또는 물체에 피부와 조직이 찢긴 경우로 세균 감염이 잘 되어 쉽게 염증이 발생한다. 비교적 광범위하고 불규칙하며 대량의 출혈과 심한 조직 파괴가 있다.
- 자상 : 예리하고 뾰족한 바늘이나 못에 신체 조직이 깊게 찔린 것으로 출혈은 심하지 않으나 상처가 좁고 깊어 소독이 어렵다. 상처 속으로 더러운 물질과 세균이 침범되기 쉬운데 특히 혐기성 균인 파상풍의 감염 가능성이 크다.
- 절상 : 칼이나 유리조각 등 날카로운 물체에 베여 조직이 단순히 분리된 상태로 감염의 가능성은 적다. 혈관이 상처에서 절단된 상태이므로 비교적 적은 조직 파괴로도 많은 출혈이 있을 수 있다.
- 좌상 : 둔한 물건으로 세게 맞거나 오래 눌린 경우에 생기며, 낙상, 자동차 사고, 야구공에 맞은 경우, 구타를 당한 경우들이며, 피하조직 손상 및 작은 혈관의 파열로 인한 부종 및 통증이 있다.
- 관통상 : 실탄 같은 것이 몸의 깊은 기관 및 조직을 통과하여 뚫고 나간 상

태로 심한 내부 손상과 세균 오염을 유발시킨다.

(2) 창상의 일반적인 처치

- 자상의 경우 드레싱 후 의료 기관으로 후송하여 파상풍 항독소를 맞도록 한다.
- 상처에 깨끗하지 않은 물질이 닿지 않도록 한다.
- 오염 물질이 묻었거나 이물이 박혀 있는 경우에는 깨끗한 물로 상처를 세척한다.
- 깊이 박힌 이물을 제거할 경우 심한 출혈이 있을 수 있으므로 응급처치 현장에서 제거하지 말고 속히 의료 기관으로 후송한다.
- 눈에 이물이 박힌 상처의 경우도 이물을 제거하려다가 오히려 실명하는 등 상태가 더 악화될 수 있으므로 흐르는 물에 눈을 세척하면서 신속히 의료 기관으로 후송한다.
- 안구의 손상 없이 안검과 주위 조직의 손상만이 있는 경우는 소독된 드레싱 후 후송한다.
- 경미한 출혈이 있는 경우 세균 감염을 예방하는 데 역점을 두며, 멸균 거즈가 있을 때는 상처를 덮어 둔다.
- 심한 출혈이 있는 창상은 응급 수술에 대비하여 금식시키며, 깨끗한 천이나 거즈를 상처에 직접 대고 압박 후 붕대로 감는다.
- 동맥 출혈일 경우는 손상된 동맥 주변의 뼈에 동맥을 직접 압박하는 지압점 압박을 시행한다.
- 지혈대는 상·하지의 출혈이 심해 지압점을 압박해도 출혈이 멎지 않을 경우 사용된다. 상처 부위에 완전 지혈이 되도록 묶되 적용한 곳을 노출시키며 묶은 시간을 기록하여 신속히 의료 기관으로 후송한다.

2) 골절

외부의 압력에 의해 골 조직에 금이 갔거나 부러진 상태로, 노인의 경우는 골 밀도가 낮아져서 약한 충격으로도 골절되기 쉽다.

(1) 형태에 따른 분류

1 단순(폐쇄) 골절

피부 표면의 손상은 없고 단순히 뼈만 부러진 상태로 골절 부위가 보이지 않으며 때로는 대상자가 뼈가 부러지는 소리를 듣고 느끼는 경우도 있다. 부러진 곳은 저리고 아프며 부종이 진행된다. 때로 골절은 되었으나 뼈가 완전히 부러지지 않았기 때문에 손상된 부분을 움직이는 경우도 있다. 단순 골절을 입은 대상자를 움직이거나 잘못 다루어서 복합 골절이 될 경우도 있다.

2 복합(개방) 골절

근육, 신경 또는 피부나 주위 조직의 손상을 동반한 골절로 인해 큰 동맥의 출혈이 있을 수 있고, 출혈로 인해 쇼크가 발생할 수 있다. 조직 손상 부위로 부러진 뼈끝이 보일 수 있고 감염되기 쉽다.

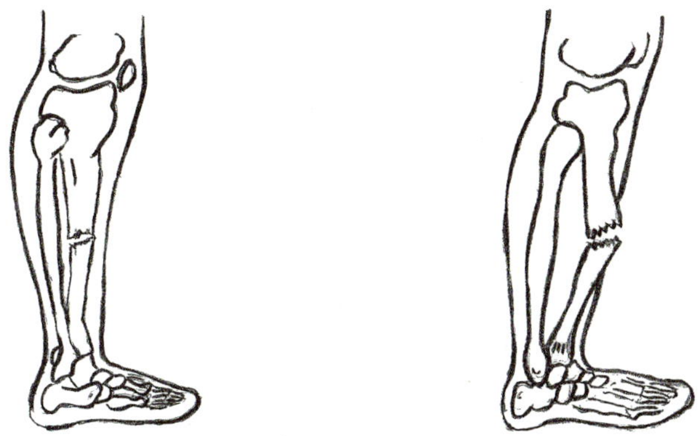

〈단순 골절〉 〈복합 골절〉

[그림 3-1] 단순 골절과 복합 골절

(2) 단순 골절과 복합 골절의 일반적인 처치

- 골절이 확실치 않을 때는 골절로 생각하고 주의하여 다룬다.
- 단순 골절인 경우 복합 골절이 되지 않도록 조심하여 다룬다.

• 골절 부위를 건드리거나 대상자를 부주의하게 이동시켜 골절편이 신경이나 혈관을 손상시키지 않도록 주의한다.
• 복합 골절은 출혈에 대한 처치를 먼저 한 후 소독된 붕대를 감도록 한다.
• 의료 기관에 후송하기 전에 부목으로 골절 부위를 고정시킨다.
• 응급처치 요원이 부러진 뼈를 맞추려고 해서는 안 된다.
• 약 30분 간격으로 부목 적용 부위를 관찰하여 혈액 순환이 잘 되지 않거나 심한 통증 호소 시에는 붕대를 조금 느슨하게 해 준다.

(3) 신체 부위에 따른 골절의 분류 및 처치

[1] 전박 및 손목(손가락) 골절

미끄러지거나 넘어질 때 바닥에 손을 짚어서 전박의 요골과 척골 중 하나 또는 모두가 골절되는 경우로 골절의 일반적 증상이 일어난다. 부상 부위를 움직이지 못하게 한다.

처 치 - 전박의 골절일 경우는 팔꿈치로부터 손가락 끝까지 닿을 정도의 부목이나 부목 대용품 두 개를 각각 손바닥과 손등 쪽에 대고 양쪽을 삼각건으로 묶어 고정시킨다.
- 손가락 골절의 경우는 부목의 길이를 전박의 중간부터 손가락 끝까지 닿을 정도로 하고 부목을 헝겊으로 싸서 손바닥과 손등 쪽에 대고 양쪽을 끈으로 묶어 고정시킨다.
- 팔꿈치보다 손을 약 10cm 정도 높이고 손바닥이 가슴을 향하게 하여 삼각건 같은 넓은 붕대로 팔을 끌어올려 고정시킨다.

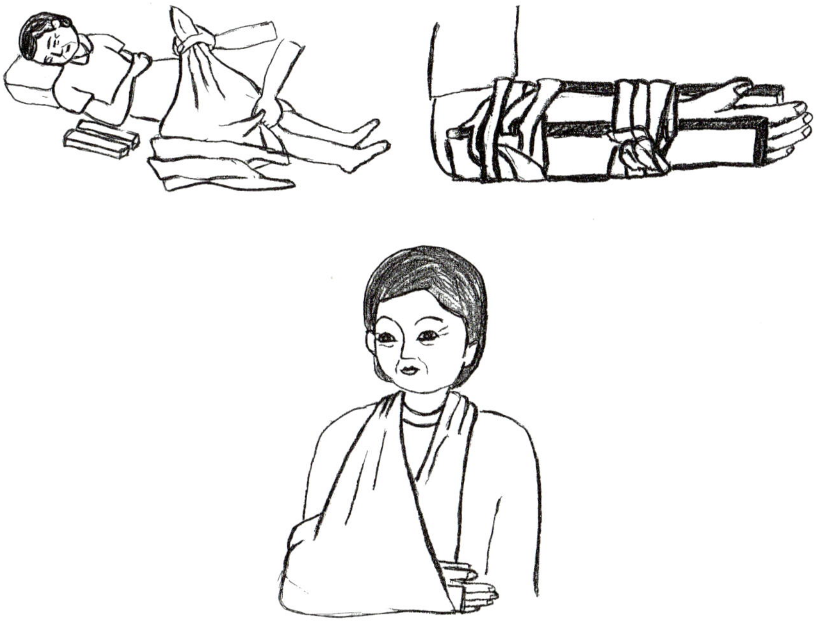

[그림 3-2] 전박골 골절 시 처치

2 주관절(팔꿈치) 골절

팔의 굴곡, 신전이 불가능하고 팔굽 모양이 변한다. 대개 팔을 구부린 상태에서 넘어질 때 골절이 된다. 주관절 안쪽의 신경과 혈관이 손상될 수 있어 관절 부위가 붓고 통증이 심하다.

처 치 - 액와에서부터 손가락까지에 이르는 부목을 준비하여 손바닥 쪽에 대어 준다.
- 팔꿈치가 구부러진 채로 있는 대상자는 구부러진 관절을 억지로 펴지 말고 그대로 몸체에 대고 삼각건으로 고정시킨다.

3 상박 골절

견관절 운동을 할 수 없으며 쇼크가 발생할 수 있다.

처 치 - 부목의 길이는 어깨로부터 팔꿈치에 이르는 길이로 준비한다.

- 삼각건을 부목의 위, 아래로 묶어 고정시킨 후 팔걸이를 만들어 목에 고정시킨다.

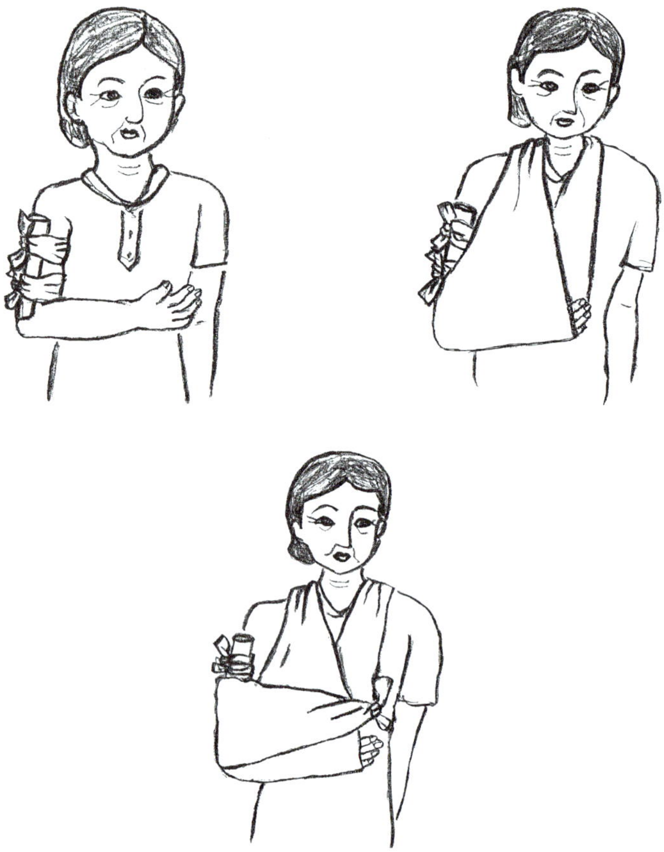

[그림 3-3] 상박골 골절 시 처치

4 쇄골 골절

쇄골을 손끝으로 만져 보면 대부분의 경우 부러진 뼈끝이 만져진다. 부상당한 쪽의 어깨가 낮아진다. 팔을 어깨 위로 올리지 못하며 팔굽을 들면 어깨의 통증이 심하고 어깨를 구부린다.

처 치 - 손상 받은 쪽 팔의 손을 팔꿈치보다 약간 높여 반대쪽 가슴에 대고 삼각건으로 묶고 다시 팔 전체를 가슴에 밀착시켜 다른 삼각건으로 묶어 준다.

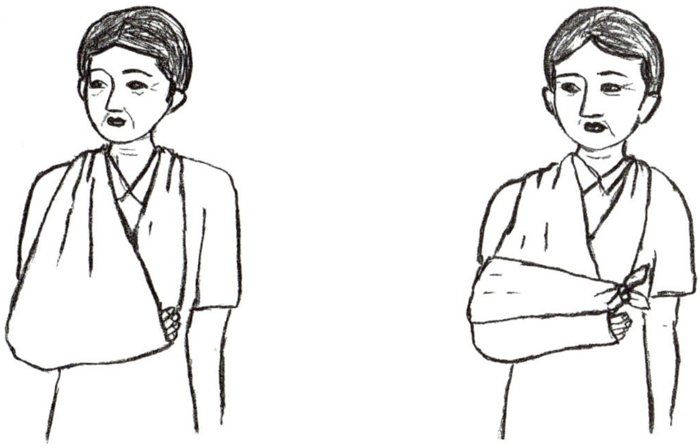

[그림 3-4] 쇄골 골절 시 처치

5 경추 골절

심한 통증과 목의 형태에 이상이 오며 후두 점막의 열창으로 피를 토하는 경우도 있다. 후두 연골, 특히 갑상 연골이 부러진다. 골절 이하 부위의 신체 운동 마비로 감각을 상실하여 물건을 잡지 못하거나 손가락을 움직이지 못한다.

처 치 - 대상자의 몸 전체에 적용할 수 있는 전신부목을 준비한다.
- 대상자의 얼굴과 목, 어깨가 구부러지지 않도록 여러 명의 케어자가 잘 지지하여 전신 부목 위에 옮긴다.
- 머리를 앞뒤로 또는 옆으로 돌리지 말고 얼굴이 위를 향하도록 고정시킨다.
- 양팔을 가슴에 얹어 두고 부목 밑에 놓았던 붕대를 당겨 대상자의 다리까지 잘 묶는다.

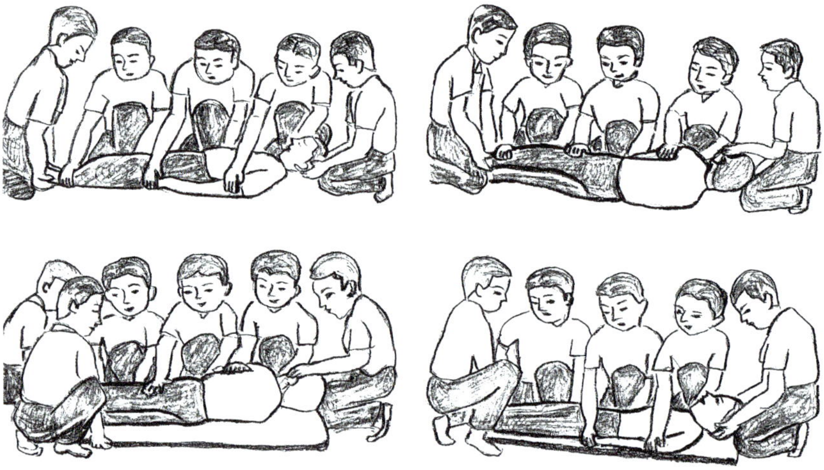

[그림 3-5] 경추 골절 대상자 옮기기

6 하악 골절

아랫니와 윗니가 맞지 않아 말하기가 곤란하다. 음식물을 씹기 어렵고 입은 벌어지며 침을 흘리며 출혈이 있는 경우도 있다.

처 치 - 손바닥으로 하악을 조심스럽게 올려서 상하 치열을 맞춘 다음 삼각건으로 아래턱 밑을 받쳐 머리를 부목 삼아 묶는다.

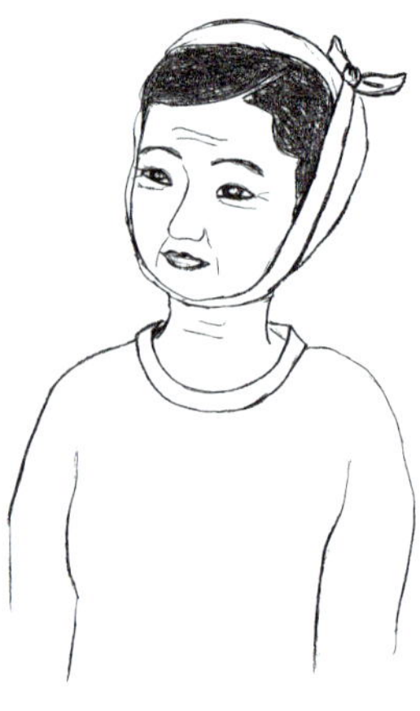

[그림 3-6] 하악골 골절 시 처치

7 두개골 골절 및 뇌진탕

교통사고나 둔기로 머리를 맞을 때 손상을 받아 두개골이 골절된 경우로 머리를 세게 부딪쳤을 때 의식을 잃는 상태인 뇌진탕을 동반한다. 의식 불명 후 일시적으로 회복되었다가 다시 의식 불명에 빠지는 경우도 있다.

뇌진탕은 의식을 잃는 외에 경우에 따라 귀, 코 또는 입으로 소량의 출혈이 있을 수 있고, 양쪽 눈동자의 크기가 같지 않고 편마비가 올 수도 있다. 시간이 지남에 따라 뇌출혈에 의한 압박이 가중되고 증상이 악화된다.

처 치
- 경추 손상이 없고 안색이 창백하지 않으면 부종을 예방하기 위해 대상자의 머리와 어깨를 약간 높여 준다.
- 대상자에게 입으로 물을 주지 않는다.
- 머리의 손상이 골절인지 뇌진탕인지 쉽게 구분할 수 없으나 일단 머리에 상처가 있으면 상처를 보호하고 조심하여 의료 기관으로 후송한다.

8 늑골 골절

골절 부위에 늑골 변형, 타박상, 열상 등이 발견될 수 있으며 심호흡, 기침, 운동 시 심한 통증을 느끼므로 얕고 빠르게 호흡한다.

기침이나 심호흡 시에 골절된 부분에 심한 통증을 느끼게 되므로 대상자는 얕은 호흡을 한다.

골절된 뼈의 끝이 폐를 찔렀을 때는 기침할 때 선홍색의 출혈이 객담에 섞여 나온다.

처 치
- 늑골 골절은 고정 등의 응급처치가 필요 없지만, 골절된 골단이 폐를 찔렀을 경우 기흉, 혈흉 등이 발생하여 심한 호흡 곤란을 동반할 수 있으므로 신속히 병원으로 이송한다.

9 척추 골절

교통사고나 높은 곳에서 떨어졌을 때 발생하며, 신체 마비와 감각의 손실이 있고 하반신을 움직이지 못하게 된다. 척추 골절은 척추의 탈골을 가져오기도 하고 그로 인해 척수가 압박 또는 단절된다. 의식이 있는 대상자는 목 또는 등의 동통을 호소한다. 배변, 배뇨를 할 수 없고, 심하면 곧 생명을 잃는다.

처 치 - 의료 기관으로 후송하는 과정에서 부적절하게 대상자를 다룸으로써 상태를 악화시키는 경우가 많으므로 충격을 예방하고 더 이상의 척추 손상을 막기 위한 응급처치를 한다.

- 후송할 때에 대상자의 머리부터 발끝까지 일직선이 되도록 유지하면서 옮긴다.
- 후송을 위한 전신 부목은 대상자의 키보다 조금 더 길며 너비도 40cm 정도 되는 것으로 하는 것이 안전하다.
- 부목 밑에는 대상자의 몸을 고정시킬 부위의 숫자대로 삼각건이나 두꺼운 붕대를 놓은 후 대상자를 옮긴다.
- 요추 만곡 부위에는 적절한 패드를 대어 받쳐 준다.

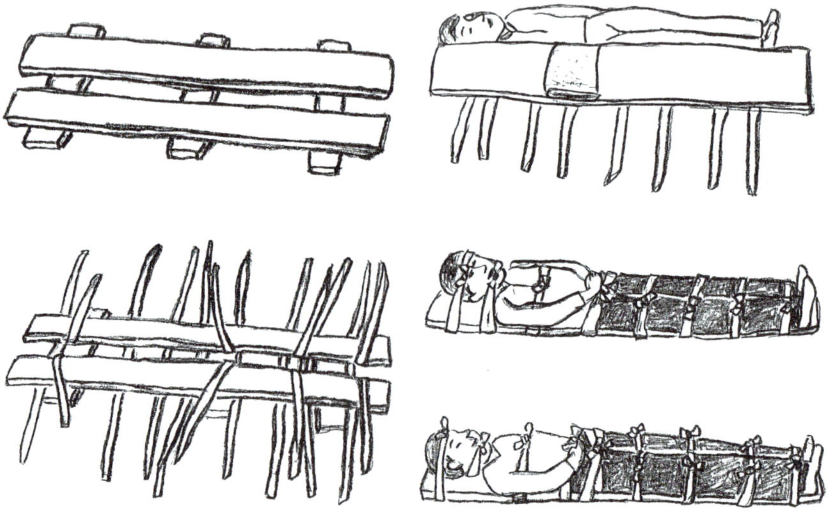

[그림 3-7] 척추 골절 대상자의 전신 부목 적용

⑩ 대퇴골 골절

대퇴골은 인체의 뼈 중 가장 무거운 뼈로 골절 시 동맥 손상으로 쇼크를 보인다. 외부로부터의 상당한 충격이나 압력에 의하지 않고서는 부러지지 않으나, 노인들은 낙상이나 전도(轉倒) 시에 골절되는 경우가 있다. 노인들의 경우 대퇴 골두(骨頭)의 골절은 보통 미끄러져서 발생하며, 대상자가 바로 누워서 땅바닥으로부터 발꿈치를 들지 못하면 대퇴골 골절로 의심할 수 있다.

처 치 - 부목은 액와에서 발끝까지 보다 조금 더 긴 것으로 준비한다.
- 부목의 한 끝은 대상자의 환부 쪽의 액와에 대고 다른 끝은 외복사뼈에 댄 후 대상자의 발꿈치 밑으로 삼각건을 조심스럽게 끼워 넣어 부목에 고정시킨다.
- 부목의 끝 부분이 액와의 끝 부분을 손상시키지 않도록 타월을 접어서 대 준다.
- 삼각건이나 긴 헝겊으로 대상자의 가슴, 복부, 대퇴, 슬와 부위를 부목에 고정되도록 묶는다.

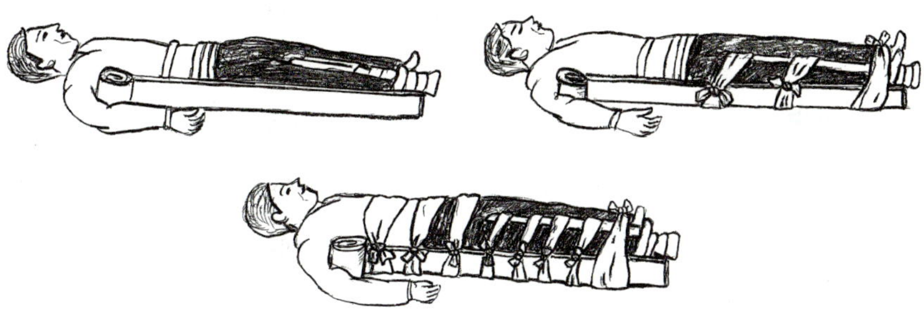

[그림 3-8] 대퇴골 골절 시 처치

⑪ 슬개골 골절

부딪히거나 구르다가 발생하는 골절로 골절 부위가 만져지기도 한다. 슬개골 주위의 혈관 파괴로 대량의 출혈이 있을 수 있고 무릎을 굽히지 못한다.

처 치 - 부목은 대퇴에서 발뒤꿈치까지의 길이로 준비한다.
- 오금과 발뒤꿈치에는 패드를 대고 슬개골 위와 아래, 대퇴 및 발목을 삼각건으로 묶는다.

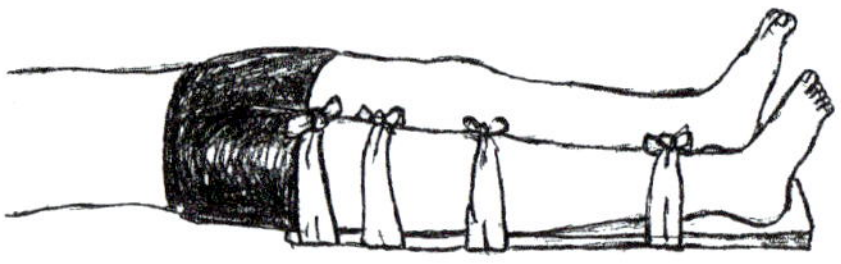

[그림 3-9] 슬개골 골절 시 처치

⑫ 하퇴 골절

경골이나 비골 중 한쪽만 골절된 경우는 기형이 잘 나타나지 않고 두 뼈가 다 골절된 경우는 골절의 일반적 증상이 나타난다. 때로 발목 바로 위의 골절은 염좌로 오인되기 쉽다.

처 치 - 부목은 무릎 위부터 발끝까지 닿는 길이로 준비한다.
- 부목을 대고 삼각건으로 발목부터 대퇴까지 서너 군데 묶되, 부목과 다리 사이 빈 공간에 패드를 적절히 적용하며 묶는다.

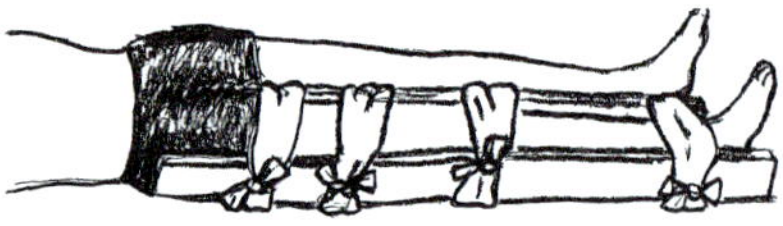

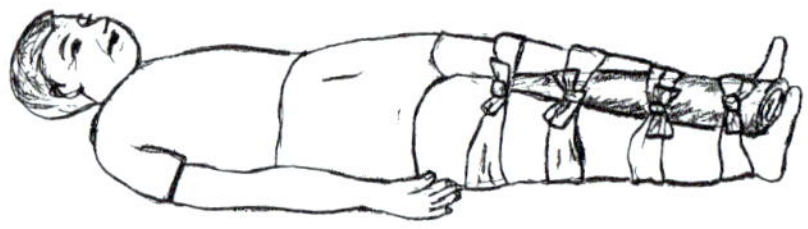

[그림 3-10] 하퇴골 골절 시 처치

⑬ 골반 골절

대개 심한 사고에서 척추 골절과 같이 일어나며 골반 속의 장기, 혈관 및 방광의 손상이 잇달아 일어날 수 있다. 골반부의 심한 통증이 있고 대상자가 일어나거나 걸으면 더 심해진다.

처 치 - 전신 부목을 준비하여 대상자는 위를 보고 누운 자세로 하여 온몸을 묶되 양쪽 무릎과 발은 대상자가 통증을 가장 적게 느끼는 체위로 하여 고정시켜 묶는다.

(4) 골절 처치 시 일반적인 주의점

① 골절 부위를 안정시키고 말초를 관찰할 수 있도록 장갑, 양말, 신은 벗기고 환부를 고정시킨다.

② 출혈이나 상처가 있는 경우 이에 대한 처치부터 실시한 다음 골절 처치를 하라.

③ 골절 부위를 원래 상태로 고정시키려 하지 말고 가능한 한 있는 그대로의 상태에서 가장 편한 자세로 고정 후 의료 기관으로 옮긴다.

④ 골절 여부를 판단하기 어려울 때는 우선 골절된 것으로 보고 대상자를 다룬다.

⑤ 골절 부위를 꼭 조일 것 같은 의류는 벗기든지 잘라 둔다.

⑥ 부목은 상하 관절을 충분히 덮을 수 있는 길이와 넉넉한 넓이의 것으로 사용하라.

⑦ 부목을 댈 경우 피부에 닿는 부분은 헝겊을 대서 피부가 상하지 않도록 한다.

⑧ 부목이 없을 경우 대용품을 사용하되 넓이나 길이가 충분한 것, 단단하고 편편한 것, 가벼운 것으로 한다.

(5) 부목의 목적

① 대상자를 옮기기 전에 골편을 고정하여 움직이지 않도록 바로잡는다.

② 골절된 뼈에 의한 신경 자극을 최소화하여 통증을 감소시킨다.

③ 근육, 혈관, 신경의 더 이상의 손상을 막고 쇼크를 예방하기 위함이다.

3) 탈구

심한 근육 운동이나 외부의 강한 힘에 의해 뼈가 관절에서 빠진 상태로 하악골, 주관절, 슬개골, 어깨, 대퇴골 관절에서 흔히 발생하며 관절 주위의 혈관, 건, 근육, 신경 및 인대가 부분적 또는 전체적으로 파손될 수 있다. 통증과 함께 관절의 외형이 변하고 부종 및 기능 장애가 있다.

처 치 - 골절 처치와 같이 부상 부위를 고정시킨다.
- 부상당한 부위를 가능한 한 편한 자세로 하고, 처음 2~3일간은 찬물이나 얼음찜질을 하여 통증을 경감시키고 부종을 예방한다.
- 3일 이후에는 더운물 찜질을 하여 치유를 위한 화학 반응을 유도한다.

4) 염좌

정상 관절 범위를 벗어난 과도한 근육 운동이나 무거운 것을 무리하게 들어 올렸을 때 가해진 압력으로 뼈에는 이상이 없으나 뼈를 지지하는 인대나 관절낭이 지나치게 늘어나거나 파손된 상태를 말한다. 통증과 부종이 있고 서서히 피부색이 변한다.

처 치 - 골절에서처럼 부상 부위를 고정한 후 부위를 상승시킨다.
- 탈구 시의 처치와 같이 찬물이나 얼음찜질을 한다.

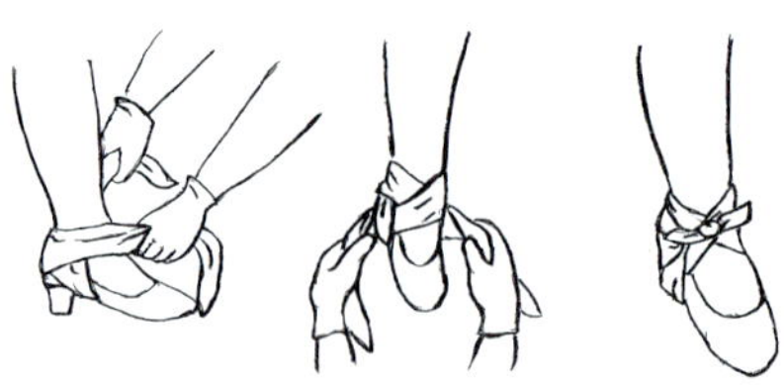

[그림 3-11] 발목 염좌 시 붕대 적용

5) 출혈

혈액의 손실은 위기 상황이며, 출혈의 양이 많은 경우 쇼크로 이어져 생명을 잃을 수도 있다.

(1) 혈관의 종류에 따른 출혈

- 동맥 출혈 : 선홍색이며 분출한다.
- 정맥 출혈 : 암적색이며 비박동성이다.
- 모세혈관 출혈 : 암적색이며 스며 나오는 출혈이다.

(2) 내출혈

내출혈은 피가 밖으로 유출되지 않기 때문에 잘 알 수 없지만 맥박이 빠르고 약해진다. 체온은 저하되고 호흡은 빠르다가 심하면 호흡 곤란이 동반되며 혈압은 급격히 떨어지며 안색은 창백하고 피부는 차고 축축해지는 등 쇼크 증상이 나타나게 된다.

위 손상이나 위궤양, 폐결핵이나 늑골 골절 시에 나타나며, 폐의 출혈은 기침과 동반되는 거품이 섞인 선홍색이다. 늑골 골절 시 골편이 폐를 찌른 상처에 의해서도 출혈이 있을 수 있다. 위로부터의 출혈은 암적색이며 장으로부터의 출혈은 선홍색 또는 흑갈색이다.

처 치 - 가능한 빨리 의료 기관으로 후송한다.
- 입으로 마실 것을 주지 않는다.
- 토하거나 기침 시 고개를 옆으로 돌려 준다.
- 호흡 곤란이 심한 경우 상체를 높여 준다.
- 무의식인 경우는 옆으로 눕히고 기도로 흡인되지 않도록 한다.
- 보온에 유의한다.

(3) 비출혈

비출혈은 외상, 염증, 악성 종양이나 사고로 인한 부상 시에 발생하나, 혈액 질환, 고혈압, 과로에 의해서도 있을 수 있다. 대개 부분압박으로 지혈이 가능하나 심한 경우 대량 출혈이 유발되고 쇼크로 이어질 수 있다. 때로 유출된 혈액이 삼켜질 경우 오심이나 구토가 유발될 수도 있다.

처 치 - 출혈된 혈액이 흡인되지 않도록 환자는 좌위를 취하게 하고 머리를 앞으로 숙이게 한다.
- 안정을 취하거나 2~3분간 코끝을 꼭 잡는다.
- 앞이마나 코 위에 찬물이나 얼음찜질을 하여 혈관 수축으로 지혈을 유도한다.
- 환자는 입으로 호흡하도록 하고 침을 뱉거나 코를 킁킁거리지 않도록 한다.
- 수 시간 동안의 휴식으로 대개 지혈이 되나, 출혈이 계속되면 의료기관으로 후송한다.

6) 복부 손상

외부 출혈이나 복강 내 장기의 노출 등 심한 복부 손상은 쉽게 파악되지만 대부분의 경우 외견상 쉽게 발견되지 않는 경우가 많다. 일단 복부 손상 시에는 내장기로부터 또는 외부로부터의 감염 확률이 높다.

처 치 - 대상자를 무릎을 굽혀서 복부를 지지한 상태에서 눕힌다.
- 복강 내 장기가 노출된 경우는 노출된 장기를 복강 내로 밀어 넣으려고 시도하지 말고 식염수로 적신 깨끗한 천으로 덮은 후 신속히 의료 기관으로 후송한다.
- 대상자가 기침이나 구토 시에는 장기가 더 심하게 노출되는 것을 피하기 위해 복부 부분을 살짝 지지해 준다.
- 대상자의 호흡과 맥박을 확인하고 의식을 잃게 될 경우를 대비하여 소생술을 준비한다.

7) 기도 내 이물

음료를 마시며 음식을 먹을 때, 음식을 충분히 씹지 않고 삼킬 때, 흥분하거나 크게 웃으며 음식을 삼킬 때 또는 의치로 인해 음식물의 크기를 감지하기 어려울 때 입 안에 넣은 음식이나 기타 물질이 기관으로 잘못 들어가서 발생한다.

호흡 곤란과 함께 급히 숨을 몰아쉬거나 청색증을 보이며, 극도의 불안을 느끼며 가슴을 두드리는 동작을 보인다. 때로 심장의 문제로 오인될 수 있다. 다음과 같은 처치를 적용할 수 있다.

(1) 복부 밀쳐 올리기

1 의식이 있어 앉거나 설 수 있는 대상자의 경우

- 대상자의 뒤에 서서 대상자의 다리 사이에 자신의 한쪽 다리를 둔다.
- 케어자의 한쪽 손으로 주먹을 쥐고 대상자의 검상돌기와 배꼽 사이에 둔다.
- 다른 손으로 자신의 주먹을 감싸 쥐고 대상자의 복부를 앞에서 뒤로 힘껏 누르면서 위쪽으로 당긴다. 이 과정은 복부를 압박하여 폐 속의 공기를 밀쳐냄으로써 압력에 의해 기도를 막고 있는 이물질을 튀어나오게 한다.
- 이와 같은 동작을 한 번씩 끊어서 5회 반복하며 매번 밀쳐 올린 후 이물질이 제거되었는지 확인한다.
- 대상자가 비만하여 케어자가 대상자의 복부를 팔로 감쌀 수 없는 경우 흉골이나 흉골 바로 하부를 압박하는 가슴 압박법을 적용할 수도 있다.

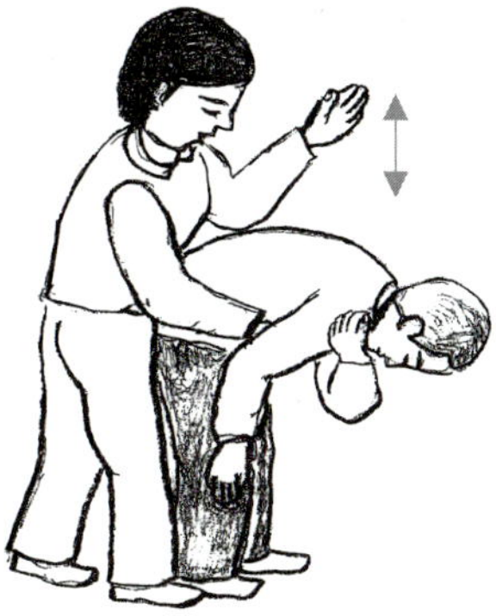

〈등을 두드린다〉

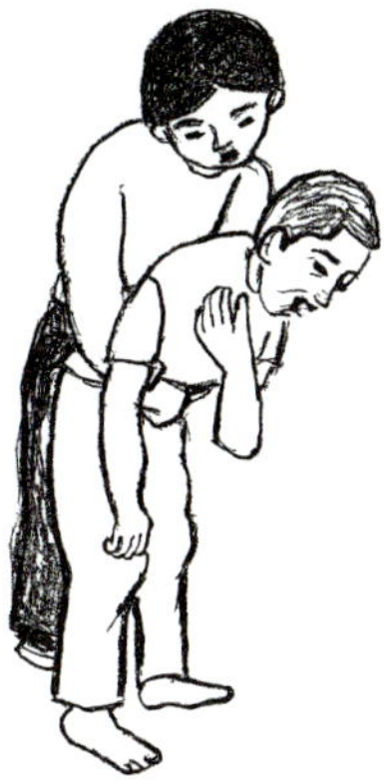

〈끌어안는다〉

[그림 3-12] 복부 밀쳐 올리기

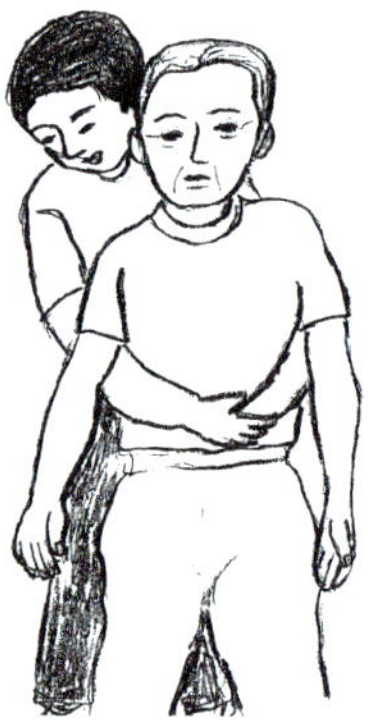

〈선 자세에서 압박한다〉

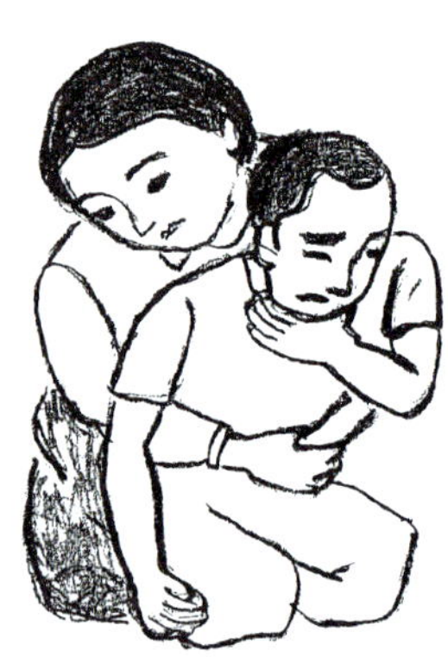

〈앉은 자세에서의 복부 밀쳐 올리기〉

[그림 3-12 계속] 복부 밀쳐 올리기

2 의식이 없는 대상자의 경우

- 케어자는 대상자를 똑바로 눕힌 상태에서 대상자의 대퇴 부위에 걸터앉아 두 손을 포개어 밑의 손꿈치를 대상자의 배꼽 위에 놓는다.
- 케어자는 자신의 어깨가 대상자의 검상돌기 아래에 오도록 몸을 앞으로 움직이면서 중앙 상부 횡격막 쪽으로 빠르게 밀쳐 올린다(밀쳐 올릴 때 옆으로 하는 경우, 간이나 비장 손상이 올 수 있으므로 주의한다).
- 케어자가 대상자의 옆에 무릎을 꿇고 앉아 복부 밀쳐 올리기를 하는 경우는 케어자가 기도 개방의 여부를 확인할 수 있고, 대상자의 토물이 나올 경우 닦아 줄 수 있으며, 입 안의 이물을 제거하면서 처치를 수행할 수 있다.

(2) 손가락으로 이물질 꺼내기

① 입 안에 이물질이 보이거나 복부 밀쳐 올리기 후 이물질이 나왔을 것으로 추정될 때 대상자의 혀와 아래턱을 케어자의 손가락으로 함께 잡고 입을 벌리면서 턱을 끌어올린다.

② 입을 벌린 후에는 다른 손의 검지손가락을 뺨 안쪽을 따라 내려가 혀뿌리 부근까지 닿은 다음 손가락을 갈고리 모양으로 하여 이물질을 꺼낸다.

③ 의식이 있는 대상자의 경우는 목 안쪽으로 손가락을 넣어 헛구역질이나

토하게 한 후 이물이 보일 때 손가락으로 꺼낼 수도 있다.

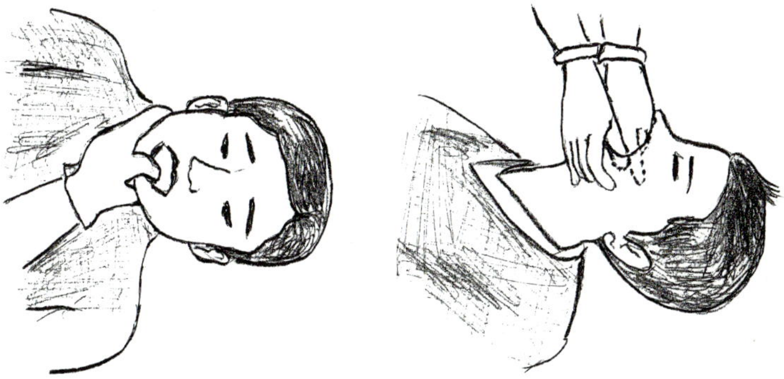

[그림 3-13] 와상 대상자의 이물을 손가락으로 꺼내기

8) 화상

화상이란 뜨거운 물, 건열, 습열, 난방기, 전기, 화학 물질로 인한 신체 조직의 손상을 말한다. 무의식 상태에서는 더운 물주머니에 의해서도 화상을 입을 수 있다. 노인의 경우는 같은 상황에서도 성인보다 더 심각하게 화상을 입을 수 있다.

화학 약품에 의한 손상은 단순한 열에 의한 손상보다 더 심각하다.

(1) 화상의 정도에 의한 분류

사고 직후는 화상의 정도를 정확히 구분하기 어렵고, 심한 화상에서는 다음 세 가지의 화상 증상을 한꺼번에 볼 수 있다.

- 1도 화상 : 열에 의해 붉어져 홍반성이고 표피층만의 손상이 보이며 대상자는 열감과 통증을 느끼며 부종이 있다.
- 2도 화상 : 피부에 수포가 생긴 정도의 화상으로 표피 및 진피의 손상이 있고, 대상자는 심한 통증을 느끼며 수포가 보인다.
- 3도 화상 : 화상의 정도가 매우 심하여 괴사성이고 피부의 진피 또는 심부 조직까지 손상된 상태이므로 대상자는 거의 동통 지각이 없고 가피가 형

성되며 흉터가 보인다.

(2) 화상 범위에 따른 분류 및 증상

① 화상은 손상 정도보다 그 범위가 더욱 중요하다.

② 성인의 경우 20% 이상, 어린이의 경우 10% 정도의 손상으로 쇼크가 온다.

③ 체표면적의 1/3 정도이면 아주 위험하고, 1/2 이상이면 거의 사망한다.

(3) 화상의 처치

① 부종이 심해지기 전에 가능하다면 시계, 반지를 제거한다.

② 적은 범위의 1~2도 화상의 경우는 환부를 찬물에 담그든지 흐르는 찬물에 직접 대서 식히되, 화상 부위에 직접 얼음을 대지 않도록 한다.

③ 범위가 넓은 경우 차게 식히면서 의료 기관으로 이송하되, 노인의 경우는 저체온이 발생하지 않도록 체온을 측정하면서 식힌다.

④ 중증 화상일 경우 특수 처치에 대비하여 대상자가 갈증을 호소하는 경우 입술을 축이는 정도로 한다.

⑤ 화상 부위에 입혀진 옷은 옷 위로 냉수를 부으면서 식히되 수포가 터질 수 있으므로 옷을 함부로 벗겨내지 않도록 한다.

⑥ 산, 알칼리 등의 화학 물질이 눈 안으로 유입된 경우 손상 부위 눈 쪽으로 고개를 기울여 눈꺼풀을 벌리고 물을 흘려 부으면서 세척한다.

⑦ 물집은 그 자체가 멸균 드레싱의 역할을 하므로 응급처치에서는 함부로 터뜨리지 않도록 한다.

⑧ 의료 기관에 옮겨질 때까지 젖은 찬 물수건으로 지속적으로 식히되 약품이나 기름 연고 등을 바르지 않도록 한다.

⑨ 전기로 인한 화상 시에는 전기 에너지에 의해 부정맥이 발생하여 심정지가 될 수 있으므로 주의 깊은 관찰과 대응이 필요하다.

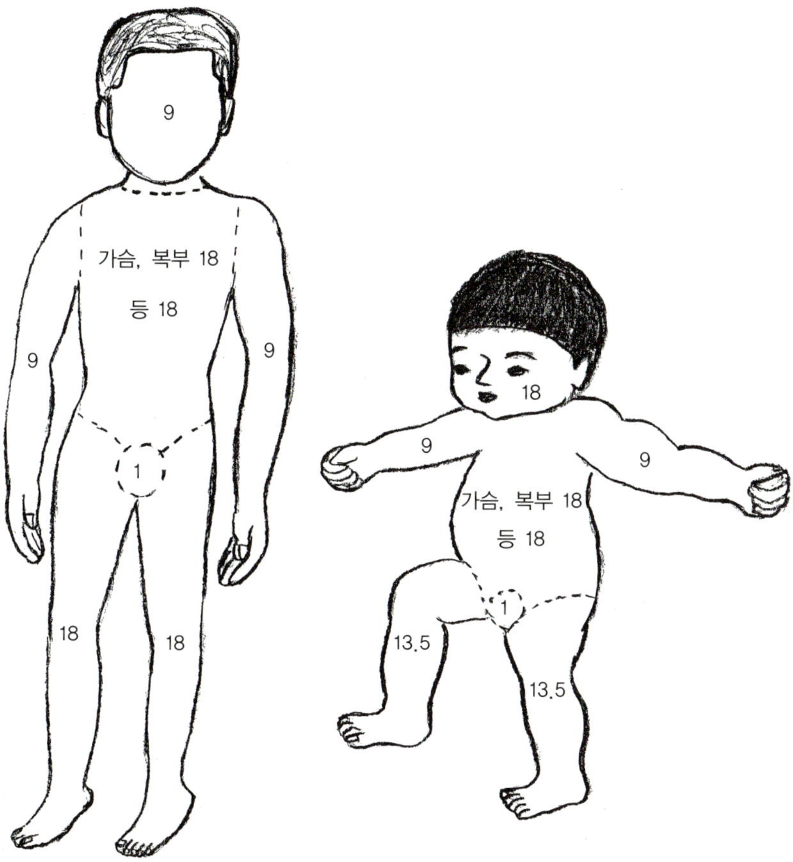

[그림 3-14] 화상의 범위 계산(%)

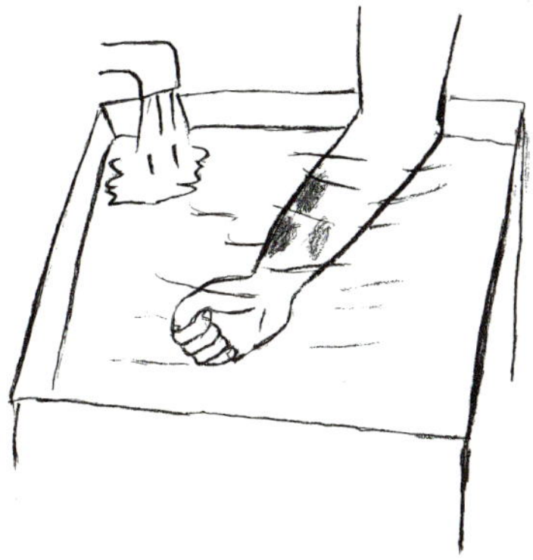

[그림 3-15] 화상 부위의 찬물 적용

9) 열사병과 일사병

열사병은 온도와 습도가 높은 곳에 오래 머무를 때 발생하고, 일사병은 뜨거운 직사광선을 장시간 받아서 일어난다. 두 경우 모두 피부가 마르고 안면은 붉어지며 두통, 구토, 현기증, 오심과 시력 장애, 고열, 빈맥, 의식의 상실 및 근육 경련과 발작까지 있을 수 있다.

처 치 - 대상자를 가능한 한 빨리 서늘한 곳으로 옮기고, 옷을 벗기거나 느슨하게 하여 호흡을 돕고, 이마에 찬 물수건을 대어 준다.
- 대상자의 몸을 홑이불로 감싸고 찬물을 뿌려 주어 체열을 식히되 서서히 식히도록 한다.
- 의식이 있는 대상자의 경우는 입으로 조금씩 수분을 공급한다.
- 의식이 저하되면 의료기관으로 후송한다.

10) 동상

한랭에 노출되어 체열을 급속도로 상실하여 발생한다. 신체의 말초혈관이 수축되어 혈액 순환의 장애가 오므로 신체 조직이 얼고 파괴된다. 국소 동상은 개인적 체질이나 빈혈, 신장 기능 저하, 혈액 순환 장애, 꼭 조이는 의복 또는 신발에 의해 생길 수 있고, 전신 동상은 눈으로 인한 조난, 술에 취한 경우, 찬물에 빠졌을 때, 기아, 영양실조일 때 발생할 수 있다.

⑴ 동상의 분류

① 1도 동상 : 충혈과 부종, 발적, 약간의 청색증

② 2도 동상 : 수포와 약간의 부종, 발적, 흑색 가피

③ 3도 동상 : 수포, 부종, 단단한 가피, 조직 괴사

④ 4도 동상 : 침범된 부위의 파괴, 괴저

(2) 국소 증상

장시간 찬 공기에 노출되어 발생하며 주로 쇠약하거나 혈액 순환이 잘 되지 않는 경우에 신체의 일부분, 즉 손가락, 발가락, 코, 뺨, 귀 등에 흔히 발생한다.

처 치 - 집 밖에서 동상을 입은 경우는 동상 부위를 보온성이 높은 천으로 감싸 준다.
- 따뜻한 방으로 옮긴 후 온수를 마시게 하여 심부 온도를 높여 혈액 순환을 자극한다.
- 손상 부위를 체온과 비슷한 물에서 시작하여 온도를 서서히 올려 38℃ 정도의 물에 잠기게 한다.
- 상처가 악화되는 것을 막기 위해 뜨거운 물주머니를 대거나 난로를 쬐지 않도록 한다.
- 상처의 물집은 터뜨리지 않는다.

(3) 전신 증상

장시간 찬 공기에 접하여 전신 동상이 발생한다. 전신적 피로, 기면, 지각 마비, 환각 상태가 있을 수 있다. 호흡과 맥박이 느려지고 의식이 혼미해지며 심하면 사망한다.

처 치 - 호흡이 없는 경우 인공호흡을 실시하여 호흡을 회복시킨다.
- 가급적 빨리 따뜻한 방으로 옮긴다.
- 체온보다 약간 높은 물에 몸을 담그거나 담요를 덮어 보온한다.
- 의식이 있는 경우 따뜻한 물을 마시게 한다.

11) 중독

중독 사고는 경구, 흡입, 약물 주사 등 다양한 경로로 발생하며, 수면제, 진통제, 방부제, 살충제, 빙초산 등 화공 약품 및 농약 중독 사고가 흔하다. 약품의 종류와 먹은 분량, 사고 후 경과된 시간에 따라 증상이 다르다. 만약 부식

제(腐蝕劑)를 마신 경우라면 입과 혀가 타고 헐게 되며, 최면제(催眠劑)를 마신 경우는 잠을 자며 의식이 없어진다. 때로는 약의 용기나 포장지가 주위에서 발견된다.

처 치 - 약물 중독된 대상자가 의식이 없을 때는 기도를 개방하고 필요하면 인공호흡을 한다.
- 약물 중독된 대상자가 의식이 있을 때는 다량의 음료수나 우유 등 액체를 마시게 하여 독을 희석시켜 토하게 한다.
- 유독 가스를 흡입한 대상자가 의식이 있을 경우는 환기가 잘 되는 곳으로 옮겨 심호흡을 통해 신선한 공기를 마시게 한다.
- 유독 가스를 흡입한 대상자가 의식이 없을 경우 인공호흡을 하면서 의료 기관으로 신속히 후송한다.
- 석유 제제를 마신 경우 구토 유발은 금기이며 신속히 의료 기관으로 후송한다.

12) 교상

사람이나 동물, 곤충 등에 물려서 생기는 상처를 말한다.

(1) 독사에 물렸을 때

우리나라에는 살모사, 까치 살모사, 불독사 등의 세 가지 종류의 독사가 있다. 뱀의 윗니 자국을 조사하여 윗니가 두 개이고 아랫니가 말굽형으로 생겼으면 독사라고 본다. 독사는 머리의 형태가 삼각형이다. 물린 상처의 잇자국으로 독사를 구분해 낼 수 있으며, 독사의 타액에 들어 있는 독은 다음 두 가지 종류이다.

1 신경독

- 졸음이 오고 호흡 곤란, 연하 곤란, 근무력증이 나타난다.
- 입, 목, 호흡근 순으로 마비 증상이 온다.

• 구토, 구역질, 호흡 마비, 심장 마비로 사망한다.

2 혈액독

• 적혈구 파괴와 혈액 응고를 방해하므로 계속적인 출혈로 쇼크를 일으킨다.
• 심한 통증, 조직 괴사 상태로 내출혈을 일으켜 피부는 암적색, 암자색으로 변한다.
• 순환 장애로 사망한다.

처 치 - 물린 부위를 심장보다 낮게 위치하게 하고 안정시킨다.
- 상처를 깨끗이 씻고 상처에서 5~10cm 정도 윗부분을 붕대로 묶고 의료 기관으로 후송한다.

(2) 미친개에 물렸을 때

미친개에게 물리거나 미친개가 상처를 핥았을 때 개의 타액이나 콧물 속에 있는 광견병 바이러스가 혈관을 통해 중추신경에 이르러 병을 일으킨다. 잠복기는 대개 4~6주 정도이나 2개월 또는 1년이 될 수도 있다. 상처 부위에 이상이 있고 두통, 발열이 있다.

연하 근육의 경련으로 통증이 심하며 마비로 인해 음식을 삼키지 못한다. 물에 대한 공포증이 생긴다. 발병하면 전신 근육의 경련이 심하며 사망한다.

처 치 - 광견병에 걸렸다고 생각되는 개에게 물렸을 때는 비누와 물로 상처를 깨끗이 씻고 건조시킨 후 소독약을 바르고 소독된 거즈로 덮고 붕대를 감은 후 신속히 의료 기관으로 후송한다.

(3) 사람에 의한 교상

사람의 타액 중에는 수많은 미생물이 존재하므로 사람에게 물린 경우 매우 심각할 경우도 있다.

처 치 - 물린 부위를 비눗물로 세척하고 소독한 후 의료 기관으로 후송하여 말초 부위의 신경과 혈관의 상태를 관찰하도록 한다.

13) 뇌일혈

대개 혈압이 높은 대상자의 뇌혈관의 약해진 부분이 파열됨으로 발생한 출혈로 두개강 내의 뇌를 압박하여 의식을 잃고 압박을 받는 뇌의 부위에 의해서 조절되는 신체 부분의 마비가 오게 된다. 대상자는 의식이 없고 양쪽 동공의 크기가 다르며 입 모양은 한쪽으로 기울고 반신이 마비된다.

처 치 - 의식이 있는지, 기도가 유지되어 있는지 확인한다.
- 호흡과 맥박을 확인하고 필요하면 심폐소생술을 시행한다.
- 구강 내에 이물질이 있는지 확인하여 제거한다.
- 신체 한편에 마비가 왔다면 타액이 기도로 흡인되지 않도록 대상자를 마비되지 않은 쪽으로 눕힌다.
- 경련이 발생하지 않는지 관찰하며 신속히 의료 기관으로 후송한다.

14) 간질

간질은 특징적으로 재발성 발작이 나타나며 뇌종양, 뇌졸중, 발열, 유전 등의 원인으로 나타난다. 대개 발작이 오기 전에 경련이 있고, 간질의 종류에 따라 경련의 정도는 다르다. 처음에는 대상자의 안색이 창백해지고 큰소리를 지르며 의식을 잃고 바닥에 쓰러진다. 근육 경련이 심해지고 청색증이 보이며, 입에 거품을 뿜으며 발작을 한다. 대상자는 무의식중에 실금을 하기도 하고 전신에 힘이 없어지며 의식이 서서히 돌아온다.

처 치 - 대상자의 신체 손상을 방지하는 데 역점을 두고 주변에 위험한 것들을 치워 준다.
- 혀의 손상을 막기 위해 설압자 등을 넣을 수 있으나, 일단 경련이 시작되었으면 설압자를 입에 넣는 등의 자극을 주지 않도록 한다.
- 대상자를 압박하는 넥타이나 허리벨트를 풀어 준다.
- 발작 후 대상자가 잠이 들었다면 깨우지 않는다.

- 구토물이나 분비물이 폐로 흡인되지 않도록 주의한다.
- 발작 후 대상자가 자신의 의지와 관계없는 행동을 보일 수 있으므로 잘 관찰하며 응급센터로 후송한다.

15) 저혈당 위기

갑작스런 저혈당 증세는 대개 당뇨병이 있는 대상자가 인슐린을 과용하였거나 식사 조절이 잘 되지 않을 경우 나타난다. 허약감, 어지러움, 배고픔이 나타나고, 대상자는 창백해지면서 땀을 많이 흘린다. 저혈당 발생 시에 대상자는 증상을 인식하여 적절한 조치를 취하기 어려운 경우가 있다.

처 치 - 영구적인 뇌 손상을 예방하기 위해서 적당한 양의 포도당이나 과당으로 혈당을 올리도록 도와야 한다.
- 의식이 있는 경우 설탕을 줄 수 있으나 의식이 없을 경우는 안정된 자세를 취한 후 세심히 관찰하며 신속히 의료 기관으로 후송한다.
- 당뇨성 혼수와 저혈당 위기인지 구별을 위해서는 식사 여부와 인슐린 투여 여부를 체크해서 감별한다. 당뇨성 혼수는 대상자가 식사를 하고 인슐린을 투여하지 않은 경우에 발생하기 쉽고, 저혈당성 쇼크는 인슐린을 투여하고 식사를 안 한 경우에 주로 나타난다.

05 심폐소생술

심정지 대상자를 위해 행하는 인공호흡과 흉부 압박의 기본 심폐소생술 외에 전문 의료인들이 의료 장비를 이용하여 행하는 제세동(defibrilation)이나 약물 투여를 모두 합하여 전문 심폐소생술이라고 한다.

여기서는 의료 장비 없이 시행 가능한 기본 심폐소생술에 대해서 알아본다.

1) 심폐소생술의 원리

심실세동 등의 부정맥이 오래 지속되거나 일시적인 심정지를 속히 처치하지 않는 경우 결국 사망하게 된다. 심폐소생술의 결과는 심실세동이나 심정지의 발생 원인, 응급처치 수행의 정도 및 대상자의 건강 상태에 따라 다를 수 있다.

심폐소생술은 일반적으로 인공호흡으로 산소 공급을 꾀하여 대사를 돕고, 흉부 압박으로 심장을 압박하여 심실 내의 압력을 증가시켜 혈액 재순환을 촉진하는 것으로 볼 수 있다.

2) 심폐소생술의 단계

(1) 의식 상태의 확인

① 심정지 대상자를 발견하면 우선 의식 상태를 확인한다.

② 대상자가 반응이 없는 경우 신속히 도움을 청한다.

③ 의식이 있을 경우 인공호흡이나 흉부 압박을 할 필요가 없으므로 대상자의 안전 및 보호에 힘쓴다.

(2) 호흡의 확인과 기도의 확보

① 의식이 없는 대상자의 경우 등이 바닥에 닿도록 바로 눕힌다.

② 고개를 뒤로 젖히고 턱을 들어 올려 기도가 열리도록 한다.

③ 대상자의 상태를 살핀다.

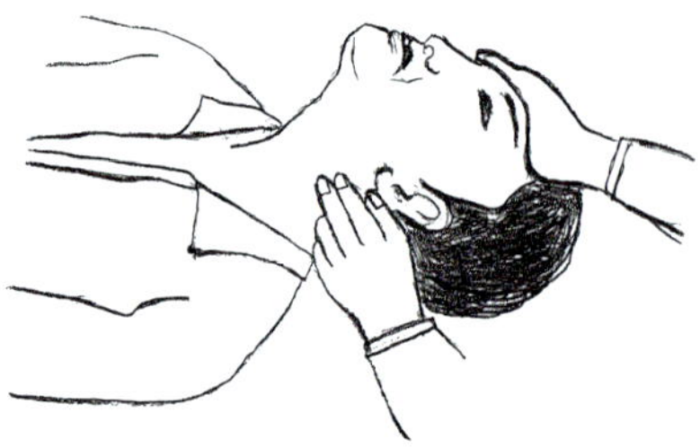

〈경동 맥박 확인〉

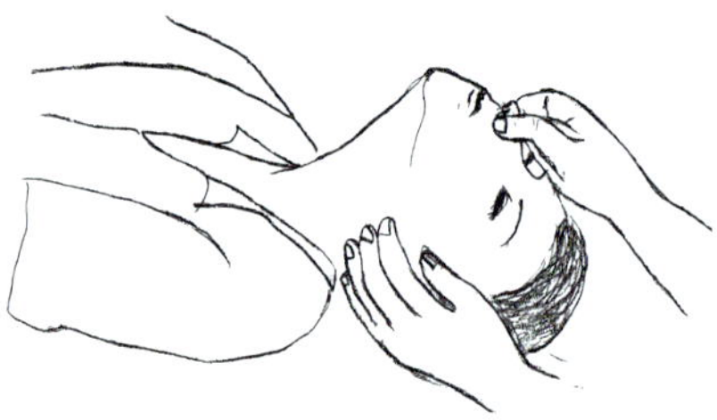

〈인공호흡 전 비강 폐쇄〉

[그림 3-16] 인공호흡의 준비와 경동 맥박의 확인

(3) 인공호흡

① 호흡이 없는 경우 구강 내의 이물 제거 및 기도 확보 후 대상자의 코를 케어자의 엄지와 검지로 잡는다.

② 케어자는 크게 흡식 후 대상자의 입으로 천천히 공기를 불어 넣는다.

③ 입을 떼고 코를 막았던 손을 제거하여 공기가 나오는 것을 돕는다.

④ 인공호흡을 2회 실시한 후 경동맥박의 유무를 확인한다.

⑤ 맥박은 있으나 호흡이 없을 경우 인공호흡만 1분에 12번 정도 실시한다.

(4) 흉부 압박

① 케어자는 대상자의 오른쪽에 무릎을 꿇고 앉는다.

② 대상자의 흉골 하부 검상돌기에서 두 손가락 넓이 위쪽에 수근부의 손바닥을 대고 다른 쪽 수근부 손바닥을 그 위에 겹친 상태에서 팔꿈치를 신전시켜 고정시키고 손 위쪽에 어깨가 오는 자세를 취한다.

③ 흉골 하부를 향해 체중을 이용하여 힘을 주어 압박하되(15회), 4~5cm 정도의 깊이로 하여 심장을 효과적으로 자극하도록 한다.

④ 흉부 압박 시에는 상대방이 알아들을 수 있도록 큰 소리로 하나, 둘, ……, 열다섯까지 센다(경동 맥박이 회복된 경우는 인공호흡만을 한다).

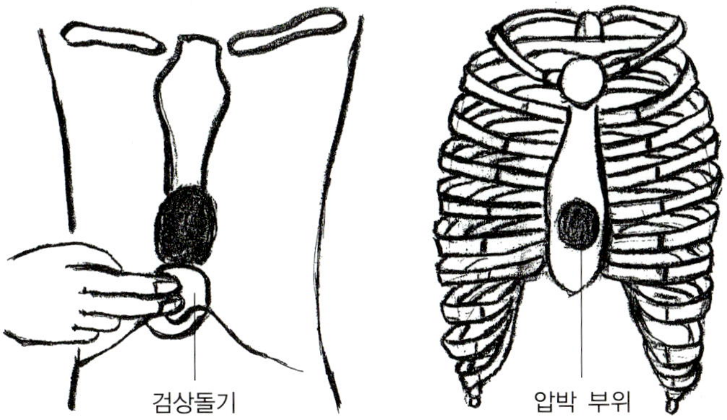

[그림 3-17] 흉부 압박의 위치

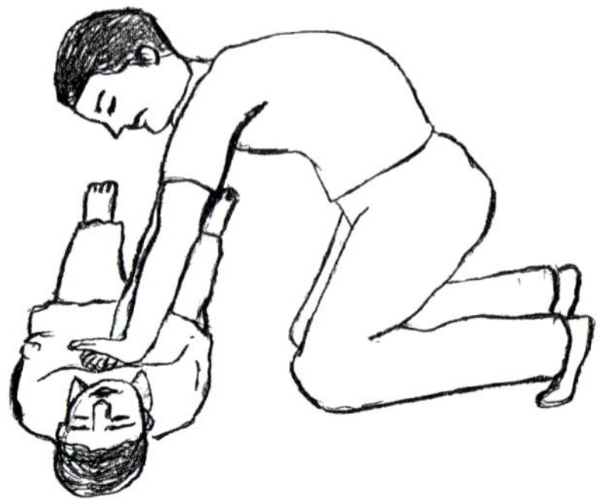

[그림 3-18] 흉부 압박의 자세

(5) 2회의 인공호흡

① 대상자의 고개를 뒤로 젖히고 턱을 들어 올려 기도를 확보한다.

② 인공호흡을 2회 한다.

③ 공기를 불어넣는 동안 케어자의 눈은 대상자 흉부의 오르내림을 관찰한다.

(6) 규칙적인 흉부 압박과 인공호흡

① 흉부 압박과 인공호흡은 30:2의 비율로 각 4회를 실시한 후 맥박을 다시 확인한다.

② 맥박이 회복되지 않는 경우는 흉부 압박과 인공호흡을 계속 실시한다.

3) 혈액 순환의 확인과 심폐소생술의 정지

(1) 혈액 순환의 확인

① 심폐소생술을 하면서 주기적으로 혈액 순환이 회복되었는지 확인한다.

② 동공 반사가 돌아오면 뇌로의 혈액 공급이 회복되었다고 볼 수 있다.

(2) 심폐소생술의 정지

① 대상자의 맥박과 호흡이 정상화된 경우

② 의사의 사망 선언이 있는 경우

③ 만성 또는 말기 질환에 의한 심정지 대상자

④ 사망이 명백한 경우(외관상의 신체 분리)나 사후 강직이 온 경우 폐나 심장이 외부로 노출된 경우

PART 04 감각·지각의 변화와 치매 대상자의 간호

Chapter 01

감각·지각 변화 대상자의 간호

학·습·목·표

- 가령에 따른 감각 및 지각 변화의 특성들을 말할 수 있다.
- 감각·지각이 변화된 대상자들을 적절히 간호하여 안전사고를 예방할 수 있다.

감각 기관은 외부로부터의 자극을 수용하고 전달하며, 기억된 정보와 함께 수용된 자극을 해석한다. 중년 초기에 시작된 일부 감각 변화는 진행성이며 노년에는 환경적 자극에 적절하게 반응하는 능력이 감퇴되어 활동 제한의 원인이 되기도 한다.

01 감각의 변화

1) 촉각

① 노화로 인해 체열 생산 능력이 저하되어 저온이나 고온에 대한 감수성이 더 높다.

② 가령에 따라 촉각은 감소되므로 강한 자극에만 반응한다.
③ 좀 더 강한 자극을 주어야 대상자가 느낄 수 있다.

2) 시각

① 시각 조정 기능은 30대부터 시작하여 연령이 증가함에 따라 점진적으로 감소하여 45~50세에는 노안이 온다.
② 노인은 밝고 어두운 곳에 적응력이 약하다.
③ 색감 저하는 전 색상 영역에서 모두 나타나지만 청색계통에서 더욱 심하다.
④ 동공의 지름이 축소됨으로써 빛을 받아들이는 능력이 저하되어 어두움에 대한 적응력이 떨어지므로 더 밝은 빛을 필요로 하나 너무 강한 빛은 오히려 자극적이다.
⑤ 수정체가 노란색으로 변하는 황색화 현상에 의하여 색의 식별력이 감소된다.
⑥ 점진적인 수정체의 조정 능력 저하, 렌즈의 두께나 색깔의 변화가 온다.
⑦ 수정체에 섬유질이 증가하여 백내장이 생기기도 한다.
⑧ 안압이 상승하여 녹내장이 발생하기도 한다.

3) 청각

① 청력 손상은 20세부터 서서히 진행되다가 50세 이후부터는 두드러지게 나타난다.
② 노화에 의한 난청은 여자보다는 남자에게서 더 많다.
③ 연령의 증가에 따라 코르티 기관의 변화 또는 제 8 뇌신경의 신경세포 소실, 고음에 대한 지각 상실로 인해 노인성 난청, 점차적인 청력 상실과 소리의 식별 능력이 감소된다.
④ 전달 내용의 부분적 또는 전적인 수용 불가는 인지적 해석과 반응을 방

해한다.

⑤ 청력 손상과 관련하여 자신에 대해 사람들이 수군거린다고 생각하여 대인관계에 문제가 되기도 한다.

⑥ 연령 증가에 따라 높은 소리에 장기간 노출되고 청력 손상으로 이어진다.

4) 전정과 운동 감각

① 전정과 운동 감각은 평형, 조정, 체위를 유지하는 기능을 한다.

② 노인 대상자의 경우 이 두 감각이 모두 약화되어 불안정하다.

③ 동작을 잘 조정할 수 없게 되어 때로 균형을 잃을 수도 있다.

④ 급히 방향을 전환하게 되는 경우 몸의 균형을 쉽게 잃는다.

⑤ 외부의 자극이 중추로 보내어지는 데 많은 시간이 걸리고 말초로 보내는 정보와 그것의 해석에 많은 시간이 소요되므로 노인들은 천천히 움직이게 된다.

5) 후각

① 가령에 따른 후각의 변화는 유해한 냄새에 대한 식별력을 감소시킨다.

② 식사나 영양 섭취에도 영향을 미쳐 때로는 상한 식품을 감별하지 못하고 섭취하기도 한다.

6) 미각

① 노화에 따라 미각 세포수가 감소되는 경향이 있다는 보고가 있으나 확실치 않다.

② 단맛과 짠맛에 대한 민감성의 감소는 음식의 기호를 변화시켜 소금과 설탕 사용 증가의 원인이 된다.

02 지각의 변화

1) 정서적 변화

두려움, 걱정, 실망, 분노, 불안, 불만, 혐오 등 노인의 정서는 더욱더 분화된다.

2) 정신적 변화

감각이 둔화되므로 사고, 지능, 의사소통, 자아상 같은 정신적 측면에 영향을 미친다.

(1) 가령에 따른 지적 능력 변화의 특성

① 노인의 지적 능력은 변화될 가능성이 있으나 일반적으로는 노후에도 지능이 안정되게 남아 있다

② 장기 기억이나 최고 기억보다는 단기 기억이나 최근 기억의 능력이 크게 약화된다.

③ 본 내용의 기억보다는 들은 내용의 기억력이 더 좋다.

④ 논리적인 부분의 기억 능력이 더 많이 감퇴된다.

⑤ 언어의 학습 능력이나 우발적으로 이루어지는 학습의 수행 능력은 연령에 따라 저하된다.

⑥ 새로운 학습 상황에서 내용을 빠뜨리는 경우가 많은데, 이는 일에 대한 자신감이 결여되어 있음을 나타내는 것이다.

⑦ 부적절하거나 불필요하다고 생각되어 학습 활동을 기피하려고 하기도 한다.

(2) 문제 해결 능력

① 문제 해결 능력은 연령이 증가함에 따라 저하된다.

② 일의 수행 능력이 감소되고 효율성과 정확성에도 장애가 있다.
③ 문제 해결을 위해 창의적이고 모험적인 해결 방법을 택하기보다는 과거의 경험을 참고하여 융통성 없는 평범한 방법을 일반적으로 택한다.
④ 만일 전혀 경험이 없는 문제를 해결해야 한다면 그 상황에 오히려 압도당하고 당황해 한다.

03 감각·지각 변화 대상자의 간호

감각 및 지각이 결핍된 대상자의 기능 부전을 확인하고 기능 부전을 최소화하며 남아 있는 능력을 활용하는 것에 중점을 둔다.

1) 적절한 환경의 조성

① 시설의 환경을 적절히 조절함은 감각 및 지각의 일부를 상실해 가는 노인들의 정신적·신체적 안전 도모에 필수적이다.
② 실내조명을 밝게 하되 눈부시지 않게 한다.
③ 외부 활동 시에는 모자나 선글라스, 양산 등을 사용하여 눈을 보호한다.
④ 계단 가장자리의 줄이나 벽면의 색을 대조적으로 하여 확실히 구분할 수 있도록 한다.
⑤ 시설 내의 가구나 구조물들을 다양하게 배치하면 대상자의 지남력을 향상시킬 수 있다.
⑥ 청력 증진을 위해 대화 시에는 외부의 소음을 줄이고 목소리의 크기와 톤을 조절한다.
⑦ 청력이 손상된 대상자와 대화 시에는 가능한 한 소음이 적은 곳에서 대면해서 하도록 한다.
⑧ 질병이나 투약 또는 타액 분비의 저하로 건조한 상태일 경우는 고체 식

품과 약간의 수분을 섭취하여 맛을 느끼게 할 수 있다.

2) 설비 및 보조기구의 사용

① 시설 내의 노인들이 사용하는 설비의 기능을 확인한다(배터리 교환 또는 전기 충전 등).
② 안내판이나 알림 사항은 큰 글씨로 적어 둔다.
③ 자주 사용하는 전화번호나 응급 전화번호는 프로그램 장치를 미리 해 둔다.
④ 보청기의 기능에 문제가 있는지, 귀지 등의 이물이 끼지 않았는지 자주 점검한다.
⑤ 청각 장애 노인을 위해서는 벨소리가 큰 전화기를 비치한다.

3) 전문 의료 의뢰

감각이나 지각 기능 장애가 심할 경우나 심하지 않더라도 급속히 악화될 가능성이 있는 경우 안과나 이비인후과 의사, 작업치료사, 물리치료사 등에게 의뢰한다.

4) 집단 활동

① 대인적 상호작용의 증진은 자극의 결핍을 감소시키는 좋은 방법이다.
② 집단 작업을 통하여 대상자 개인의 드러나지 않은 문제를 조기에 발견할 수 있다.
③ 다양한 내용의 집단 작업은 자연스러운 의사소통을 증진시키며 대상자의 자존감을 증진시킬 수 있다.

Chapter 02

치매 대상자의 간호

학·습·목·표

- 치매의 일반적인 증상을 이해하고 대상자의 상태를 평가할 수 있다.
- 치매 대상자의 정신 및 신체 기능을 최대로 유지·활용할 수 있는 간호를 제공할 수 있다.
- 대상자의 관찰과 관리를 통해 일상생활 중 안전사고를 예방할 수 있다.

치매는 여러 가지 다양한 원인에 의해 뇌의 일시적 또는 지속적 손상이 발생하여 나타나는 질환으로 부분적으로 회복이 가능한 경우도 있지만, 대개 회복이 불가능한 장애로서 대상자 스스로 독립적인 생활이 불가능하다. 따라서 노인 대상자에 있어서 치매는 장기적인 장애의 주요 원인이 된다. 대표적 질환인 알츠하이머병의 경우 대뇌피질을 침범하는 변성 질환으로 주로 50~60대에 증상이 시작되는 진행성의 치매를 특징으로 한다. 대뇌는 전체적으로 위축되어 무게는 대개 1,000gm 내외(정상 1,200~1,500gm)가 되며 조직학적으로는 대뇌피질의 신경세포가 위축되거나 탈락된다. 남아 있는 신경 세포에는 신경원 섬유의 변성이 생기고 노인반이라는 연접의 변성물이 증가하는 것이 특징이다. 노인반은 정상 노인의 뇌에서도 소수 발견되지만, 이 질환에서는 그 수가 증가되어 있으며 노인반의 중앙에는 β 단백으로 이루어진 아밀로이드라는 물질이 침착해 있다.

뇌의 위축은 서서히 진행되어 뚜렷한 형태의 변화가 가령과 함께 나타난다. 대뇌 용적의 평균 감소량은 노화에 따른 변화의 속도와 개개인에 따라 상당한 차이를 나타낸다. 노인의 지적·정신적 능력의 유지에 많은 차이가 있는 것처럼 대뇌 용적도 개인 차이가 있지만 20세부터 약 10년에 2~3%씩 감소된다. 노인에서의 평균 뇌 무게는 30대의 평균 뇌 무게보다 약 100gm 정도가 적은데, 나이가 많은 일부 노인의 경우는 이보다 훨씬 적다. 또한 경우에 따라 치매가 발생하고 뇌의 분명한 변성과 위축성 변화를 보인다.

치매의 이환율은 연령에 따라 급격히 증가하는데, 가령에 따라 더 증가되므로 평균 수명의 증가로 인한 치매 대상자의 증가는 시대적 과제라고 할 수 있겠다.

인지 기능이 혼돈된 상태의 대상자들을 환경에 대한 지남력을 갖도록 도와주고 감각 자극을 최대의 상태로 유지하여 지남력의 치료와 재활을 도모함이 필요하다.

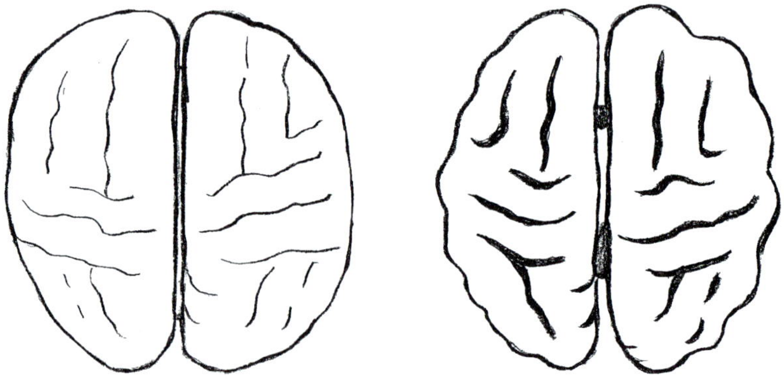

〈정상 성인의 뇌〉 〈노화된 뇌〉

[그림 4-1] 정상 성인의 뇌와 노화된 뇌

01 치매

1) 치매의 분류

(1) 알츠하이머병

대뇌피질의 위축과 신경원 섬유의 변성으로 지속적으로 진행되는 지능 저하와 기억력 및 지남력의 장애, 실어증, 실인증이 나타나며, 결국에는 대소변을 가리지 못하는 상태에까지 이른다.

(2) 크로이츠펠트-야코브 질환(Creutzfeldt-Jakob disease)

바이러스에 의해 발생되며 질병 발생이 빠르고 진행적이다. 케어 시 대상자의 혈액 및 분비물 또는 배설물 관리가 중요하다.

(3) 혈관성 치매

갑작스런 치매가 발생한 경우 혈관성 치매라고 볼 수 있다. 다발성 뇌경색이나 뇌졸중의 병력을 가진 대상자 중 적절한 치료를 하지 않고 지내는 경우 많이 발생하며 뇌의 여러 부위에 경색이 나타난다.

알츠하이머병의 경우 증상이 지속적으로 진행되는 것과는 달리 혈관성 치매는 일정 기간 호전이 있다가 다시 단계적으로 악화되는 변화를 보이기도 한다. 장기간 고혈압을 가진 노인의 경우는 뇌의 미세 혈관의 경화로 편마비의 증상이 발생하기도 하며 어느 정도 회복이 되기도 한다.

2) 치료 가능한 치매

① 생물학적, 병리·생리적 변화로 발생한 사고 과정의 장애는 치료하면 회복이 가능하다.

② 수두증으로 인한 실어증, 요실금, 운동 기능 부전 등의 증상을 동반하는 치매는 원인 제거로 치료가 가능하다.

③ 인지 기능을 감소시키는 간이나 신장, 갑상선, 부갑상선, 부신 장애 및 비타민 B_{12} 부족 등의 대사성이나 결핍성 질환으로 인한 치매도 의학적 교정으로 치료 가능하다.

3) 치매의 진행

치매의 전 과정을 통해 다음의 세 가지 유형의 행위들이 나타나지만 질환이 진행됨에 따라 사회적 접근은 어려워지고 불안과 기능 부전이 자주 표출된다.

(1) 사회적 접근이 가능함

① 대상자는 환경에 대한 기본적 인식이 있으므로 인지적으로 접근이 가능하며 상호작용 할 수 있다.

② 상황에 맞게 타인과의 의사소통이 가능하다.

(2) 불안이 표현됨

대상자는 내적·외적 스트레스를 받을 때 행동에서 불편을 표출해 내며 불안을 나타낸다.

(3) 기능 부전을 보임

공포, 공황, 심한 자극을 피하기 위한 강한 저항 등의 강한 스트레스가 지속될 때에 기능 부전 행위를 보이고, 때로는 심하게 위축이 되기도 한다. 심한 긴장으로 공격적이 되기도 하면서 배회나 일몰 증후군을 보이기도 한다.

4) 대상자 상태의 평가

① 대상자 상태의 평가는 인적 사항을 포함하여 생활양식과 가정환경을 함께 조사하는 것이 필요하다. 가능한 한 대상자와 함께 지내며 영향을 미치는 가족과의 면담으로 이루어지는 것이 바람직하다.

② 대상자 문제에 영향을 미치는 인자 및 가족 관계를 관찰한다.

③ 대상자의 일상생활양식이나 특이사항에 대한 보충 자료를 수집한다.
④ 구체적인 간호 계획을 위해 목욕이나 옷 입기, 기동 및 활동 수준, 배변, 배뇨 능력 및 식사 등의 일상생활 동작에 대한 정확한 자료를 얻는다.
⑤ 정서적·정신적 변화에 대한 초기 이상 증상 및 이에 대한 대처 방법에 대해 자료를 수집한다.
⑥ 대상자 가족의 정신적·사회적 경향 및 정신 육체적 건강 문제에 대한 대처 방법 등을 평가한다.

5) 대상자 면담 시 주의점

① 대상자와의 면담은 조용하고 대화를 중단시킬 수 있는 외적 요인이 차단된 곳에서 하되 가급적 인지 상태가 비교적 명료한 아침 시간이 좋다.
② 간단하고 명확한 문장으로 말하여 대상자가 혼동하지 않게 하고, 공감을 표현할 때는 신체적 접촉이 도움을 줄 수도 있다.
③ 사고 과정에 장애가 있는 대상자의 경우 상대방의 말과 표현을 이해하고 해석하며 반응하는 과정이 쉽지 않으므로 인내심을 가지고 기다리며 비언어적 행위를 관찰한다.
④ 대상자와의 면담 중 신체적 건강 상태를 평가하고 특히 시각, 청각 등의 지각의 장애가 있다면 그 정도를 평가하는 것이 필요하다.

02 치매 대상자의 간호

대상자를 인내와 이해로서 간호하며 주의 깊게 관찰한다. 치매 증상이 심해지면서 성격의 변화, 비정상적인 행동 및 인격 장애까지 수반되므로 세심한 간호계획에 따라 간호하되 늘 예기치 않은 새로운 상황에 대비할 수 있어야 한다.

1) 간호의 목표와 원칙

(1) 간호의 궁극적인 목표

① 대상자는 야간에 혼돈 상태로 깨어 있는 시간이 점차 감소하고 수면 시간이 증가한다.

② 세심하게 계획된 식이로 대상자의 정상 체중을 유지한다.

③ 대상자의 대인 상호작용이 증가되어 스스로 소그룹 활동에 참여한다.

④ 공격적인 행위가 거의 없어진다.

⑤ 진정제 등 약물 사용량 및 횟수가 점차 감소된다.

⑥ 대상자 가족의 어려운 입장은 이해되었고 좋은 관계 형성으로 가족이 대상자에 대해 긍정적인 입장을 취한다.

⑦ 가족이 케어를 수행하고 대상자 및 케어 제공자와 감정이입을 이룬다.

(2) 기본 원칙

① 치매도 일종의 질병이라는 것을 숙지한다.

② 쉽게 피곤해지므로 중요한 활동은 기능이 가장 잘 되는 아침 시간으로 계획한다.

③ 가능한 한 모든 것을 단순하게 하라.

④ 대상자가 사실이 아닌 주장을 하더라도 일단 받아들이고 대상자의 입장에서 생각한다.

⑤ 활동 시에 너무 많은 것을 한꺼번에 요구하면 대상자는 좌절하기도 하고 혼돈스러워 한다.

⑥ 인지 능력에 장애가 있는 대상자는 적절한 자극을 유지시킨다.

⑦ 대상자의 정신적·정서적·지적 기능을 최대로 유지하면서 만성 질환과 관련된 합병증을 예방하기 위해서 대상자의 주변 환경 및 의사소통, 대인 관계에서 주의를 요한다.

⑧ 사고 과정에 문제가 있는 대상자는 대상자의 요구나 권리, 삶의 질을 유지하면서 정신적 안위와 안전을 도모하도록 한다.

2) 일반적인 상황에서의 간호

① 판단력이 저하된 대상자가 안전할 수 있도록 위험 요인이 제거된 환경을 조성한다(경우에 따라 어떤 대상자는 아무것이나 입에 넣을 수 있다).

② 정서나 인지의 상실 및 스트레스의 역치 상실 등을 지지해 주며 대상자의 기억력 보조자로서 대상자의 기능을 최대로 할 수 있는 간호계획을 세운다.

③ 언어적·비언어적 의사소통 시에 항상 긍정적으로 대상자를 인정하는 태도를 갖는다(예, 고개 끄덕임, 미소, 쓰다듬음 등).

④ 대상자는 표현할 수 있는 것보다 더 많이 이해하고 있다는 것을 기억한다.

⑤ 대상자의 말에 귀 기울이며, 중재를 할 때 대상자의 이름을 부르면서 시작하고, 날짜와 시간을 알려 준다.

⑥ 제공하고자 하는 중재의 이유를 알 수 있도록 설명한다.

⑦ 간결하고 쉬운 단어와 단순한 문장을 사용하며 낮은 음조로 천천히 부드럽게 이야기한다.

⑧ 한 번에 한 가지 질문이나 지시만을 한다.

⑨ 대화 중 대상자가 적절한 단어를 찾지 못하거나 당황할 때는 사용하려는 단어를 찾아낼 수 있도록 힌트를 준다.

⑩ 대상자의 환경 중 일상생활이나 타인으로부터의 스트레스, 피로의 원인이 될 수 있는 것들은 제거하고 안전감을 느낄 수 있도록 개선한다.

⑪ 부드러운 실내 배경 음악은 대상자의 안정을 도모할 수 있다.

⑫ 거울이나 유리에 비친 자신의 모습을 타인으로 착각하여 당황할 수 있으므로 치매 대상자의 방이나 화장실에 거울을 걸어놓지 않는다.

⑬ TV 드라마와 실제 상황을 혼돈하게 되므로 정서적 안정을 도모할 수 있는 내용으로 선별하여 시청하도록 하고 가급적 함께 있어 준다.

⑭ 불안을 드러내는 행위를 보일 때는 그것을 기준으로 활동과 자극 및 대상자의 한계를 설정할 수 있다.

⑮ 실금이 있는 대상자는 자존심을 건드리지 않도록 하면서 시간을 정해

놓고 화장실로 유도한다.

⑯ 배설 시에 옷을 쉽게 벗을 수 있도록 벨트나 단추 대신 고무줄을 넣은 조이지 않는 옷을 입게 한다.

⑰ 식사 후에 밥을 먹지 않았다고 하는 대상자의 경우는 달력을 걸어 두고 매 식사 후에 식사한 것을 표하도록 하고 계속 음식을 요구하는 경우 간단한 음료나 스낵을 제공한다.

⑱ 야간에 이상 행동을 보이는 대상자의 경우는 가급적 낮에 여러 가지 활동에 참여하게 하여 야간 수면을 유도한다.

⑲ 대상자와 연속적으로 관계를 맺는 보조자나 주변 사람들을 계속적으로 교육하고 지지한다.

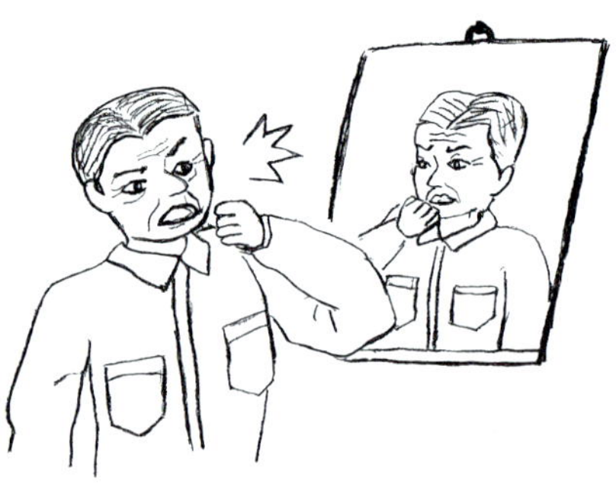

[그림 4-2] 거울을 통한 시각의 착각

3) 문제 상황에서의 간호

치매 대상자들의 비논리적인 문제 행동은 내면의 갈등을 말로 표출할 수 없을 때 나타나고, 대상자들이 부끄럽고 수치스러운 느낌 가질 수 있음을 기억하는 것이 필요하다.

(1) 공격적인 대상자

1 공격적 행위의 원인

- 케어 제공자나 방문객 및 주변 사람들로부터의 부정적인 반응

- 억제대의 사용 같은 제한적인 반응
- 부정적인 환경 자극을 자신의 상황으로 오인함
- 잘못된 인지로 소유 개념의 착각
- 가족이나 친척을 원한 관계가 있는 사람으로 오인하는 등 지남력의 장애

② 공격적인 대상자를 격리시키는 방법

- 정규적인 활동에서 제외시킨다.
- 기동성을 제한하고 대상자의 공포를 약화시키는 부드러운 억제대를 사용한다.
- 필요하면 기동 제한을 위해 의사 처방에 따른 진정제를 사용한다.

(2) 배회

① 대상자가 초조한 표정으로 집안이나 시설 구석구석을 배회하는 경우 곧 밖으로 나갈 염려가 있음을 기억한다.

② 대상자가 시설 밖으로 나가는 것을 개인적으로 저지할 경황이 없을 경우 창문이나 출입구를 잠가 둔다.

③ 대상자가 밖으로 나가는 것을 파악할 수 있도록 출입문에 자극적이지 않은 경보장치를 달아 둔다.

④ 대상자가 나가려고 하면 "나도 나갈 일이 있는데 함께 나갈까요?"라고 하고 산책 후 돌아온다.

⑤ 배회는 제한된 환경으로부터 탈피하려는 것이 아니라 회상적 착각을 행동으로 옮기는 것이라고 볼 수 있으며, 케어자가 발견 시 놀라고 때로 도망하려고 한다.

⑥ 케어자 자신은 물론 대상자를 돕는 주변인들은 대상자가 잠재적 손상과 위험에 대한 바른 인지가 결여되어 있음을 인지하고 대상자가 다니기 편하도록 장애물을 치운다.

⑦ 가능하다면 시설 내에 돌고 돌아 원점으로 돌아올 수 있는 배회 코스를 만들어 놓는다.

⑧ 대상자가 배회를 시작하면 뒤따라가다가 불안한 표정을 보이거나 머뭇거릴 때 보호하듯이 시설로 이끌어 들인다(대상자는 케어자가 자신을 구해 주었다고 느낄 수 있다).

⑨ 시설 내에서는 대상자를 잃어버릴 상황에 대비하여 가능한 한 대상자의 최근 사진을 확보해 두고, 대상자의 신원과 연락처 등을 확인할 수 있는 신분 팔찌를 지니게 한다.

⑩ 시설 내에 있는 차량의 열쇠를 제거해 둔다.

⑪ 케어자는 적절한 케어의 범위를 결정하기 위해 행위의 특성을 관찰하며 과도히 억제하지 않도록 한다.

⑫ 생활 보조원이나 주변인들에게 배회로 인해 발생할 수 있는 문제에 대해 교육한다.

(3) 물건 수집과 망상

① 중요한 물건이나 서류 등은 치매 대상자의 주변에 놓지 않는다.

② 필요하면 대상자의 방에 물건을 감출 수 있는 서랍이나 상자를 놓아 두어 감추고 싶은 물건을 감추어 대상자의 욕구를 채우도록 한다(대상자는 자주 잊어버리므로 대상자가 없는 시간에 케어자는 필요한 물건을 찾을 수 있다).

③ 치매 대상자들은 일반적으로 자세한 설명이나 도덕적인 훈계라 할지라도 반응하지 않는다.

④ 대상자가 감추어 둔 물건은 대상자에게는 중요한 것이므로 꼭 필요한 것이 아니라면 치우거나 버리지 말고 그대로 둔다.

⑤ 때로 변이나 쓰레기 등을 몰래 감추어 둔 것이 발견되는 경우가 있는데, 심하게 야단을 쳐서 대상자의 자존심이 상하는 일이 없도록 한다(대상자의 체면을 지켜줄 수 있는 방법들을 모색해 둔다).

⑥ 대상자의 방에 있는 휴지통은 내용물을 확인한 후에 비우도록 한다.

⑦ 자신의 물건을 도둑맞았다고 생각하는 대상자에게 케어자는 동조하지

말고 함께 찾아보자고 한 후 찾고, 물건을 발견하지 못하는 경우 대상자가 관심을 줄 만한 일을 만들어 주의를 전환시킨다.

⑧ 망상이 있는 대상자의 앞에서 귓속말을 하는 경우 대상자는 자신에 대해 흉을 본다고 생각하여 불쾌하게 여길 수 있다.

(4) 일몰 증후군

① 치매로 인해 혼돈이 있는 대상자들은 원인은 알 수 없으나 일몰 즈음이나 그 이후에 혼돈 증상이 더 심해지고 가만히 있지 못하며 불안해진다.

② 대상자의 활동 주기를 조절하되 활동량을 아침에 늘리고 오후에는 쉬게 함으로써 누적된 피로가 증상을 더 악화시키지 않도록 한다.

③ 일상생활에서의 적절한 소음은 대상자에게 안정감을 줄 수 있으므로 너무 적적히 혼자 있게 두지 않는다.

④ 실내의 조도를 적절히 유지한다.

PART 05 임종 및 호스피스 대상자의 간호

Chapter 01 임종 대상자의 간호

Chapter 02 호스피스와 대상자의 간호

Chapter 01

임종 대상자의 간호

학·습·목·표

- 임종 대상자를 자연스럽게 대하고 간호할 수 있다.
- 죽음의 개념을 이해하고 서술할 수 있다.
- 사망의 임상 징후들을 이해하고 대상자나 가족이 죽음을 준비하도록 도울 수 있다.

인간은 누구나 언제 죽을지는 모르나 죽게 되며, 누구도 남을 대신해서 죽어 줄 수 없다. 인간의 경험 세계를 초월하는 죽음은 우리의 존재와 가장 깊은 관계를 갖는 생의 한 현상이다. 따라서 죽음의 문제는 곧 인생의 문제이고, 죽음에 대한 이해는 삶뿐만 아니라 준비된 죽음을 맞을 수 있도록 하는 데 있어 중요하다.

죽음에 대한 연구는 동서양을 막론하고 거의 희박했으나, 1970년대에 이르러 책이나 교육 자료, 논문, 신문, 잡지 등을 통해 죽음의 주제들이 빈번히 다루어져 왔고, 우리나라에서도 죽음에 대한 인식 및 태도, 죽음과 관련된 공포 등에 관한 연구들이 이루어지기 시작했다.

그럼에도 불구하고 죽음이 무엇인지에 대해 간단히 답할 수 없으며 죽음은 죽음을 보는 사람이나 개인의 가치관, 사회·문화적 배경, 시대적 상황, 종교,

철학, 죽음에 대한 태도 및 삶의 양식에 따라 다르게 나타나지만, 죽음에 임박한 대상자들이 평안한 임종을 맞게 하기 위해 죽음에 대한 깊은 이해가 필요하다.

01 죽음의 의미

세계보건기구는 죽음을 "소생할 수 없는 영원한 삶의 종말"로 정의하고 있고, 그 외에 보편적으로 죽음을 여러 가지로 정의하고 있다. 우리가 확실히 구별해야 할 것은 죽음은 삶에서 벗어난 상태이나 죽어가는 것은 아직도 삶의 한 과정이라고 할 수 있다.

죽음의 여러 가지 형태를 살펴보면 먼저 임상적인 죽음이다. 이것은 호흡이 없고 뇌의 활동이나 심장의 박동이 정지된 상태이지만, 소생술을 조기에 시도하고 적절한 치료가 제공되면 정상적인 뇌 기능 및 신체 모든 장기의 기능이 회복되는 경우도 있다.

뇌사(brain death)라는 것은 대뇌의 신피질이 회복될 수 없는 상태로 파괴된 것을 말한다. 엄밀히 말하면 뇌사는 대뇌, 소뇌, 중뇌 및 뇌간의 활동이 모두 없는 상태이므로 뇌파 활동이 정지되고 모든 뇌신경 반사와 스스로의 호흡 능력이 없다. 그러나 심폐소생술 같은 인위적인 지지에 의해 외관상 일시적인 순환 상태와 신경증상의 회복이 있을 수 있으나 뇌 기능 자체는 돌이킬 수 없으며, 현재 법에 의해 죽음으로 인식되고 있다.

생물학적 죽음은 심폐소생술 같은 인위적인 지지가 없거나 소생술의 효과가 나타나지 않는 임상적인 죽음 후에 대뇌 신경세포로부터 시작해서 모든 조직들이 괴사되는 과정을 말한다.

식물인간 상태라고 할 수 있는 의식과 반응이 전혀 없는 대상자들은 회복 불가능한 심한 뇌 손상이 있지만 능동적 뇌파 활동과 약간의 정상적인 뇌의 반사 활동을 보인다. 이 상태는 사회적 상호작용을 기대할 수 없는 사회적 죽음이라고 본다.

이런 죽음의 정의 외에 각 종교계의 입장은 다양하다. 유교에서는 육체적 죽음을 삶의 연장으로서 자연 현상의 일부분이라고 보았으며, 불교에서는 죽음과 삶을 독립된 개념이 아니라 상호 의존 관계로 보았다. 기독교에서는 죽음 후의 부활 사상을 강조한다.

죽음에 대한 판정은 기준에 따라 약간씩 차이를 가져올 수 있으나 일반적으로 뇌기능의 불가역적 정지를 죽음으로 보는 견해가 보편적이다.

대한의학협회는 죽음의 상태를 뇌사로 보고, 외부의 자극에 반응이 없는 깊은 혼수상태, 호흡이 정지된 상태, 모든 뇌 반사가 소실된 상태로 12시간 이상 경과된 경우라고 했다.

02 죽음에 대한 반응과 태도

죽음에 대한 태도는 고대와 현대에서 다르고, 동양과 서양에서 다르다. 또 교육 수준이나 성장 발달 배경, 문화, 종교나 삶의 가치관에 따라서도 각 개인의 삶이 제각기 다른 것처럼 서로 다르다.

죽음에 대한 수용 능력과 두려움은 죽음에 대한 개인적 경험이 긍정적인지 부정적인지에 따라 크게 영향을 받게 된다.

다음은 임종 과정에서 겪을 수 있는 두려움이다.

- 죽음에 대한 무지로 오는 두려움 : 인간이 죽음의 고통, 고투를 경험해 보지 않았기 때문에 자신의 존재가 소멸된다는 것이 무엇인지 모름으로 인해 갖는 두려움
- 고독으로 인한 두려움 : 가족, 친지 및 의료인들과의 의사소통 제한으로 오는 고독이 주는 두려움

- 가족의 상실에 대한 두려움 : 죽음의 과정에서 가족 및 주변인들을 잃을 것이라는 상황적 두려움
- 신체의 상실에 대한 두려움 : 질병과 죽음으로 인한 신체상의 변화에 대한 두려움
- 자제력 및 자가 간호 상실에 대한 두려움 : 장기간의 병상 생활로 인한 자제력의 감소 및 기본적인 자가 간호 기능의 상실로 인한 불안
- 통증에 대한 두려움 : 신체적 동통 및 정신적 고통, 불쾌감, 참기 힘듦 등에 수반되는 두려움
- 독립성 상실에 대한 두려움 : 정신적·신체적 고통으로 자력으로 아무것도 해결할 수 없이 의존적이 될 것이라는 예측으로 인한 두려움

03 말기의 간호

1) 간호의 목표

대상자가 스스로 현실적으로 자신에게 다가오는 죽음을 긍정적으로 받아들이면서 평온히 죽음에 직면할 수 있도록 원조하는 것이다.

2) 대상자의 일반적 간호

능숙하고 신중한 간호를 통해서 대상자가 인간으로서의 존엄성을 가지고 죽음을 맞이할 수 있도록 하며, 혼수에 빠진 대상자의 경우라 할지라도 대상자가 보고 듣는 것이 가능하다는 것을 염두에 두고 임한다.

(1) 대상자의 환경

임종을 앞둔 대상자는 조용하고 환기가 잘 되고 산뜻하며 채광이 잘 되는 독방으로 하되 번쩍이는 전등이나 직사광선은 피한다. 치료 기구는 사용 후 즉시

다른 곳으로 가져가서 비우며, 냄새가 나는 것은 방에 남아 있지 않게 한다.

(2) 신체적 간호

신체적 증상 호소를 완화시키고 안위를 도모하며 대상자를 혼자 있지 않게 한다.

1 통증

- 호스피스 대상자가 가장 자주 호소하는 증상 중 하나이다.
- 치료와 관련된 통증, 허약한 신체 상태로 인한 통증, 암으로 인한 통증 및 암과 관련 없이 나타나는 통증 등이다.
- 호스피스 대상자의 경우 마약 중독에 대한 우려보다는 대상자의 안위와 삶의 질을 높이는 것이 더 중요하므로 통증을 가능한 한 조기에 완화시킨다.
- 진통제를 규칙적으로 투여하여 통증에 대한 공포를 감소시킬 수 있다.
- 신체 안위법을 병행함으로써 약물요법의 효과를 크게 할 수 있다.

2 오심과 구토

- 진통제나 방사선요법, 고칼슘혈증, 간으로 암의 전이, 장협착, 심한 변비, 두려움과 불안, 뇌의 병변 등으로 인해 오심과 구토가 빈번히 나타날 수 있다.
- 원인이 되는 약물이나 치료의 중단이 필요하나 불가피한 경우에는 오심, 구토를 감소시킬 수 있는 방안을 모색하고 항오심구토제를 투여한다.
- 고칼슘혈증인 경우는 암이 뼈로 전이된 것을 의심할 수 있다.
- 정신적인 두려움이나 불안도 오심, 구토의 원인이 될 수 있다.

3 구강 간호

- 대상자는 창백하고 발한이 있으며 구강과 비강 분비물에 의해 호흡이 곤란하여 입으로 숨을 쉬게 되어 구강 점막과 혀가 건조해지므로 구강 내를 습윤 시킨다.
- 연하 능력의 저하로 빨대 사용이 어려우므로 작은 얼음 조각을 거즈에 싸서 대상자에게 물게 하여 구강 내를 습하게 할 수 있다.

4 호흡 곤란

- 반좌위나 상체를 지지하는 자세를 취해 준다.
- 측와위로 해 주면 호흡하기가 쉬워지고 구강 분비물 배출이 쉬워진다.
- 대상자를 혼자 있게 하지 않는다.
- 적당한 습도 유지와 산소 공급을 해 준다.
- 처방에 따른 약제를 사용하기도 한다.
- 필요하면 늑막천자를 할 수도 있다.

5 기도 및 인두의 분비물

- 연하 작용이 점차 감소하므로 인두 분비물이나 폐 분비물이 쌓여 종종 목에서 소리가 난다. 구강 내의 배출물이 많은 경우에는 흡인기를 사용하여 제거하되 압력을 잘 조절하여 점막을 상하지 않도록 주의한다.
- 필요시 처방에 따라 점액 분비 억제제를 투여할 수 있다.

6 변비

- 마취제 같은 약물의 사용으로 인한 연동 운동의 저하, 수분과 섬유질 섭취의 감소, 복부 근육 강도의 감소, 변의를 충분히 느끼지 못함과 관련된다.
- 변 배설에 대한 병력과 도움이 될 만한 방법을 사정한다.
- 규칙적인 배변 습관을 유지하도록 격려한다.
- 물과 섬유질의 섭취를 증가시킨다.
- 액체의 섭취량과 배설량을 정확히 측정하여 기록해 둔다.
- 대·소변 배설을 스스로 할 수 없는 경우 처방에 따라 필요한 조치를 하도록 한다.

7 영양 부족

- 체중 감소와 쇠약, 빈혈, 혈장 단백의 감소 등의 증상으로 알 수 있다.
- 구강 섭취의 감소, 오심, 구토, 설사, 입맛의 변화, 연하 곤란, 흡수의 문제, 이화작용의 증가, 정신적 침체 등이 원인이 될 수 있다.
- 영양사에게 의뢰하여 소화 흡수에 지장이 없는 범위 내에서 단백질 및 고

열량 농축 식이를 제공함은 도움이 될 것이다

- 중태의 대상자는 액체식을 공급하며, 적은 분량을 여러 번으로 나누어 준다.
- 신체 상태가 더욱 악화되어 하지부터의 마비가 점점 소화기계까지 진행되면 대상자가 삼킬 수 있는 소량의 물을 공급하도록 한다.

8 피부의 손상

- 간호에 있어 개인 위생이 중요하지만, 때로는 휴식이 더 중요하므로 융통성 있게 조절한다.
- 피부는 발한이 심하고 말초의 혈액 순환이 저하되므로 피부 간호에 유의하고 마사지를 자주 해 주어 욕창을 예방한다. 어떤 자세이든지 오래 지속되면 불편과 욕창의 원인이 될 수 있으므로 체위를 자주 변경시켜 준다.
- 대상자는 요도괄약근이 이완되어 때로 실금을 하지만 자신이 실금을 했음을 느끼지 못하므로 자주 체크하고 특별히 회음부 피부 간호에 신경을 쓴다.
- 손상된 조직에 산소 공급이 잘 될 수 있도록 하고, 비누나 청정제로 깨끗이 닦고 처방된 약제를 사용하거나 필요에 따라 상한 조직을 제거하기도 한다.
- 표피와 임파관 혈관 내의 부분적 팽창이나 괴사 모세 혈관의 손상 및 감염으로 욕창이 발생하거나 화농성 분비물이 배출될 수 있다.

(3) 정신적 간호

죽음은 현실적으로는 모든 것의 상실이고 죽어 가는 과정 속에서 신체적·심리적·사회적 박탈을 경험한다. 죽음을 앞둔 대상자의 다양한 심리 변화 과정을 잘 이해하고 그에 따른 적절한 대응으로써 그들을 도울 수 있다. 죽어가는 대상자의 임상 심리에 따른 간호에 앞서 로스(Elisabeth K.Ross)의 죽음에 대한 임상심리 단계를 살펴본다.

1 부정(denial) 단계

- 대부분의 사람들이 어떤 질병으로 인한 죽음의 선고를 받게 되면 진단을

받아들이지 않고 강하게 부정한다.
- 때로는 다른 의료진을 찾아 반대의 진단을 받고 싶어 한다.
- 케어자는 대상자의 부정을 공감하고 있는지 자신의 행위를 점검한다.
- 부정 반응을 서둘러 막지 말고 충분한 시간을 준다.
- 자신의 신체적 상태나 경과에 관한 질문을 하는 경우 부정의 단계가 끝나고 있음에 대한 암시로 주목해야 한다.

2 분노(anger) 단계
- 신을 저주하거나 주변 사람이나 환경을 탓한다.
- 짜증을 내며 가장 어려운 시기를 보낸다.
- 대상자가 나타내는 분노는 상실감과 무력감에 대한 정상 반응임을 이해한다.
- 분노 반응 속에 깔려 있는 요구를 생각해 본다.
- 무례하거나 비협조적으로 다루거나 낙인찍어서는 안 된다.
- 인내심을 가지고 들어 주며 여유 있게 대한다.
- 누구든지 그런 입장에 있다면 대상자처럼 분노를 표출했을 것이라고 공감해 준다.

3 타협(bargaining) 단계
- 상실을 피하기 위해 신이나 인간에게 흥정을 한다.
- 때로 대상자의 행동이 미성숙하고 환상에 젖어 있으며 성인으로서의 적절한 행동이 아닌 듯이 보인다.
- 주의 깊게 듣고 죄의식과 분별없는 두려움에 대해 대상자가 표현하도록 돕는다.
- 함부로 판단하지 말고 특별한 요청을 가능한 한 허락해 주는 것이 정서적으로 다음 단계를 위한 준비라고 할 수 있다.
- 대상자에게 성직자 등과 상담하도록 권한다.

4 우울(depression) 단계

- 도저히 희망이 없음을 알고 우울해진다.
- 대상자에게 밝은 면만을 강조하기보다는 슬픔에 젖도록 놓아두어야 하고 자기의 감정을 표현할 기회를 주도록 한다.
- 그저 함께 있어 주거나 들어 주고 부드럽게 대해 준다.
- 이 단계에서 가장 도움이 되는 것은 비언어적 의사소통이다.
- 접촉에 의한 돌봄을 표현한다.

5 수용(acceptance) 단계

- 죽음을 수용하게 된다.
- 방문객 수의 제한, 면회 시간 조정, 조용한 환경을 제공한다.
- 고독감이나 불안 감소를 위해 곁에 있으면서 위로해 준다.
- 대상자가 함께 있고자 하는 사람과 있게 한다.

위의 다섯 단계를 대부분의 사람들이 경험하지만 모두가 순서대로 경험하는 것은 아니다. 개개인에게 맞는 대책을 마련하고, 어느 단계에서든지 대상자가 희망을 저버리지 않도록 한다.

04 죽음 직전의 증상 및 죽음

- 대상자가 자기의 예후를 짐작하여 자주 케어자에게 자신에 대한 의견을 묻고 싶어 한다.
- 대상자는 케어자가 있으면 도움을 받을 수 있을 것이라고 의지하므로 어느 정도 심리적 안정을 얻을 수 있다.
- 말을 할 수도 있지만 분명치 않으며, 말을 못하는 경우 울음으로 표시하기도 한다.

- 빈혈과 근육 긴장도가 상실되어 안색은 파래지고 눈은 움푹 들어간다.
- 동공은 확대되고 눈은 공간을 향하여 고정된 곳을 응시하는 듯하며 입은 벌어진다.
- 암을 앓고 있는 대상자의 경우 뇌로 전이되면 뇌 손상으로 정신적·육체적 변화를 일으키는데, 그 위치에 따라 시력 장애, 언어 장애, 기억력 쇠퇴, 정신병 상태, 착각, 환각, 망상 등의 증상이 일어난다.
- 의식이 있다가 없기도 하며 때로는 마지막까지 명료한 의식이 있기도 한다.
- 맥박은 불규칙해지거나 매우 쇠약해지다가 촉지할 수 없는 상태가 되고 청진기로나 약하고 불규칙한 심박동이 들리기도 한다.
- 하지부터 기능이 없어지므로 체온은 오를지라도 발은 차고 식은땀이 나기도 한다. 대상자는 발의 감각이 없어져 찬 것을 느끼지 못하며 움직일 수 없다.
- 호흡이 느려지고, 기관지 내에 점액이 차서 호흡이 거칠어지며, 과호흡과 무호흡이 반복된다.
- 뇌로 유입되는 혈액에는 이산화탄소가 다량 포함되어 쉽게 의식을 잃게 되며 사망이 신속히 유도된다.
- 각종 반사가 소실된다.
- 죽음은 혼수나 실신 상태, 반의식 또는 모든 기능이 완전하다가도 급격히 올 수 있다.
- 대상자의 의식이 명료하고 가족과 친지들이 유언을 듣지 못할 경우는 한 사람 이상의 증인이 같이 듣고 정확하고 신중히 기록해 두는 것이 좋다.
- 다른 감각은 둔해지지만 청각은 늦게까지 작용하는 경우가 있으므로 언어에 주의한다.
- 사망 후에는 몸이 식고 글리코겐의 응고와 젖산의 누적으로 근육이 뻣뻣해지는 사후 강직이 오는데, 턱부터 진행되어 동체와 하지로 내려간다(사후 강직은 사후 2~3시간 정도부터 시작되므로 사후 강직이 오기 전에 부착물이나 튜브 등을 제거하고 사체를 깨끗이 한다).

- 자가 분해에 거듭하여 장관 내 또는 외부에서 몸 안에 들어간 미생물은 유기체의 분해를 촉진한다.
- 대상자가 전염병으로 인해 사망했다면 엄격한 소독이나 화장이 필요할 것이다.

Chapter 02

호스피스와 대상자의 간호

학·습·목·표

- 호스피스 대상자 및 가족들을 세심히 관찰하고 자연스러운 의사소통 기술을 적용함으로써 신체적·정신적 필요들을 파악할 수 있다.
- 대상자가 임종하는 순간까지 그의 삶의 질을 높이기 위한 적절한 간호를 할 수 있다.
- 대상자의 임종 후 사별 가족을 위해 할 수 있는 내용을 말할 수 있다.

호스피스란 라틴어의 손님(Hospes) 또는 손님 접대(Hospitum)에서 기원한 말로서 예루살렘으로 가는 성지 순례자나 여행자가 하룻밤 쉬어 가던 휴식처라는 의미에서 유래된 말이다.

호스피스라는 말은 여러 가지로 정의되고 있지만 국제호스피스조직(NHO: National Hospice Organization)은 말기 환자와 가족에게 입원 시 간호와 가정에서의 간호를 연속적으로 제공하는 프로그램이라고 정의했다. 또한 호스피스는 특별한 장소가 아니라 돌봄의 개념이라고 언급한다.

호스피스는 치료의 공동체가 아닌 돌봄의 공동체로서 돌봄과 봉사에 중점을 두며, 임종 전에 머물면서 쉬고 생을 정리할 수 있도록 시간과 공간을 마련하는 것이다. 호스피스는 의학적 치료의 효과를 기대할 수 없고 생명의 유지가 어려운 상태로 죽음이 예측된 시기부터 말기 대상자와 가족을 사랑으로 돌보는 봉사 행위이다. 대상자의 여생 동안 삶의 질을 높여 주고 편안한 죽음을 맞이하도록 도우며 사별 후 가족들의 고통을 경감시키기 위한 총체적인 돌봄을 말한다.

01 호스피스의 철학

정신·육체적 증상이 극심할지라도 임종하는 순간까지 존엄성을 가진 인간으로, 살아 있는 사람으로 보고 사랑으로 돌보는 것으로, 모든 노력은 생명의 연장이나 단축이 아니라 대상자의 고통을 완화시키고 그 기능을 최대화시키는 데 초점을 두고 개별적인 돌봄을 실현하는 것이다.

1) 호스피스의 목적

① 회생 가능성이 없는 말기 대상자들에게 남은 생을 단축시키지 않으며 삶의 질을 높여 준다.
② 가능하면 가정과 유사한 환경을 마련하여 가족적인 분위기 및 편안한 환경을 제공한다.
③ 통증 완화와 고통스런 증상의 조절로 안위를 도모한다.
④ 대상자가 죽음을 긍정적으로 수용하게 하고 죽음을 삶의 일부로 자연스럽게 받아들이게 한다.
⑤ 가능한 한 편안하고 의미 있게 살다가 평온한 죽음을 맞도록 음악요법, 명상요법 등 보완 대체요법을 활용한다.
⑥ 신뢰를 기반으로 하여 대상자와 가족을 돌본다.
⑦ 대상자와 가족의 필요에 부응하여 가능한 모든 자원을 이용하도록 하며, 영적인 지지를 포함한 총체적인 돌봄을 제공한다.

⑧ 대상자의 가족이 사별 전후에 겪을 생의 사건에서 정서적으로 평형 상태를 유지할 수 있도록 한다.

2) 호스피스의 기본 원리

① 돌봄의 단위는 대상자 및 그 가족들이다.
② 임종 및 사별 과정 동안에 가족 구성원에게 적극적인 지지를 제공한다.
③ 질병의 치료보다는 증상의 완화에 중점을 둔다.
④ 대상자의 품위를 유지하도록 하며, 의학적 치료 및 처치 행위는 보조적인 차원에서 이루어져야 한다.
⑤ 각 개인의 여건이나 사회적 지위, 종교, 국적 등에 관계없이 봉사하여야 한다.

02 호스피스의 역사와 현황

1) 서양의 호스피스

① 중세 십자군운동(11~13세기) 시에 여행자들의 휴식처로 시작되었다.
② 17세기 초 프랑스에서는 성 빈센트 폴이 자선수도회를 만들어 소외되고 버림받은 거리의 환자들을 돌보는 운동을 전개하였다.
③ 1920년 영국의 자선 수도회는 런던에 성 요셉 호스피스를 설립하였다.
④ 1967년 성 요셉 호스피스에 근무하던 시실리 사운더스 의사는 54 병상의 성 크리스토퍼 호스피스를 개설하여 임종 환자들의 휴식, 친절, 청결, 존중, 수용 및 동통 완화를 위해 적절한 약물을 사용하였다.
⑤ 1968년 미국의 Yale New Haven에서 가정 호스피스가 시작되었다.
⑥ 1975년 캐나다 몬트리올의 로얄 빅토리아 병원에는 12 병상의 호스피스

병동이 설립되었다.

⑦ 현재 미국 내에는 1,500여 개의 호스피스 프로그램이 있고, 그 외의 국가들에도 다양한 형태의 무수한 호스피스 프로그램들이 운영되고 있다.

2) 우리나라의 호스피스

가톨릭과 개신교 등 종교단체에서 시작하였고, 병동 호스피스, 산재형 호스피스, 가정 호스피스, 독립형 호스피스 등이 있어 호스피스 대상자들을 돌보고 있다. 호스피스 교육은 일반대학에서 자체 프로그램을 두고 있고 기타 종교단체에서도 호스피스 교육이 이루어지고 있다.

- 1963년 마리아의 작은 자매회 수녀들이 강릉에 갈바리의원을 세워 임종 환자들을 돌보는 데서 시작되었다.
- 1982년 가톨릭대학 성모병원, 강남성모병원, 성바오로병원에 호스피스과가 개설되어 운영되어 오고 있다.
- 1988년부터 연세의료원에서는 암센터 중심의 가정 호스피스 활동이 전개되었다.
- 1989년 강릉의 갈바리 의원의 일은 중단되고, 서울에서 "마리아의 작은 자매회의 집"을 중심으로 호스피스 활동이 이루어졌다.
- 1990년부터 가정 호스피스 프로그램을 시작하였다.
- 현재 대학병원 및 병원의 병동, 산재형, 독립형 및 가정 호스피스 등 다양한 형태의 호스피스가 전국적으로 활동하고 있다.

03 호스피스 대상자

- 죽음이 몇 주 또는 몇 개월 이내로 예상되는 대상자로서 대상자나 가족이

죽음을 수용하고 비치료적 돌봄을 받겠다는 결정이 확인된 경우로, 의식이 있고 의사소통이 가능한 자

- 증상 관리, 동통 완화 및 심리적·영적 지지가 필요한 자
- 의사의 동의나 의뢰서가 있는 자
- 가족이나 친지가 없으며 호스피스 간호가 필요한 자

04 호스피스 팀

호스피스 대상자의 필요는 복잡하고 다양하므로 여러 분야의 전문가들과 자원봉사자들이 함께 팀을 이루어 그들의 요구를 충족시킬 수 있도록 상호 협력하는 것이 필수적이며, 호스피스 팀의 일원으로 활동하기 위해서는 호스피스 교육을 받아야 한다.

1) 실무 책임자

① 구성 요원을 조정·관리하고, 요원들 간의 중재 역할을 함으로써 팀이 통합되도록 하는 역할을 한다.
② 미국의 경우 실무 책임자를 비롯한 행정가의 반 정도가 정규 면허를 소지한 간호사로서 대학원 교육을 받은 자를 선호하며, 암 병동과 사회복지사로서의 경험이 있어야 한다.

2) 간호사

① 간호사로서 3년 이상의 임상 경력과 말기 대상자를 간호한 경력자이다.
② 가정간호사와 자원봉사자 등의 팀 요원의 조언자가 된다.
③ 대상자의 총체적 요구를 사정한다.

④ 대상자의 통증과 증상 조절로 안위를 도모하고 고통을 경감시킨다.
⑤ 포괄적 간호를 실시한다.
⑥ 가족을 지지해 주고 대상자와 가족 사이의 의사소통을 강화시킨다.
⑦ 유가족을 위한 사별 간호를 한다.

3) 사회복지사

① 사회·심리적 지지와 유족 상담으로 정서적 지지를 도모한다.
② 미국의 경우 임상사회사업을 전공하고 자격증을 취득해야 한다.
③ 대상자와 가족의 가정 문제, 경제적 문제, 보험 관계 등의 문제를 해결하도록 도움을 준다.

4) 목회자

① 호스피스 대상자와 가족의 기도, 예배, 신앙 상담 등 영적 문제에 도움을 준다.
② 대상자에게 정신적 안정과 평안을 도모한다.
③ 유가족을 돌보고 지지한다.

5) 의사

① 대상자의 신체적 상태를 정확하게 파악하여 호스피스 대상자인지의 여부를 판단한다.
② 대상자의 증상에 따른 지지적이고 완화적인 치료 계획을 세운다.
③ 대상자와 보호자에게 치료와 회복의 가능성에 대해 명확히 밝힌다.
④ 호스피스 팀 구성원들에게 대상자의 임상 상태에 대해 설명해 준다.

6) 영양사

대상자의 영양 요구를 파악하여 도와줌으로써 삶의 질을 높인다.

7) 자원봉사자 팀장

① 자원봉사자를 선발하고 교육하고 업무를 배정한다.

② 호스피스 자원봉사자를 감독한다.

③ 자원봉사자 회의를 주관한다.

④ 사회복지학이나 간호학, 심리학 등의 학사 학위를 가진 자이면 더욱 효과적으로 일할 수 있다.

8) 자원봉사자

① 대상자와 가족을 위해 보수를 받지 않고 도움을 주는 자들이다.

② 자신의 신체적·정신적 건강에 유의해야 하고, 암의 원인과 치료 등의 기본 지식 및 의사소통과 사별 관리에 관한 계속적인 교육을 받는 것이 바람직하다.

자원봉사자의 자질은 다음과 같다.

- 호스피스 관련 교육을 수료한다.
- 임종 대상자의 간호 경험이 필요하다.
- 자신과 자신의 가족들이 앓고 있는 질환이 없어야 한다.
- 자신과 다른 사회계층의 대상자일지라도 자신의 관점을 벗어나 대상자를 있는 그대로 수용할 수 있어야 한다.
- 성숙하고 정서적 반응을 통제할 수 있도록 감정적으로 안정감이 있어야 한다.
- 동정심, 포용력, 융통성과 책임감 및 건강한 감정의 소유자로 좌절을 잘 극복할 수 있는 성격의 소유자여야 한다.
- 겸손함과 유머 감각이 필요하다.
- 마음으로 대상자의 이야기를 경청할 수 있고 대인 관계가 원만해야 한다.
- 대상자가 드러내고 싶지 않은 사적인 비밀을 잘 간직할 수 있어야 한다.

- 죽음을 삶의 한 부분으로 인정할 수 있어야 한다.
- 호스피스 케어를 상업적이거나 선교 목적으로 이용하지 않아야 한다.

05 호스피스 활동의 분류

- 대상자 케어 : 대상자의 신체적·정신적·영적 케어 및 가족을 방문하여 실제적으로 필요한 일을 돕는다.
- 교통 편의 제공 : 시설 왕복 차량 제공, 대중교통을 안내한다.
- 경제 관련 활동 : 대상자 후원금 모금 및 전달, 사무실 운영비 및 물품 조달을 한다.
- 사별 가족 지지 : 사별 가족 방문, 전화, 편지, 상담, 모임을 주선한다.
- 호스피스 사무실 활동 : 상담, 서류 정리, 전화 상담 호스피스 팀의 정례 회의, 보고서 정리를 한다.

06 호스피스 대상자의 이해

1) 의사소통

① 대상자가 준비되어 있는 경우 자신을 소개하고 자연스럽게 이야기를 시작한다.
② 이야기를 강요하지 않는다.
③ 대화 중에 수용적이고 부드럽게 관심을 보인다.
④ 대상자가 자신의 느낌이나 생각을 쉽게 표현할 수 있는 환경을 조성한다.
⑤ 대상자 자신의 감정을 충분히 언어화할 수 있도록 돕는다.

⑥ 모든 호스피스 팀 구성원과 가족이 마음을 다해 대상자를 끝까지 살펴 줄 것이라는 것을 대상자가 느끼도록 돕는다.
⑦ 대상자가 이해되고 용납되고 있다는 느낌을 가질 수 있도록 신중히 돕는다.
⑧ 대화 중에 대상자의 말이나 표현을 존중하여 자긍심을 갖게 한다.
⑨ 미리 할 말을 준비할 필요는 없고 대화 중 느끼는 것을 솔직하게 표현한다.
⑩ 대화를 거부할 때는 즉시 자리를 떠나지 말고 가까운 곳에 조용히 앉아 있거나 대상자를 쓰다듬어 줌으로써 안정을 찾게 할 수 있다.
⑪ 대상자의 언어적 표현과 비언어적 표현이 일치하는지 주의 깊게 관찰한다.
⑫ 대상자를 충고하거나 판단하는 행동이나 말은 피한다.
⑬ 대상자가 지루해하거나 부담스럽게 느끼지 않도록 자신을 훈련해야 한다.
⑭ 비언어적 의사소통은 말보다 더 빨리 전달될 수 있으므로 유의한다.

2) 영적 간호

인간은 영적 존재이므로 대상자가 겪을 영적 고통이나 좌절의 위기를 최대한 감소시키고 잘 극복하도록 도와주며 영적 욕구를 충족시킴으로써 영적 안녕 상태를 도모하도록 한다. 대상자의 영적 욕구는 다음과 같다.

① 전혀 신앙이 없던 사람도 임종 시에는 신앙심을 보일 수 있고, 성직자들에게서 위안을 얻고 싶어 한다.
② 과거의 대인 관계나 신으로부터 용서를 받고 용서해 주고 싶은 욕구가 있다.
③ 생의 가치를 확인하고 의미 있는 죽음을 맞고자 하며 미지의 세계 및 고통의 의미를 이해하기를 원한다.
④ 평안하고 영혼의 안정을 얻고 싶어 한다.
⑤ 구체적인 내세에 대한 희망을 확인하고 죽음을 맞이하려는 욕구가 있다.
⑥ 남은 생의 기간 동안 가장 중요하고 가치 있는 대상자와 함께 있고 싶은

욕구가 있다.

⑦ 가족 호스피스 팀에 의한 도움을 받고 싶은 욕구가 있다.

3) 임종 대상자 가족의 심리

① 가족은 임종 대상자와 함께 있고 싶어 한다.

② 대상자가 어떻게 하면 평안을 느끼는지 확인하여 도움을 주고 싶어 하며, 직접 무엇인가를 해 줌으로써 대상자에 대한 죄책감을 덜고 싶어 한다.

③ 대상자의 외모를 깨끗하게 유지시키기를 원한다.

④ 가족들은 케어자가 대상자의 신체를 청결하게 유지시켜 주고 통증을 경감시키고 편안하게 해 주기를 원한다.

⑤ 대상자가 하고 싶은 모든 일을 할 수 있도록 허용해 주는 것을 원한다.

⑥ 진통제를 자주 주는 것과 같이 대상자의 신체적 안위를 원한다.

⑦ 대상자의 상태 및 임종의 시기가 임박했는지를 알고 싶어 하며, 임종이 임박한 경우 나타나는 증상에 대해 알고 싶어 한다.

⑧ 가족 구성원들도 자신들의 감정을 표현하기 원한다.

⑨ 죽음에 임박한 대상자로 인해 축적된 육체적·정신적 피로로 다른 사람들의 위로와 지지를 받기 원한다.

4) 대상자 가족의 간호

① 가족의 슬픔을 공감하고 이해하는 마음을 가지며 가족들의 건강에도 관심을 갖도록 한다.

② 대상자에게 처방된 모든 약물 치료와 통증을 제거하기 위한 조치가 적절히 시행되고 있음을 알려 안심시킨다.

③ 케어자는 가족에게 죽음이 괴로운 것이 아니라는 것을 설명하고 그 사실을 이해하도록 한다.

④ 서로 감정이 좋지 않은 가족이 있는 경우는 좋은 관계로 회복시킨다.

⑤ 대상자가 가지고 있던 귀중품들을 책임질 만한 보호자에게 내어 주고 확인 사인을 받아둔다.

07 임종 시 호스피스

1) 임종 간호

① 죽음의 마지막 순간에 가족들이 함께 있도록 한다.
② 잠시 시신을 침상에 있도록 배려하여 가족이나 친지들로 하여금 슬픔을 충분히 표현할 수 있도록 돕는다.
③ 대상자의 유언이나 가족이 원하는 대로 종교의식을 갖도록 돕는다.
④ 필요하면 가족과 함께 있어 준다.
⑤ 가족의 반응을 살피며 상실의 슬픔이 가실 때까지 전화, 방문, 편지 등으로 가족과 접촉을 갖는다.
⑥ 영안실로 옮길 때 함께 있어 줌으로 가족을 돕는다.
⑦ 장례식, 입관식, 추도식 등에 참여하여 가족을 위로한다.
⑧ 가족들에게 가장 의미 있는 장례 절차를 선택할 수 있도록 도와준다.
⑨ 사망 신고에 필요한 서류를 잘 구비하도록 돕는다.

2) 사후 관리

① 대상자가 숨을 거둔 정확한 시간과 사망을 선언한 의사의 이름을 명확히 기록해 둔다.
② 의사의 사망 선언 후에는 대상자의 침상 주변에 있는 정맥 주사기, 점액 흡인기, 카테터, 산소 텐트 등을 정리하도록 한다.
③ 만일 보호자가 함께 있지 않은 경우는 가족 대표자에게 알리고 시설로

곧 오도록 하고, 시체를 사후실로 옮길 것인지의 여부를 확인한다.

④ 의사가 대상자의 죽음을 선언하면 가족들은 계속해서 감정적인 폭발을 일으키는 경우가 많으므로 이 같은 행동을 잘 이해하고 받아들이도록 한다.

⑤ 시설 내 다른 대상자에게의 영향을 최소화할 수 있도록 조심스럽게 행동한다.

⑥ 대상자가 급사(急死)한 경우에는 법적 문제가 되므로 사후 처리를 지연시키는 경우도 있다.

⑦ 자살자의 경우 시설의 책임자와 의료진은 해당 행정 부서와의 복잡한 행정상의 문제를 해결해야 할 경우가 있다.

⑧ 대상자 가족 이외의 사람에게는 대상자에 대한 것을 아무것도 알려 주어서는 안 된다.

3) 사별 간호

- 장례 행사에 직접 참여함으로써 가족들을 지지한다.
- 사별로 인한 충격이 개인 차이가 있겠지만 몇 달 혹은 몇 년간 지속됨을 이해한다.
- 상투적이고 형식적인 위로의 말은 피한다.
- 종교 의식에 참여하도록 격려한다.
- 상실과 관련된 느낌을 자유롭게 표현하도록 권한다.
- 사별에 대한 슬픔 과정은 정상적인 것임을 재확인한다.
- 다른 지역사회의 자원을 이용할 수 있도록 도와준다.
- 새로운 활동이나 흥미를 갖게 하고 새 친구를 사귀도록 격려한다.
- 적응 행동의 새로운 양상을 강화한다.
- 부적응 행동에 대한 대안적 행동을 찾도록 장려하거나 적절한 것을 소개한다.

08 자택에서의 호스피스 간호

때로 자택에서 임종하기를 희망하는 경우 다음과 같은 조건을 구비함이 바람직하다.

- 주치의가 있어 필요시 왕진이 가능하다.
- 특별한 간호가 필요시 가능해야 한다.
- 가족 중에 케어에 능숙한 자원이 있다.
- 이웃의 협력을 얻을 수 있다.

09 호스피스 팀의 스트레스

1) 요인

다음과 같은 요인이 호스피스 팀 구성 요원들에게 스트레스 요인으로 작용할 수 있다.

① 죽어가는 이들과의 계속적인 접촉
② 대상자의 육체적·심리적·영적 고통을 목격하는 데서 오는 갈등
③ 능력의 한계
④ 기존 가치관에 대한 도전
⑤ 대상자와 가족의 다양한 요구
⑥ 확실한 한계가 없는 업무 지침
⑦ 과도한 업무량
⑧ 구성 요원 자신의 인간관계에서 오는 어려움

2) 자기 진단

① 스트레스가 잘 해소되지 않는 경우는 스트레스에 대한 자기 진단이 필요하다.

② 신체적 증상으로 체중 감소, 체중 증가, 두통, 오심, 피로, 위장 장애, 요통 등이 있다.

③ 활동 과다, 우울증, 심한 감정 변화, 환자 및 가족, 동료에 대한 지나친 분노, 죄책감, 부정적인 마음 등이 포함된다.

④ 지나친 스트레스는 비인격적이며, 타성에 젖게 됨으로써 간호의 질 저하를 초래하고 때에 따라서는 대상자를 회피하는 경우도 발생시킨다.

⑤ 이러한 여러 상황에 대해 신중하게 살피고 진단해 보도록 한다.

3) 대처 방안

① 스트레스에 대처하는 새로운 방법들을 개발하려는 의지를 갖는다는 것이 스트레스 감소의 시작이라고 볼 수 있다.

② 스트레스에 저항할 수 있는 능력은 어느 정도 개인의 마음에 달려 있다.

③ 좌절을 피하고 만족감을 높이기 위해 현실적인 목표를 세우는 것이 중요하다.

④ 균형 있는 식사나 이완요법 등 건강한 생활방식을 실천함으로 균형 있고 건전한 방어 체계를 구축한다.

⑤ 호스피스 조직 내의 정규 모임 시 구성원 개개인이 겪고 있는 해결하기 힘든 문제들에 대해 토의하고 의견을 교환하는 등의 행정적 차원에서의 지지가 필요하다.

⑥ 호스피스 구성원들 간 상호 지지는 도움이 될 것이다.

10 호스피스의 윤리적 측면 및 제언

1) 윤리적 측면의 고려점

① 의료 팀이나 호스피스 팀은 윤리적인 문제를 결정할 때 대상자의 개별적인 상황과 요구를 존중하는 입장에서 대상자와 가족을 지지해 주는 것이 바람직하다.

② 윤리적 의사결정을 해야 할 때 모든 정보를 개인적 가치 체계와 도덕적 원칙 등의 가치 체계에 먼저 비추어 보는 것이 중요하다.

③ 대상자나 가족의 사적 비밀은 지켜져야 한다.

2) 활동에 대한 제언

① 의료진과 봉사자에게는 물론 일반인들에게까지 죽음의 의미와 호스피스에 대해 교육하여 필요시 주변인들을 도울 뿐 아니라 자신들의 삶과 죽음에 대한 준비를 갖춘다.

② 호스피스 병동을 설치하여 임종 대상자를 집중적으로 돌볼 수 있도록 한다.

③ 필요에 따라 주간 호스피스 제도의 마련도 필요하다.

④ 호스피스 구성 요원과의 상호 협조와 이해 하에 효과적인 호스피스 프로그램의 개발로 구체적인 호스피스 활동을 하도록 한다.

PART 06 케어자 자신의 건강관리

Chapter 01

케어자의 건강관리

학·습·목·표

- 지속되는 케어 행위 시 바른 자세와 바른 방법을 적용함으로써 질병을 예방한다.
- 케어 행위로 인해 누적될 수 있는 스트레스를 해소시키기 위한 취미를 갖거나 여가활동을 지속한다.

노인 케어자는 가정이나 시설에서 다양한 문제를 가진 노인을 케어하면서 자신의 건강관리를 소홀히 하기 쉽다. 신체적·정신적 스트레스가 쌓이게 되면 피로를 느끼게 되고, 자신도 모르는 사이에 노인 케어를 하는 데 무력감을 느끼게 된다.

케어자는 매사에 너무 무리하지 않도록 하여 자신의 심신의 건강을 중요시하도록 한다. 힘든 일은 다른 케어자와 협력하거나 여러 번에 나누어 하는 지혜가 필요하다. 케어자가 노인 케어에 앞서 제일 중요하게 생각해야 할 것이 자신의 관리이다.

다음은 자신의 건강관리를 위해 유의할 사항이다.

• 무거운 물건을 들거나 바닥에 있는 물건을 잡을 때는 허리를 굽히기보다

는 무릎을 굽혀서 허리를 바르게 편 자세를 유지하되 물건은 가급적 몸 가까이에 붙여 든다.

- 매일 케어 행위를 시작하기 전에 가벼운 운동을 먼저 하여 근육을 이완시킨다.
- 같은 자세로 장시간 계속해서 케어하지 않는다.
- 요통이나 견비통 예방을 위한 간단한 체조를 매일 하도록 한다.
- 평상시 식이에 칼슘을 충분히 포함시키며, 요통을 느낄 때는 전문의의 진료를 받도록 한다.

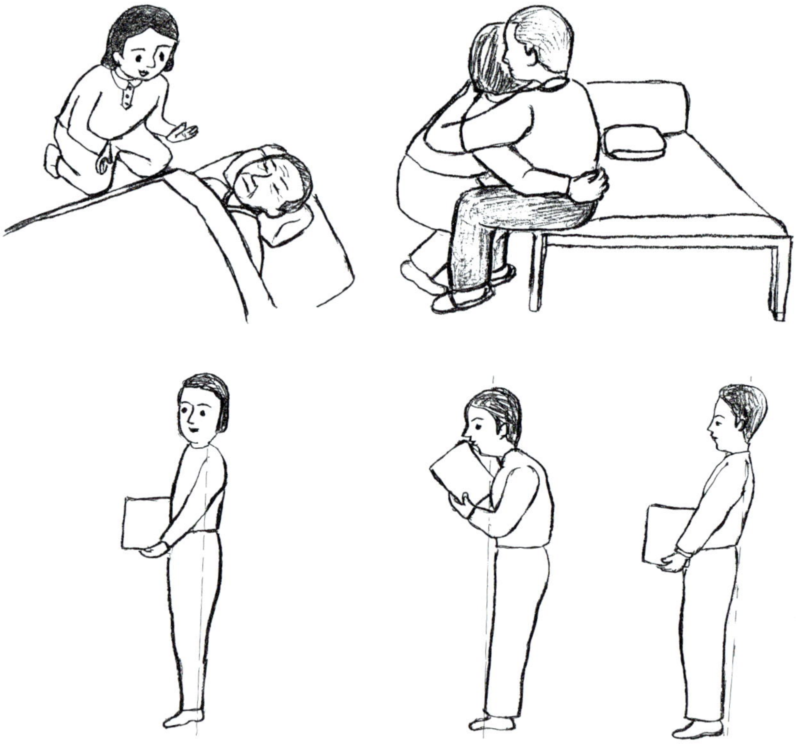

〈좋은 자세〉 〈뒤로 굽은 자세〉 〈앞으로 굽은 자세〉

[그림 6-1] 허리를 보호하기 위한 자세

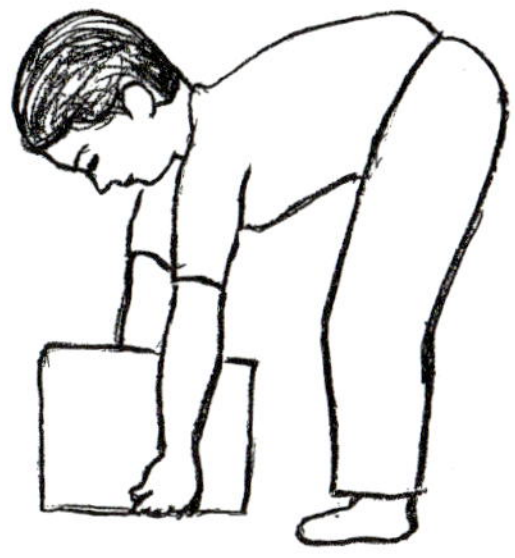

〈×〉

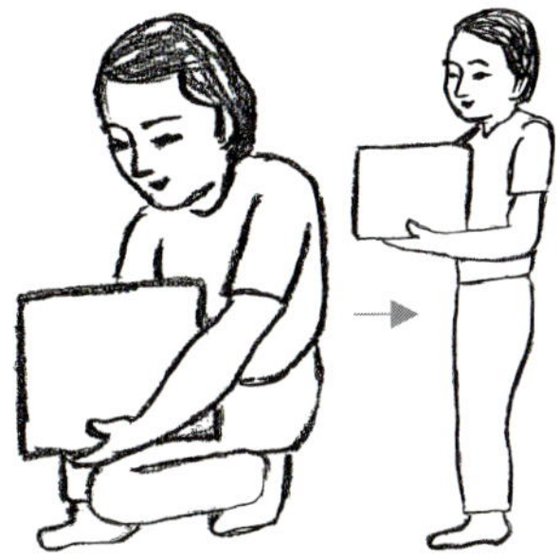

〈○〉

[그림 6-1 계속] 허리를 보호하기 위한 자세

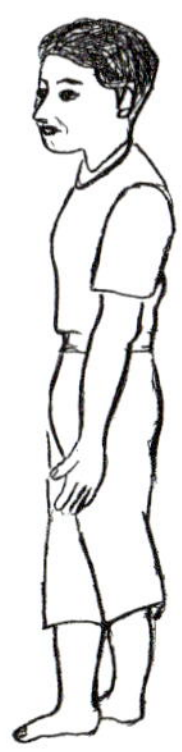

〈선 자세에서 발을 교차시킨다〉

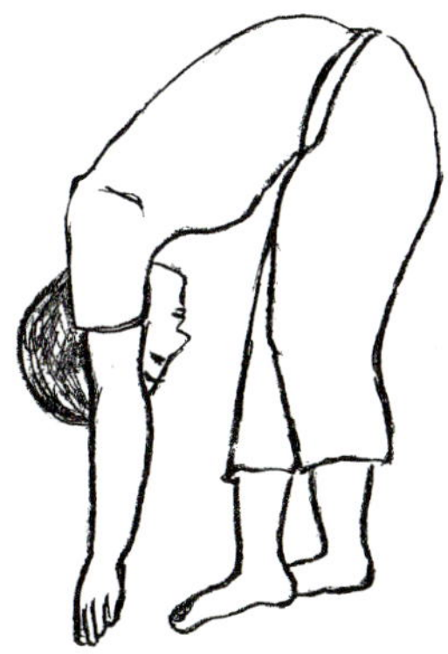

〈무릎을 편 상태에서 상체를 굽힌다〉

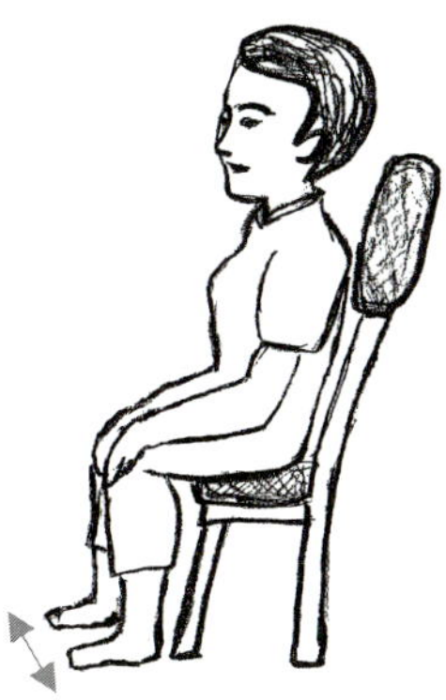

〈의자에 앉아 발은 어깨넓이로 벌리고 척주를 똑바로 세운다〉

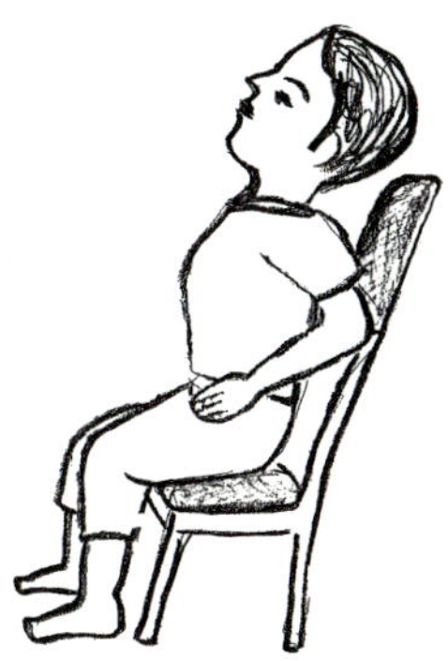

〈양손을 허리에 대고 가슴을 뒤로 젖힌다〉

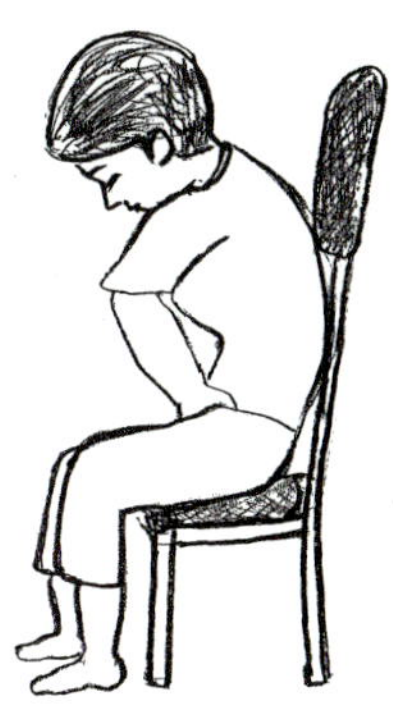

〈가슴을 둥글게 하고 배를 들어가게 하면서 배꼽을 바라본다〉

[그림 6-2] 요통과 견비통 예방을 위한 체조

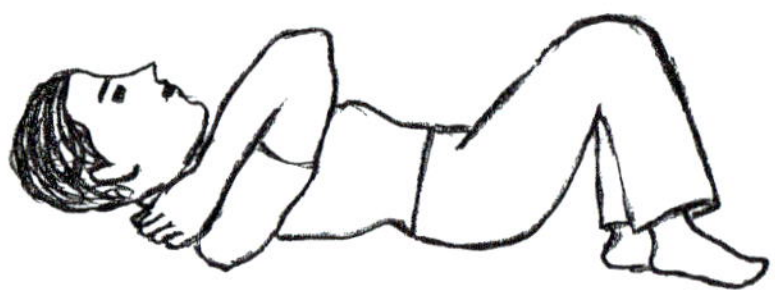

〈누워서 무릎을 세운다〉

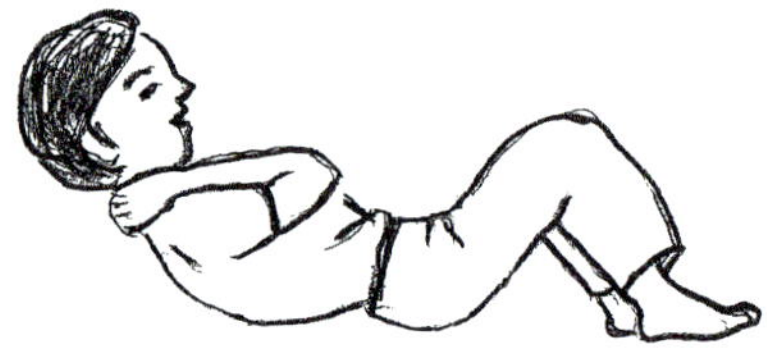

〈천천히 상체를 올리면서 배꼽 부분을 바라본다〉

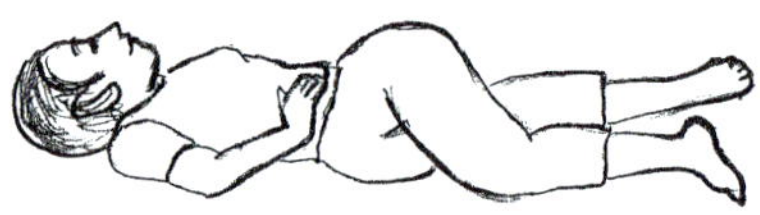

〈발을 교차시키고 왼쪽 무릎이 바닥에 닿게 허리를 비튼다. 얼굴은 반대쪽을 향한다. 좌우 반복한다〉

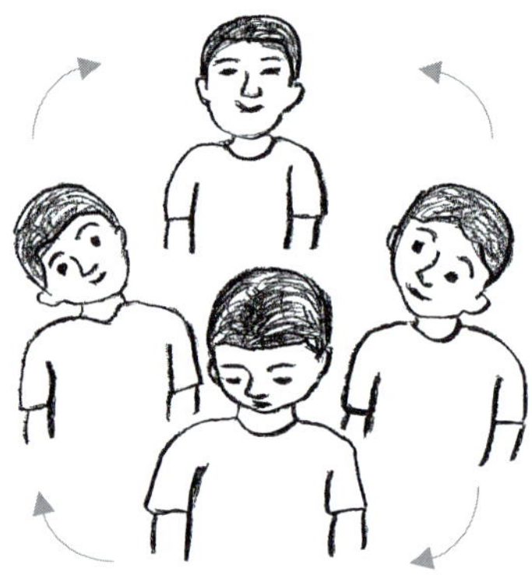

〈천천히 목을 돌린다〉

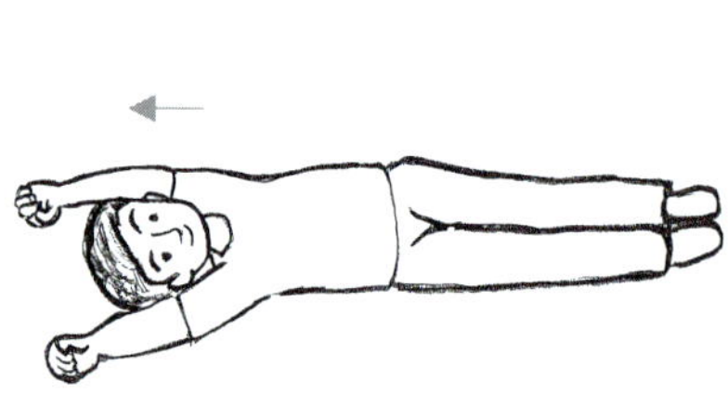

〈팔다리를 스트레칭 한다〉

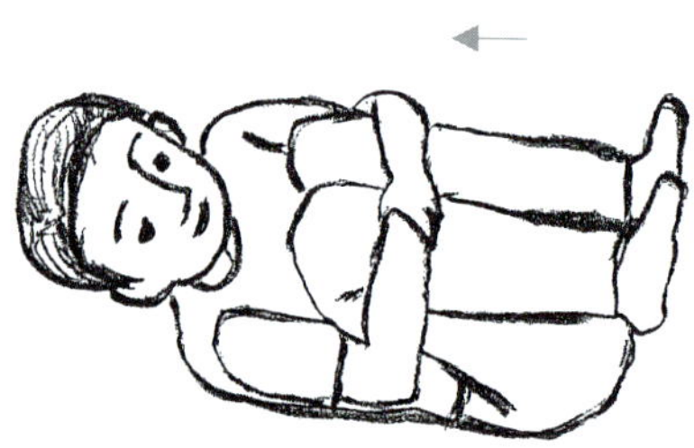

〈무릎을 끌어안는다〉

[그림 6-2 계속] 요통과 견비통 예방을 위한 체조

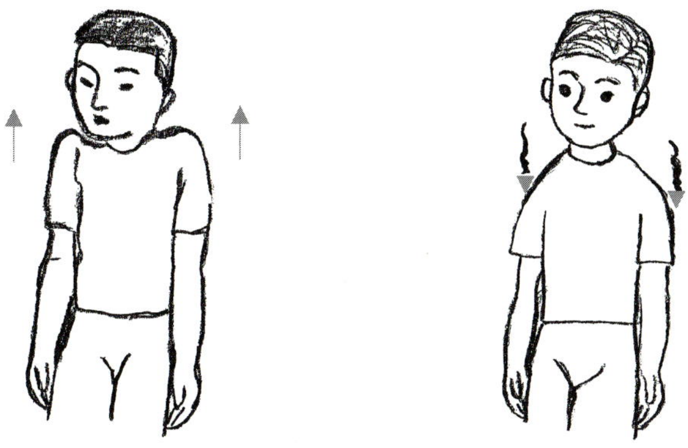

〈양 어깨를 들어올렸다가 힘을 쭉 뺀다〉

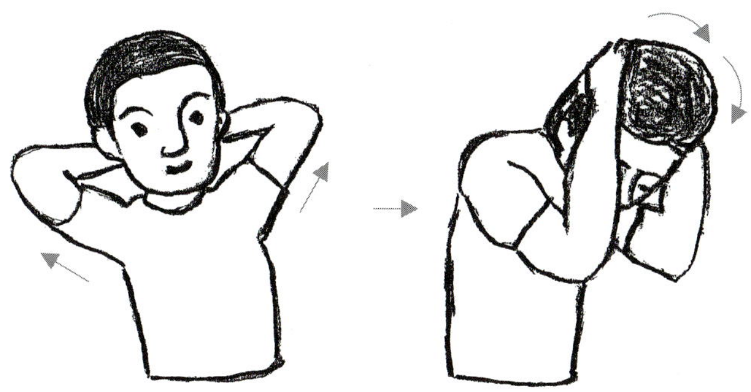

〈후두 부분에서 손을 잡았다가 머리와 팔꿈치를 내리면서 고개를 숙인다〉

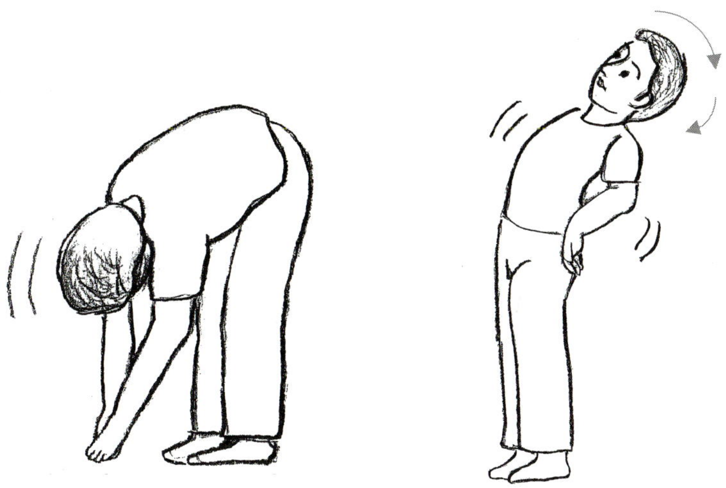

〈허리를 구부렸다가 일어서며 상체를 뒤로 젖힌다〉

[그림 6-2 계속] 요통과 견비통 예방을 위한 체조

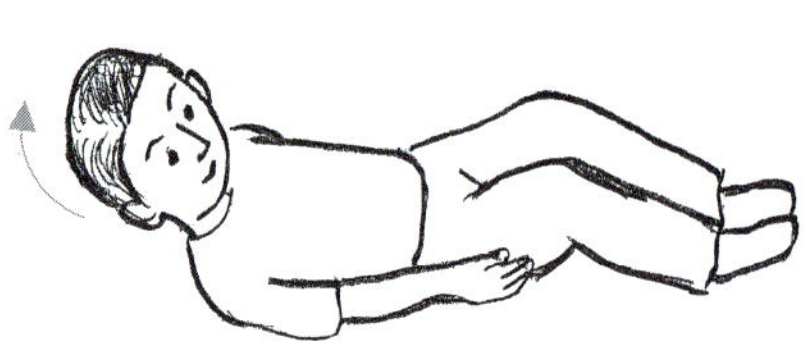

〈누운 상태에서 배꼽을 들여다본다〉

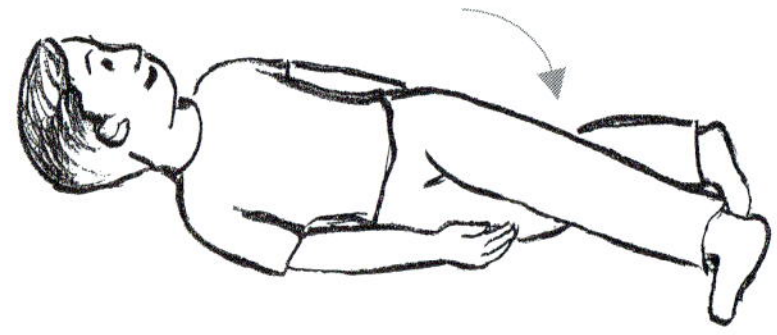

〈좌우 허리를 비튼다〉

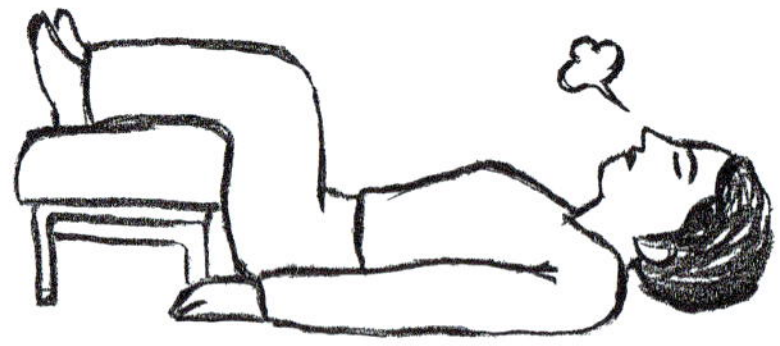

〈허리를 바닥에 밀착시키고 다리를 올린 상태에서 심호흡을 한다〉

[그림 6-2 계속] 요통과 견비통 예방을 위한 체조

- 균형 있는 식사와 충분한 수면을 취하도록 한다.
- 활동 속도를 늦추고 휴식 시간을 갖도록 하며, 가정에서의 케어자는 가급적 다른 케어자와 교대하도록 한다.
- 케어에 필요한 물건이나 가구 배열 시 동선을 고려함으로써 피로를 유발하지 않도록 한다.
- 들어야 하는 물건을 허리 위치의 높이에 놓아둔다.
- 앉아서 할 수 있는 일은 앉아서 할 수 있도록 의자를 배치함으로써 불필요한 에너지 소모를 막는다.
- 과도하게 근육이나 골격을 움직이는 활동 후에는 신체의 굴곡, 신전, 스트레칭 등 간단히 몸을 움직여서 피로가 쌓이지 않도록 한다.
- 주기적인 심호흡 운동으로 가스 교환을 도모한다.
- 인체의 주요 근육을 충분히 움직이며 땀을 흘리는 운동을 적어도 하루 30분 정도 일주일에 3회 이상 하는 것은 건강 증진을 위한 좋은 방법이다.
- 적어도 1년에 1~2회의 정기적인 건강 진단을 받음으로써 자신의 건강관리에 소홀히 하지 않는다.
- 주기적인 여가 및 취미 활동은 생활의 활력을 더하고 스트레스를 해소시켜 준다.

Chapter 02

도우미 복지시설의 활용

학·습·목·표

- 다양한 사회복지시설의 프로그램을 활용하여 대상자 간호의 질을 향상시킨다.
- 민간이나 공공 도우미를 적절히 활용함으로써 케어자 자신이 쉼을 얻고 재충전할 수 있는 기회를 가질 수 있다.

가정에서 간호하는 경우 필요에 따라 일정 시간 동안 도우미를 활용한다. 또 지역사회 내의 주간보호센터, 노인복지시설 등의 사회봉사기관 등 공적 도우미에 의뢰함으로써 특별히 고안된 프로그램에 참여할 수 있게 하고, 케어자의 부담을 덜어 주어 쉴 수 있는 기회를 가지도록 한다.

노인 시설에 대한 정부 차원의 지원이 증가함에 따라 가정에 있는 노인들을 위해 무료 또는 저비용으로 활용할 수 있는 요양보호사, 주간보호센터, 단기보호센터 등의 복지시설이 있다. 노인의 신체·정신 건강 상태를 고려한 다양한 활동 프로그램들이 진행되므로 적극 활용할 수 있다.

01 재가 복지시설의 활용

1) 요양보호사

신체적·정신적 장애로 일상생활을 영위하기 어려운 노인 대상자의 경우 훈련받은 요양보호사를 통해 각종 도움을 받을 수 있다.

요양보호사는 급여 유무에 따라 근무 형태와 서비스 대상이 다르다. 장애 정도가 심하여 야간 서비스와 특별 서비스를 필요로 하는 무료 설비 이용 노인 대상자에게 식사 케어, 세면, 운동 보조, 잔심부름, 외출 시 부축 동행, 세탁, 말벗 등과 목욕, 용변 케어 서비스를 제공하고 정부에서 지원하는 급여를 받게 된다.

요양보호사는 다음과 같은 서비스를 시행한다.

- 취사, 시장보기, 청소, 생활용품 구매 등의 가사 지원 서비스
- 신체 청결, 외출 시 부축 동행 등의 개인 활동 서비스
- 전화 및 방문, 이야기 상대가 되어 주기, 편지 써 주기 등의 서비스

2) 주간보호시설

심신의 기능이 약화된 노인 대상자에게 물리적·심리적 기능을 향상시킬 수 있는 안전하고 쾌적한 양질의 환경을 제공하는 것을 목적으로 한다. 또한 낮 시간 동안 노인 케어자에게 휴식을 취하거나 노인 케어와 관련된 스트레스와 갈등을 감소시키며 노인과 관련된 문제에 대한 상담과 심리적 강화를 도모한다.

이용 대상은 65세 이상으로 국민기초생활보장 대상 노인은 무료로 이용 가능하고, 저소득 대상자 가족 중 65세 이상 노인은 실비로 이용할 수 있다. 무료와 실비 이용 대상자 외의 60세 이상 노인의 경우 저렴한 기본 서비스 비용으로 이용할 수 있다.

서비스 내용으로는 생활 지도, 일상생활 동작 훈련 등 심신의 기능 회복을 위한 서비스, 급식 및 목욕 서비스, 취미, 오락, 운동 등의 여가 생활 서비스, 무의탁 노인 후원을 위한 결연 사업 등을 하며, 이용 노인 가족에 대한 상담 및 교육을 한다.

3) 단기보호시설

부득이한 경우 가족의 보호를 받을 수 없는 육체적·정신적으로 허약한 노인과 장애 노인을 단기간 시설에 입소시켜 필요한 각종 편의를 제공하여 노인의 생활을 안정시키고 케어자의 신체적·정신적 부담을 덜어 주기 위한 시설이다.

정부 지원으로 운영되는 무료 및 실버 사업은 국민기초생활보장 수급 노인과 저소득층 노인을 대상으로 하고 유료 사업의 경우에는 일반 노인을 대상으로 한다.

보호 기간은 45일 이내로 하되 연간 이용일수는 3개월을 초과할 수 없다. 이용 대상자 및 보호자의 신청과 시장, 군수, 구청장의 의뢰를 병행할 수 있으며 다음의 서비스를 제공한다.

- 생활 지도 및 일상생활 동작 훈련 등 심신의 기능 회복을 위한 서비스
- 급식 및 목욕 서비스
- 취미, 오락, 운동 등 여가 생활 서비스
- 무의탁 노인 후원을 위한 결연 사업
- 이용 노인 가족에 대한 상담 및 교육

02 기타

무료 또는 저비용으로 노인에 대한 가족 상담과 노인의 건강 증진 및 복지

지원을 하는 노인복지회관, 경로당, 노인 휴양소 등이 있다. 그 외에 다양한 유형의 복지시설이 있어 노인 간호에 대하여 가족이 항상 느끼는 스트레스를 경감시키고, 가족의 심리적 강화를 위해 가족 상담, 가족의 노인 케어 시설의 견학 및 각종 서비스를 제공하므로 이들도 활용할 수 있다.

색 인

저자 약력

정 인 숙

간호학사, 간호과학석사, 간호학박사

행정학사, 사회복지사

청소년 성교육/성상담 전문가

서울대학교병원 간호사

인구보건복지협회 청소년 성상담실 상담원

건국대학교, 삼육대학교, 삼육보건대학 강사, 겸임교수

우리사랑케어복지센터 교육부장

현 삼성생명과학연구소 연구원, 광주대학교 외래교수

노인 간호의 이론과 실제

초판 1쇄 인쇄 2011년 5월 25일
초판 1쇄 발행 2011년 5월 30일

지 은 이 | 정인숙
펴 낸 이 | 김기섭
책임편집 | 박소정
펴 낸 곳 | 창지사 www.changjisa.com
121-809 서울시 마포구 대흥동 161
전화 (02) 719-2211~3
팩스 (02) 701-9386
등 록 | 1977년 4월 28일 · 제1-421호

ISBN 978-89-426-2216-0 (93330)

값 18,000원